중독성 성격 치유하기

중독적인 생활 습관 및 대인 관계로부터의
회복을 위한 희망의 메시지

Lee Jampolsky 저
김석산 · 이무형 · 허성태 · 최수련 · 김태영 · 우보라 · 박차실 공역

圖書出版 하나醫學社

목차

서 문 5

역자 서문 9

1장 어디로 가야 행복의 길인가? 13

2장 중독성 성격의 사고 체계 61

3장 중독성 성격의 13가지 핵심 신념 89

4장 진실에 기반을 둔 성격 구조 113

5장 진실에 기반을 둔 성격의 13가지 핵심 신념 163

6장 중독성 성격과 친밀감에 대한 두려움(Fear of Intimacy) 195

7장 본질적 가치를 인식하는 법 223

8장 관계 회복하기 255
: 타인과의 관계에서 성숙하게 중독성 성격 극복하기

매일의 교훈 265

회복 유지를 위한 11주 실천 계획 305

에필로그 309

저자에 대하여 311

서 문

가려움을 긁어서 쉽게 없앨 수 있듯이 나는 한때 나의 고통을 너무나 쉽게 회피해 버리는 것이 자연스러운 일이 되어 버렸던 적이 있다. 나는 내 인생의 상당히 많은 기간 동안 낮은 자존감과 씨름하면서 반복적으로 저지른 실수들을 면밀히 검토하기 보다는 스스로를 증오하는 것에 익숙했었다. 나는 내면의 공허함이 채워지기를 갈망했으나 동시에 이 공허함을 채우는 것은 불가능하다고 믿었다. 여러 해 동안을 나는 몇 가지 중독물질에 의존하여 안개처럼 금방 사라질 단편적인 안도감을 찾아 헤맸다. 나는 새로운 성과를 내거나 관계, 약물, 또는 부(富) 등을 통해서 내가 갈망했던 만족감을 얻을 수 있을 거라고 생각했다.

거의 30년 동안 나는 회복자로서 또한 중독 전문가로서 많은 시간을 중독을 이해하고 치유하는데 헌신을 해오고 있다. 이러한 과정을 통해 나는 행복이 무엇인지 배우고 있으며 난관을 극복하면서 성장하기 위해 애쓰고 있다. 나는 이러한 깨달음을 독자들과 함께 나누고자 이번 책을 집필하게 되었다. 나는 당신에게 중독을 치유하는 만병통치약을 소개하려는 것이 아니라 당신 자신을 더 잘 이해하고 받아들일 수 있는 방법을 전하고자 한다. 받아들임이 있는 곳에 중독의 필요성은 사라지고 바로 그곳에서 행복이 시작되는 것이라고 나는 믿는다.

이 책을 통해 중독에 관한 정의가 당신이 이미 알고 있는 것보다 더 확장되어 사용된다는 느낌을 받게 될 것이다. 나는 많은 사람들이 공감할 만한 인간의 정신 상태의 일부로서 중독성 성격을 다루고 있다. 만약 당신이 자신의 행복이 다른 누군가의 인정이나, 재산, 사회적 지위 등과 같이 구체적인 결과에 달려 있다고 느낀다면 이 책은 당신에게 많은 도움을 줄 것이다. 이 책에서 사용하는 '중독성 성격'이라는 말 대신에 '나 자신 외에 다른 곳에 존재하는 것(사람, 장소, 물질 등)들을 통해 행복을 추구하려는 마음' 이라는 말로 대체해서 이해해도 좋다.

당신이 만약 삶이 버겁게 느껴지거나 세상으로부터 도망 다니는 것에 지쳤다거나 더 많이 가진다고 더 행복해 지는 것이 아님을 깨닫게 되었다면, 당신의 마음속에 중독성 성격이 있지 않은지 들여다보아야 한다. 중독성 성격이 있다 없다 라고 말하기 보다는 중독성 성격이 얼마나 강하게 활성화 되느냐가 문제인데 중독성 성격에 의해 야기된 중독적 생활 습관에 얼마나 집착하는가 하는 정도에 따라서 행복과 새로운 가능성을 우리가 얼마나 가로 막고 있는가를 가늠해 볼 수 있다. 이 책은 당신의 삶을 행복과 가능성의 문으로 인도해 갈 것이지만 공짜로 얻어지는 것은 아님을 기억하기 바란다. 제시된 개념이나 원리들을 즉각적으로 믿어야 할 필요는 없지만 차근차근 직접 경험해 나가 보기를 바란다. 제시된 어떤 것들은 생소하여 어색할 수 있지만 열린 마음으로 이 원리들을 실천해 보기를 바라며 그 결과가 어떻게 되는지도 꼭 주의 깊게 확인해 보길 바란다.

현재 자신의 삶이 생각대로 잘 풀리고 있다고 생각하는 사람은 이 책을 읽고 싶지 않을 수도 있다. 많은 사람들이 긍정적인 변화를 위해 여러 차례 시도를 해 보았지만 원하는 결과를 얻지 못했을 것이다. 이 책에서 제시되고 있는 방법들은 간단명료하면서도 실용적이다. 그러나 과거의 낡은 사고방식이나 행동방식 때문에 제시되는 새로운 방법들이 체득화 되기까지는 시간이 걸린다. 이런 이유에서 주요 주제들이 다양한 방법으로 반복되고 있다. 그래서 이 책이 어떤 사람에게는 불필요하게 중복된다고 느낄 수도 있겠지만 또 어떤 사람들에게는 이러한 반복적인 강조가 오히려 더 도움이 될 수도 있다.

이 책에서 제시되는 중심 개념들은 앞서 발간된 '중독성 마음 치유하기(Healing the Addictive Mind)' 라는 책과 '기적 수업(A Course in Miracle)' 이라는 책에서도 일부 언급되기도 하였지만 더 발전되고 변형된 것들이다. 몇몇의 내담자 사례가 실려 있기는 하지만 내담자의 개인 정보 비밀을 위해 가명을 사용하였고 자세한 내용도 일부 변경되었다. 나 자신에 대한 이야기를 제외하고는 모든 이름이나 정보들도 실제와는 다르다는 것을 이해해 주기 바란다. 혹시라도 여기 제시된 이야기들이 당신이 알고 있는 사람과 흡사하다고 느껴진다면 그것은 순수하게 우연의 일치라고 이해해 주기 바란다.

Dr. Lee Jampolsky

역자 서문

알코올 중독은 아무리 명확하게 진단 기준에 부합하는 상황이라고 할시라도 중독자 스스로가 자신의 병을 인정하지 않으면 회복되기 어려운 병이다. 그렇기 때문에 알코올 중독으로부터 회복하는 12단계 중 첫 번째 단계는 중독자 자신이 알코올 앞에 무력했음을 시인하는 것으로부터 시작한다. 그런데 어떤 중독자들은 1단계 시인을 통해 다시는 술을 마시지 않겠다고 다짐하는 순간 스스로가 알코올 중독에서 벗어난 것으로 착각한다. 그들은 퇴원 이후 자신의 의지력을 시험하고자 하지만, 대부분은 중독의 위력 앞에 굴복하고 얼마 지나지 않아 재발하게 된다.

알코올 중독에서 회복된다는 것은 단순히 술을 마시는 행위를 중단하는 것(금주)이 전부가 아니다. 알코올 중독 치료의 핵심은 중독자 스스로가 술이나 약물에 의존하고 갈망하는 심리를 이해하고 그것에서 벗어나려고 노력하는 데에 있다. 그렇기 때문에 음주 이면에 숨어있는 중독자의 성격을 간과한 채 술만 마시지 않는 것은 임시적이고 부분적인 변화에 불과하다. 진정한 내면적 변화가 없다면 술 문제는 언제든

되살아나 정신적, 육체적 고통을 지속시킨다.

몇 번의 시행착오 끝에 알코올 중독의 이러한 속성을 잘 이해하게 된 사람들은 그 동안 술에 몰두하느라 돌보지 못했던 자신의 내면에 대해 관심을 갖게 된다. 자신이 그 동안 잘 인식하지 못했던 생각과 감정을 있는 그대로 바라보고 표현하기 시작하며, 성격적 결점에 대한 지적을 겸허히 수용한다. 그 동안 술 앞에 내세웠던 자존심을 내려놓고 겸손하고 정직하게 자신의 성격을 되돌아보고 회복을 향한 동기와 희망을 키워나가는 것이다.

이 책의 저자인 Jampolsky 박사는 스스로가 약물과 알코올 중독에 빠져 있다가 성공적으로 회복한 사람이기도 하다. 그래서인지 이 책은 그 어떤 중독에 관련된 이론서보다도 생생하고 솔직하게 중독자의 내면심리를 담아내고 있으며, 중독성 성격에서 회복하는 방법도 명확하게 제시하고 있다. 물론 중독성 성격에서 회복되는 길은 결코 쉽지만은 않을 것이다. 철저한 수준의 정직과 겸손을 요구하기 때문에 고통도 뒤따를 것이다. 그렇다고 회복의 길을 포기할 수는 없지 않은가. 중독의 늪에서 벗어나기를 간절히 원하는 수많은 중독자들과 가족들이 이 책을 읽고 희망과 용기를 가졌으면 좋겠다.

어디선가 중독자나 비중독자가 다른 사람이 아니라 아픔을 다른 모습으로 겪고 있을 뿐이라는 글을 읽은 적이 있다. 그렇기 때문에 이 책에서 말하는 중독성 성격이란 중독자가 아닌 사람들도 가지고 있는 마음의 한 측면일 것이라고 생각한다. 그래서인지 신기하게도 이 책을 읽고 번역하면서 내 내면에서도 중독성 성격에서 회복되면서 얻게 되는 선물인 평온함, 감사, 사랑이 되살아남을 느꼈다. 좀 더 나은 사람이 되고자 어떤 길이 진정한 행복의 길인지 고민하며 오늘을 살아가는 우리 모두에게도 이 책이 큰 힘이 되길 바란다.

역자 대표 **김 태 영** 원장

1장 어디로 가야 행복의 길인가?

행복과 불행을 선택할 수 있다면 우리 모두는 행복의 길을 선택할 것이다. 그러나, 중독성 성격 때문에 우리는 늘 만족할 만한 행복한 삶을 누리지 못하는 것 같다.

어떤 날에는 아침잠이 덜 깬 채로 비참한 기분으로 하루를 시작했던 적이 한번 씩은 있을 것이다. 불만, 절망감, 좌절감, 우울감 등이 슬며시 찾아와 우리 삶의 중심부에 자리를 잡는 것 같이 느껴지기도 한다. 우리 중 대부분은 자신을 중독자라고 인정하고 싶지 않을 뿐만 아니라 중독성 성격을 소유하고 싶어 하는 사람도 하나도 없다. 하지만 내가 그동안 관찰한 바에 따르면 중독성 성격과 그에 따른 중독적 생활방식은 우리사회 전반에 걸쳐 만연해 있다. 우리가 중독성 성격을 인식하지 못하고 중독적인 생활방식의 결과를 제대로 알지 못한다면 우리는 점점 더 빠져 나오기 힘든 깊은 수렁으로 빠져들게 된다. 우리는 행복을 느끼지 못하는 이유를 명확히 이해하지도 못하면서 행복을 느끼지 못하기 때문에 자기 외부에서 행복을 찾으려는 끊임없는 노력을 통해서 불행에서 벗어나려 안간힘을 쓰게 된다. 이러한 끊임없는 갈망은 재산을 늘리는 것, 살을 빼는 것, 좋은 배우자와 결혼하는 것, 돈을 더 많이 버는 것 등에 집착하는 모습으로 드러난다. 이런 것들 자체가 꼭 나쁘다고 할 수는 없지만 중독성 성격의 특성상 이러한 갈망은 끝이 없으며 강박적이 되면서 더 많은 것을 요구하게 된다. 이러한 갈망이 우리를 행복하게 만들 정도의 성공에는 늘 충분치 않아서, 우리는 계속 비참한 느낌을 지낸 채 살아가게 된다. 이제는 더 이상 도망치지 않고 중독성 성격이 무엇이며 이것이 빚어내는 생활 방식이 무엇인지를 제대로 들여다 볼 때이다. 좋은 소식은 당신은 이러한 문제들로부터 치유와 회복을 할 수 있으며 진정한 행복을 발견할 수 있다는 것이다.

중독성 성격을 인식하고 치유와 회복 목표 설정하기

중독성 성격과 중독적인 생활 방식을 확인하고자 할 때는 행동 이면의 신념(belief)을 잘 살펴보는 것이 아주 중요하다. 행동만 보는 것은 오해의 여지가 있는 반면, 중독성 성격을 지속시키며 불만족을 유도하게 되는 그 신념을 찾는 것이 중독성 성격을 치유하는데 큰 도움이 된다. 이러한 중독성 성격을 치유하기 위한 구체적인 목표를 분명히 하는 것 또한 필수적인 사항이다. 그렇지 않으면 중독성 성격을 다루는 것이 "치유 과정을 통한 성장"이 아닌 단순한 "또 하나의 문제를 고치는 것" 것에 지나지 않을 수 있기 때문이다. 문제를 고친다는 것은 더 나은 성장을 추구하지 않고 항상 단순한 표면적인 변화에 그칠 뿐이다. 치유

과정을 통한 성장을 이루어 낼 때 자기 변화의 기회를 알아차리고 더 나아가 행복을 실제 경험할 수 있는 자신의 능력을 심화시킬 수 있다. 먼저 중독성 성격이 어떻게 진화를 하는지 알아보자.

자신이 원하고 바라는 것을 얻어 행복하고자 할 때
자신 외부에서 그 행복을 찾고자 하는 생각으로부터
중독성 성격이 만들어 진다.

오히려 중독성 성격이 생겨나는 과정을 제대로 인식하고 이러한 과정을 되돌리려는 노력을 할 때 치유와 회복은 시작되는 것이다. 위대한 일류학자인 Gregory Bateson은 중독자란 깊은 내적 갈망감(deeper thirst)을 가진 사람이라고 일찍이 주장한 바 있다. 내 경험을 잠시 이야기 하자면 나는 나 자신의 중독성 성격을 발견할 수 있었던 것은 정말 운이 좋았다고 생각한다. 그 이유는 나의 중독성 성격 이면에 나도 삶의 목적과 의미에 목말라하는 고통이 있었고 이러한 갈망감을 해결할 수 있었을 때 나의 치유와 회복에 대한 해답을 찾을 수 있었던 것이다. 나의 치유는 오랜 시간에 걸쳐 일어난 일이지만 그 과정에서 몇 번의 중요한 과도기도 있었다.

30년 전 나는 약물 중독이 재발되어 3개월 정도 마약을 하고 있었다. 어느 날 밤, 나는 나 자신이 철저히 '나홀로'임을 깨달았는데, 이는 중독자가 되어 내 주변의 모든 사람들을 밀쳐내고 있었기 때문이었다. 그때 나는 걷잡을 수 없이 울기 시작했다. 내 입 밖으로 토해져 나오는 탄식 소리들은 마치 원시적부터 묵혀져 왔던 것으로 수세기 동안이나 내 안에 고립의 어둠 속에 쇠살슬로 묶여 있었던 것 들이었다. 온 마음을 다해 나 자신의 목소리로 눈물 콧물 범벅이 되어 그동안 나를 휘감고 있었던 고통에서 나 자신을 해방시킬 수 있을 것이라는 믿음을 갖고 늘 나와 공존해 왔던 가슴 저 밑바닥의 신음까지 토해 내고자 혼신의 힘을 다했다. 그러나 어떤 말도 입 밖으로 나오지 않았고, 춥고 외로운 방에서 흐느껴 우는 동안 오직 깊은 외로움의 절망감만이 나를 감싸고 있었다. 그런 다음, 아주 짧은 시간동안 깊이를 알 수 없을 정도로 깊은 바다에서 죽기 살기로 공기를 마시려 솟구쳐 오르듯 나는 나의 깊고 깊은 고통에서 빠져 나올 수 있었다.

나는 몇 년 동안 한두 가지 중독문제를 계속 안고 살았다. 재발하기 전까지는 온전히 1년 동안은 기분 변화를 야기 시키는 어떤 물질도 사용하지 않았다. 돌이켜보면 비록 잠시 동안은 약물을 중단할 수는 있었지만, 나는 재활이나 회복 프로그램에 대해 제대로 알지 못했었고, 무엇이 나의 중독을 부채질 하는가에 대해서도 자세히 검토하지 않았었다. 그 당시 내가 아는 것은, 내가 무엇을 하던지 나는 늘 무엇인가 내 삶에서 부족하다는 느낌을 안고 살아가고 있었던 것이었다. 재발하기 전에 다음과 같은 생각을 했던 것이 기억난다. "나는 단약은 하고 있지만, 여전히 행복하지는 않아. 사실 전보다 더 우울해. 근데 내가 단약을 하는 게 무슨 소용이 있단 말인가?"

내가 그동안 놓치고 살았던 것은 다름 아닌 '사랑'을 제대로 인식하지 못했다는 것과 그 사랑을 삶에서 실제로 경험해 보지 못했다는 것임을 오랜 시간이 지나고 나서야 깨닫게 되었다. 그동안 나 외에 다른 곳에서 행복을 찾으려는 부단한 나의 노력은 나를 사랑으로부터 더 멀어지게 만들었고 그러한 갈망은 오히려 나의 공허함과 더 깊은 외로움을 더해 줄 뿐이었다. 그날 울음이 터지기 전까지는 내가 외로운 사람이란 것도, 세상으로 부터 떨어져 있고 싶어 했다는 사실을 나는 인식하지 못하고 있었던 것이다. 홍수 피해를 막기 위해 댐이 필요하듯이 그동안 내가 사용했던 중독 물질들은 사랑에 실패하여 스스로 무질서의 망명 생활을 하다가 입은 수많은 상처들을 임기응변식으로 막아보려고 이용했던 것들이었다. 그날 밤 나는 나의 최악의 공포, 즉 나의 외로움과 대면을 하게 되었던 것이다.

나는 이 잔인하고 혹독한 세상에서 나홀로 고립된 채 살아간다고 생각했다. 그래서 나는 온전함과 소속감을 느끼기 위해 외부의 물질을 통해 내면의 공허함을 채우려 했었다. 그러나 바로 그날, 나는 약물과, 돈, 인간관계 등이 내 내면의 공허함을 채워 줄 수 없다는 사실을 깨닫게 되었다. 나의 중독성 성격에 의해 생겨난 사랑의 세계(love)로 나아가지 못하게 하는 장애물을 제거할 때만이 나 자신을 치유하고 사랑과 하나 된 느낌을 경험할 수 있었다.

중독성 성격을 극복하는 것은 자신의 주변을 얼마나 엄격하고 강한 의지력으로 통제하느냐 하는 것과는 별로 상관이 없다는 사실을 알게 되었다. 나는 수년간 이러한 전략들을 시도했으나 결국은 실패로 끝났고 나 자신이 실패자라는 느낌만 더 가중되었다.

되돌아보면, 나의 중독성 성격은 다양한 측면들을 가지고 있는데 자기 외부에 존재하는 것들에서 만족감을 찾으려는 강박적 경향이 있다. 이러한 경향성은 한 개인의 관점에서도 마찬가지겠지만 어느 정도는 사회적 관점에서도 적용될 수 있다. 아직은 중독성 성격의 존재에 대해서는 다소간의 논쟁이 있는 것이 사실이다. 이러한 논쟁이 존재하는 이유는 우리 중 많은 사람들이 중독 문제를 가진 사람들을 나약한 존재로 보거나 도덕적인 결함이 있는 사람으로 보기 때문이며 심지어 중독성 성격 문제를 가진 사람들과 같은 취급을 받고 싶지 않기 때문이다. 그러나 만일 우리가 Bateson의 생각처럼 중독성 성격을 가진 중독자란 깊은 내적 갈망감을 가진 사람이라고 인정한다면 중독자를 그렇게 가혹하게 판단하기는 어려울 것이다. 중독성 성격을 가진 대부분의 사람들은 이러한 갈망감을 해소하기 위해 기회가 있을 때 마다 음식이나 술, 약물 등을 사용하거나 또는 강박적인 중독행위 등을 하려고 한다. 물론 그 결과는 더욱 혼란스러워지고 비현실적인 망상에 빠져들게 될 뿐이다. 중독에 몰두함으로써 우리는 무엇인가 부족하다는 강박적인 느낌을 잊을 수 있기 때문이다. 내가 마침내 중독행위를 멈추고 나의 내면에 이러한 중독적 갈망감이 존재 한다는 사실을 인식하게 되면서 나는 영감을 받아서 다음의 시를 쓸 수 있었다.

내면의 고요한 자리

이 땅에 살면서
가진 것이 많아야
행복할 수 있다는 믿음이 생길 때 즈음에
내 마음 속에서는
중독의 뿌리가 얼키설키 뿌리를 내리기 시작한다네

이 땅에 살면서
덫에 걸린 것 같은 느낌이 들 때가 있다네.
깊고 어두운 외로움과 절망감에 에워 싸인 느낌이 찾아 올 때 즈음에
중독의 가시와 뿌리가 내 심장을 감싸고 마구 죄여 온다네.
그리고는 곧 사랑의 기억들은 어둠 속으로 사라져 버린다네.

이 시간 신께 기도하게 된다네.
내안에 고요한 자리가 있음을 알아차릴 수 있도록.
나를 위해 준비된 안전한 자리가 있음을 느낄 수 있도록 기도한다네.
사랑이 전혀 해를 입지 않고
안전하게 보호되는 그런 고요한 자리를
내 마음 깊이 느낄 수 있도록 기도한다네.

마음 깊은 곳에서 사랑을 알아차릴 때
그 사랑은 중독의 어두움을 쫓아내는 한 줄기 빛으로 변한다네.
그 사랑의 빛이 곧 내 존재의 빛이 된다네.
오늘 나는 가만히 가만히 고요한 그 자리로 나아간다네.
그곳에서 내가 진정 어떤 존재인지를 가만히 느껴 본다네.

치유는 사랑의 초대로부터 시작된다.

치유되지 않은 중독성 성격을 가지고 살아가게 되면 우리는 심한 외로움을 자주 느끼게 된다. 심지어 우리가 다른 이들과 함께 지내거나, 어떤 목표를 이루기 위해 열심히 살아갈 때 조차도 우리 내면 깊숙한 곳에서는 여전히 외로움을 강하게 느낀다. 종종 우리는 이러한 외로움을 전혀 알아차리지 못할 뿐만 아니라 이러한 외로움을 없애려는 수많은 시도에도 불구하고 실패로 끝날 때 겪게 되는 고통조차도 느끼지 못한다. 이러한 사실을 나의 개인적인 경험을 통해서도 아주 잘 알고 있다. 대부분의 내 인생 전반전을 엄청난 외로움을 겪으면서 동시에 이 외로움으로부터 도망치기 위해서 안간힘을 다하면서 보냈다. 잠시나마 단약을 유지하고 있는 동안에도 나로서는 어찌할 수 없는 마치 사라지지 않는 통증처럼 내 안에 뭔가 부족하다는 느낌에서 자유로울 수가 없었다. 오래 전 통한의 눈물을 흘렸던 그 날 밤, 나는 감사하게도 깨달은 것이 하나 있었다. 이러한 깊은 갈망감을 제대로 인식하기만 한다면 이 갈망감은 치유와 회복의 시작을 알리는 신호탄이 될 수 있다. 우리가 겪는 이 외로움을 치유해 줄 수 있는 것은 바로 사랑이다.

여기서 말하는 사랑은 중독성 성격이 강박적으로 우리를 몰아붙이는 그런 식의 사랑을 의미하는 것이 아니다. 중독자들은 외부에서 주어지는 사랑만을 받으려 하거나 어떤 조건들이 충족되지 않으면 줄 수 없는 미성숙한 사랑을 추구한다. 내가 하고 싶은 말은 우리 내면에 있는 자비심과 무조건적인 사랑을 경험하는 것이 중요하며 이러한 경험은 언제라도 할 수 있다는 것이다.

아마도 내가 중독성 성격의 강력한 지배를 받고 있을 때 이 말을 들었다면 나는 무슨 헛소리를 하냐며 묵살했을 것이다. 이 점에 관하여 내가 전달하고자 하는 바가 어떤 이들에게는 다소 공허한 "뉴 에이지(New Age)의 약속처럼 들릴지도 모르겠다. 다시 말하면 세상을 바라보는 관점이 너무 순진하다고 말할 수 있을 것이며 또한 이러한 약속이 자신의 삶에서는 전혀 이루어질 수 없을 것 같이 들릴 수도 있을 것이다. 그러나 만약 당신이 계속해서 이 책을 끝까지 읽으면서 후반부에 있는 매일의 교훈들(the daily lessons)을 생활 속에서 직접 실천해 보는 연습을 해 본다면, 당신은 내가 말하고 있는 바로 이 말의 의미를 자신의 경험을 통해 직접 알게 될 것이다.

네 가지 A(4A): Achieving(성과내기), Acquiring(쟁취하기), Approval(인정받기), Accomplishing(목적달성하기)

무조건적인 사랑과 자비심에 대한 갈망감을 알아차리지 못한다면, 우리의 외로움과 중독성 성격은 지속적으로 상호 먹이사슬이 되어 중독적인 생활 습관을 지속 시키게 된다. 이것이 곧 중독적인 생활 방식이라 말할 수 있다. 이러한 중독적인 생활 방식은 네가지 A를 끊임없이 갈망하게 만든다. 나는 이러한 4A가 어떤 영향력을 미치는지 잘 알고 있다. 내가 만약 성공하여 다른 사람들로부터 인정을 받고, 중요한 사회적 지위를 얻게 되면 나는 행복해 질 것이라고 믿으며 인생의 많은 시간을 낭비하였다. 그렇게 성공적인 성과를 낸 뒤에도 그 다음의 목표를 잡고, 사람을 얻고, 상황을 통제하며, 필요한 성공을 거두게 되면, 내면의 깊은 빈 구멍을 채울 수 있다는 약속은 받았지만 내 삶이 4A에 의해 지배를 받을수록 나는 더욱 외롭고 공허해 져 갔다. 이러한 불편한 감정들을 몰아내기 위해서 나는 중독행위의 수위를 높였고 그럴수록 나는 점점 더 갈망감으로 미쳐갈 뿐이었다. 치유되지 않은 중독성 성격을 소유한 채 계속 살아가게 된다면 진정한 평화와 행복은 고사하고 혹독하고 끝나지 않는 중독적 생활을 하면서 가시에 찔리는 듯 한 고통을 계속 당하게 된다.

해결책이라고 찾은 것에 또 중독이 되다.

해결책은 정말 간단하다. 다시 말하자면 중독성 성격을 치유하기 위해서 먼저 4A가 자신에게 있음을 알아차리고 이러한 4A를 치유하는 것이 얼마나 중요한 것인지를 자각해야 한다. 그러나 몇 가지 어려운 점이 있다. 중독성 성격을 가진 우리 대부분은 중독성 성격을 면밀히 검토하는데 중요한 역할을 하는 인지적 접근도 회피해 왔을 뿐만 아니라 정서적 치유도 외면해 왔다. 그동안 우리는 종종 긍정적인 무언가를 해 보려는 시도를 했으나 알고 보면 중독성 성격을 치유하기 위해서라기보다는 중독성 성격을 유지하기 위한 무의식적인 행동 이였다고 말하는 것이 더 맞는 말이다. 중독성 성격을 다루는 것은 상당히 까다로운 일이다. 그 이유는 중독성 성격을 치유하기 위해서 새로운 사고방식을 가져야 하는데 이를 위한 해결책으로 자신의 외부에서만 답을 찾으려는 강박적이면서도 맹목적인 집착을 야기할 수 있기 때문이다. 해결책을 찾는 곳이 교회가 될 수도 있고, 상담을 하면서도 가능하고 심지어 대학 수업을 들으면서도 가능하다. 그 외에도 국회의사당, 사찰, 또는 AA 모임 활동 등에서도 가능할 수는 있지만 이런 식의 강박적인 해결책을 찾고자 하는 노력은 자주 우리 주변에서 발견할 수 있는데 그 이유는 사실상 모순적이긴 하지만 우리가 중독에서 벗어나는 방법이라고 생각하는 것 조차에도 중독이 될 수 있기 때문이다. “해결책”을 찾는 것에 중독이 되면 다음과 같은 몇 가지 현상을 보인다.

1) 과도하게 규칙을 지키려하거나 틀에 박힌 교리적인 것을 중요시 여긴다.
2) 융통성이 없고 자신만이 옳다고 생각하며 다른 견해에 대해서는 편협해 진다.
3) 매 상황을 흑 과 백, 선 과 악, 옳고 그름으로 나누어 판단해 버리면서 제 2의 가능성에 대한 의문을 가지지 않는다.
4) 계속적으로 수치감이나 죄책감에 압도되어 내면의 감정을 통제하거나 행동을 억압함으로 부자연스럽다.
5) 그렇게 많은 노력을 하지 않더라도 문제들은 "고쳐질" 수 있다는 식의 대책 없이 지나친 단순한 태도를 보인다.
6) 자신이 선택한 방식만이 옳고 이를 따르지 않는 이들은 모두 잘못된 것이라고 믿는다.

이렇게 해결책에 중독되는 문제를 극복하기 위해 제일 먼저 해야 할 일은 이 책을 읽어가면서 우리가 무엇을 하고자 하는지에 대한 목적을 분명히 하는 것이다. 나는 중독성 성격과 중독적 생활 방식을 치유하고 회복하는 길은 사랑과 자비심을 자각하는 과정이라고 말하고 싶다. 간단히 말하자면, 이 책에서 궁극적인 목표로 삼고 있는 사랑의 자각을 가로막는 것들을 제거하게 되면 중독성 성격과 중독적인 생활에 변화를 가져올 수 있게 된다는 것이다. 이러한 변화를 위해서 오로지 한 가지 방법만 존재하는 것은 아니다. 핵심적으로 이야기 하자면 현재의 순간에 존재하는 사랑과 진실에 우리의 마음을 여는 것이 인간으로서 최고 경험이며, 바로 이것이 중독성 성격을 치유하는 것이기도 하다는 말이다.

어디서 정답들을 찾아야 하는가?
그리고 마음의 교묘한 속임수를 어떻게 알아차릴 것인가?

나는 중독성 성격을 치유하고 회복하는 과정을 설명하면서 가장 중요한 점들을 다양하게 반복해서 언급할 것이다. 왜냐하면 이러한 치유와 회복 과정을 제대로 받아들이는 데는 오랜 시간이 걸리기 때문에 반복해서 중요한 사항을 상기하게 되면 훨씬 잘 이해할 수 있기 때문이다.

우리가 행복을 찾기 위해
우리 자신의 마음 이외의 것에 눈독을 들이 댄다면
우리는 결코 지속적인 마음의 평화를 별견하지 못할 것이다.

우리들 대부분은 "만약… 한다면…" 이라는 말을 입에 달고 산다. "만약 내가 돈을 더 많이 번다면, 나는 더 행복해 질 텐데", "내가 만약 이렇게 행동한다면, 나는 안정감도 느끼고 사랑을 받을 텐데", "만일 내가 취해서 기분이 아주 좋다면, 나는 그렇게 화내지 않을 텐데", "만약 내가 상사로부터 인정받는다면, 나는 내가 가치 있는 사람이라는 걸 느낄 수 있을 텐데" 등등. 중독성 성격의 이러한 "만약… 한다면" 식의 목록은 끝이 없다. 그러나 비록 이 시대의 모든 사람들이 중독성 성격을 갖고 있으며 그리고 중독적 생활 방식을 유지하고 있다는 문화적 압력을 받는다 할지라도 우리가 우리의 중독성 성격과 중독적 생활 방식 뒤에 숨어서는 진정한 행복과 지혜를 경험할 수는 없다. 중독성 성격의 존재도 모른 채 그리고 이를 기초로 한 중독적 생활을 지속 하고 있음에도 불구하고 이것이 마치 하나의 문화인 양 제대로 의식하지 못한 채 살아가고 있는 것이 사실이다. 이러한 나간 정신 상태에서 벗어나는 방법은 사실 아주 간단하다. 자기 자신에게 직접 다음과 같은 물음을 자문해 보면 알게 된다. "만일 자신의 삶에 진정한 사랑을 초대하고 진정한 자비심을 다른 사람에게 베푸는데 모든 에너지를 사용한다면 나는 나 자신과 이 세상에 대해 어떤 느낌을 갖게 될까?" 이 질문 안에 중독성 성격을 치유하고 회복하는 열쇠가 들어 있기 때문에 이 질문은 매우 중요한 것이다. 이러한 중독성 성격을 치유하고 회복하는 과정에는 행복을 우리 자신 바깥에서 찾으려는 노력을 의지적으로 중단하고 오히려 더 나아가서 우리 마음이 사랑으로 가득 채워지도록 우리 자신을 훈련시켜야 한다. 뿐만 아니라 우리 자신과 다른 이들을 가혹하게 비난하면서 조종하려 했던 것도 멈추어야 하고 오히려 친절과 따뜻함으로 감싸고 품어야 한다. 사람들이 이런 것을 경험할 때 그들은 눈물을 흘리면서 온화한 얼굴에 미소가 번지는 것을 나는 여러 번 목격했다. 우리가 사랑을 알아차리는 그 순간, 치유와 회복의 씨앗이 우리 가슴에 심겨 지는 것이다. 이럴 때 우리의 외로운 감정들이 모두 한꺼번에 사라지는 것은 아니지만 외로움에 대한 우리의 인식이 변하게 되고 비록 외로움을 겪고 있지만 분명히 이전과는 다르게 행동하게 된다. 나는 나의 외로움의 깊이는 사랑의 무한한 깊이에 비하면 얕다는 사실을 깨달았다. Hugh Prather가 말했듯이 변화란 바로 자기 자신을 사랑

하는 방법을 배우는 과정이다

생물학적 요인과 중독

많은 사람들이 약물중독(chemical dependency)과 다른 중독들이 하나의 질병인지 그렇지 않은지에 대한 다양한 견해들을 갖고 있기 때문에, 다시 말해서 중독에 관한 일반적인 생물학적 요인들에 대해 관심을 많이 갖고 있기 때문에 이와 관련해서 잠시 다루는 것이 필요해 보인다. 15년 전쯤, 내가 '중독성 마음 치유하기, *Healing the addictive mind*'책을 집필했는데, 만약 중독이 질병이라면 질병을 구성하는 요소는 무엇인지에 대한 논쟁이 한창 뜨거워지고 있었다. 이러한 논쟁은 많은 질병들에 대한 유전적 소인들이 밝혀지면서 지금까지는 다소 진정된 상태이다. 이 분야의 많은 전문가들이 그러하듯이 나 또한 미래에는 중독에 핵심적 역할을 하며 어쩌면 중독성 성격의 형성에도 기여하는 유전자가 밝혀질 것이라고 생각한다. 설령 이러한 유전인자가 밝혀진다고 하더라도 중독의 정서적, 인지적, 영적인 면을 이해하고 이를 치유하고 회복할 필요성이 사라지는 것은 아니다. 따라서, 나는 이 책을 통해서도 중독 행위와 중독적 생활 방식이 어떻게 시작되고 어떤 과정을 거쳐 진화해 나가는지, 그리고 이러한 문제들을 어떻게 치유할 것인지에 대한 폭넓은 시각을 제공하고자 한다.

이 책의 제목을 어떻게 잡을까 고민하면서 *질병(disease)*이라는 단어에 대해 면밀히 살펴보면서 이 단어가 대다수 인간의 편안하지 않은(dis-ease) 현 상태를 표현하는 말임을 알게 되었다. 나는 이러한 편안하지 않음의 뿌리가 바로 중독성 성격이라고 생각한다. 많은 이들이 중독문제를 외부적인 접근에서 내부적 접근으로 다루어 왔다. 다시 말하면 중독 행동에 대한 기술(description)을 먼저 하고 그 다음에 이러한 중독 행동을 중단하려고 시도했다. 나는 이와 반대로 중독의 내면적인 부분을 먼저 살펴보아야 한다고 본다. 즉 중독적 경험과 중독적 생활 방식으로 몰고 가는 생각과 신념들을 먼저 확인하고 다룬 다음에 이러한 중독적 행동이나 생활 방식을 변화시키는 것이 바람직하다고 본다.

이 책을 쓰면서 나는 두뇌 과학을 포함하여 중독의 생물학적인 기초에 관해 광범위하게 책을 읽었다. 나는 이 분야에 매료되었고 이 분야는 앞으로 무궁무진한 발전의 가능성을 갖고 있다고 느꼈다. 하지만 생물학에 기반을 둔 다양한 접근법들 외에도 배울 것이 많다고 생각하지만 내가 하고자 하는 바는 자기 자신과 세상을 인식하는 전반적인 패러다임의 전환에 초점을 두고자 한다. 나는 생물학적인 것은 크게 고려하지 않고 치유를 이끌어 낼 수 있는 감정적, 인지적, 영적인 관점을 중요하게 생각한다.

다른 접근법에서도 볼 수 있듯이 나의 이러한 접근법에도 다른 의견들이 존재한다는 것을 인정한다. 나는 향후 과학적인 타당성의 검증에서 어떠한 결과가 나오든지 상관없이 중독에 대한 이러한 질병 개념, 두뇌 연구, 그리고 유전적 소인 등 이 모든 것들은 매우 유용하다고 생각한다. 그 이유는 치유와 회복의 핵심은 바로 죄책감과 수치심을 줄이는 것이기 때문이다. 중독 치유의 초창기에는 중독의 질병개념은 중독자 당사자와 그 가족들에게 중독 때문에 받았던 비난, 낙인, 남들의 따가운 시선, 그리고 죄책감 등에서 벗어나는데 많은 도움이 되었다. 중독을 생물학적인 질병으로 이해하고 자신의 내면을 진지하게 돌아보면서 "나는 지금 내 인생을 어떻게 살아야 할지 그 선택은 나에게 달렸다"라고 말할 수 있다면 나는 이 주장에 전적으로 찬성한다. 그러나 정반대로, 중독문제를 가진 많은 사람들이 모든 것을 질병의 탓으로 돌리고 자신들이 할 수 있는 것은 아무것도 없다고 여기며 자신의 행동과 삶에 대한 책임을 회피하는 것을 많이 보아왔다. 따라서, 이 책에서는 중독의 생물학적인 측면보다는 창조적인 선택과 성장을 어떻게 가능하게 할 수 있는가에 대해서 더 강조점을 두고 있다. 이는 생물학적 접근들을 무시하려는 것이 아니라, 내가 최선의 기여라고 믿는 바를 반영하겠다는 의미이다. 당신이 "나는 이제 중독과 행복에 대해 더 많이 알게 되었고 이제는 내 인생을 어떻게 살아가야 할지에 대한 책임을 내가 지겠다"라고 표현하는데 적어도 일조한다면 나는 그것으로 만족할 것이다. 내가 바라는 것은 이 책이 중독으로부터 이미 많은 고통을 겪고 있는 분들의 삶 속에 긍정적인 선택을 불어 넣을 수 있었으면 하는 것이다.

중독성 성격이 정말로 존재하는가?

내가 치유와 회복에 관한 책을 썼는데 일부 사람들이 주장하듯이 존재하지도 않는 것을 치유한다고 하는 것은 아닌가 하는 생각을 해 볼 수도 있을 것이다. 중독성 성격의 존재에 대한 양측 주장이 다음과 같이 존재한다. 하나는 '중독성 성격은 없다'라는 주장이다. 이는 중독과 연련된 특성들은 무언가에 중독되면서 생긴 결과물이라고 주장한다. 또 다른 주장은 중독성 성격은 존재할 뿐 아니라 대부분의 중독 원인이 된다는 것이다. 설상가상으로 문화적 가치관, 사회적 가치관, 상황적 요인, 정서적 혹은 인지적 오류, 정신과적 요인, 생물학적 요인, 그리고 성장발달상의 변수들, 이 모든 것들이 중독에 기여한다는 많은 증거들이 있다.

나는 누구나 각자 자기 자신 안에 중독성 성격이 존재한다고 본다. 중독성 성격은 인간의 일부분이다. 우리는 각자 정도의 차이는 있겠지만, 고통과 심리적 괴로움을 회피하는 쪽으로 우리를 이끄는 어떤 왜곡된 신념이나 성격적 경향성을 갖고 있다. 따라서 우리 대부분은 우리 삶 속에서 가끔씩 행복을 자신의 외부에서 찾게 되는 실수를 범하게 된다. 어떤 이들은 이처럼 행동하는 경향성이 다른 사람들보다 더 강하기도 하다. 이해를 돕기 위해 중독성 성격을 당신이 가지고 있다, 가지고 있지 않다 라고 보지 말고 하나의 연속체(continuum) 개념으로 생각해보자. 이는 일반적으로 건강을 어떻게 이해할 것인가에 대한 내가 바라보는 방식과 유사하다. 중요한 것은 우리가 건강하나 건강하지 않느냐가 아니라, 연속선상에서 우리의 건강상태가 어디에 위치하고 있느냐 하는 것이다. 따라서 우리가 중독성 성격을 가지고 있는지 아닌지를 결정하기 위해 시간을 낭비할 필요는 없다. 우리가 관심을 갖고 주목해야 할 것은 우리가 가지고 있는 중독성 성격의 신념 체계가 우리가 원하고 바라는 충만하고 풍족한 삶을 영위하지 못하게 어떻게 가로 막고 있는지를 알아차리는 것이다.

우리 모두는, 개인적으로나 혹은 문화적으로도, 중독에 걸릴 수 있다. 그러나 우리 중 일부는 다른 이들에 비해 좀 더 중독되기 쉬운 경향성을 갖고 있다. 내가 강조하는 치유와 회복은 단지 중독 자체를 멈추는 것 –물론 이 또한 무척 중요하다– 이 전부가 아니다. 치유와 회복이란 중독성 성격의 사고 체계가 우리의 삶에 어떠한 영향을 미치고 있는지 알아차리는 과정을 포함할 뿐만 아니라 삶 속에서 기존과는 다른 새로운 방식으로 살아가는 것을 체득하는 것도 함께 포함한다. 개개인으로서 그리고 문화공동체를 이루고 살아가고 있는 우리로서 어떤 중독 문제를 안고 있는지 그래서 어떤 중독적 생활을 유지해 나가고 있는지 확인해 보아야 할 뿐만 아니라 우리 내면에 존재하고 있는 중독적 갈망의 근원지까지 치유해야 할 필요가 있다.

치유와 회복을 위해 선택의 힘을 어떻게 사용할 것인가?

중독성 성격은 우리가 중독성 성격이 안내하는 대로 따라 가면 많은 선택권이 주어질 것이라고 믿도록 설득하겠지만 그것이 제공하는 선택의 대부분은 공통점이 있다. 바로 '네 가지 A'이다(4A). 그 선택들은 항상 당신이 성과내고 싶은 것, 쟁취하고 싶은 것, 인정받고 싶은 것, 그리고 목적을 달성하고 싶은 것들을 담아낸 어떤 형태를 띄게 된다. 따라서, *중독성 성격은 사실상 우리 자신을 잘 속일 수 있는 법에 대한 선택권만을 제공할 뿐이다.*

내 인생의 전 여정과 나의 치유와 회복 과정을 되돌아보면 나는 그동안 이러한 중독성 성격과 4A에 의해 끌려 갈 수 있는 방향으로 가지 않으려 부단히 노력해 왔다는 것을 알 수 있다. 이 길은 항상 쉬운 것만은 아니었다. 그 이유는 우리 문화가 이런 "선택들"을 전적으로 지지하기 때문이기도 하며 이러한 선택들은 종종 성공의 함정을 내포하고 있기 때문이다. 예를 들어, 우리는 "비교와 대조", 혹은 "비판적 분석을 하라"는 학교 과제를 자주 받았다. 이러한 관점들도 가치는 있으나, 과하게 사용될 때는 부분적이고 제한적인 현상만을 알게 된다. 우리가 누군가를 또는 그 무엇인가를 분석하고 평가하려할 때 자칫 잘못하면 그들의 진면목을 놓치게 될 수 있다. 우리가 성장과 변화 그리고 새로운 경험을 해 보려고 할 때 흔히 범하는 실수는 바로 둥근 구멍에 정사각형 못을 끼워 넣으려는 것과 같은 꼴이 될 수 있다. 그것을 맞추기 위해서, 우리는 모서리들을 깎아내야 한다. 불행히도 우리는 자기 자신과 자기 주변 사람들에게도 이런 식으로 대한다는 것이다. 반면에, 우리가 자신과 다른 사람들과의 공통점 및 유사점을 찾아낸다면 물론 이렇게 해 보는 것이 때로는 다소 어렵기는 하지만, 우리는 더 큰 사랑과 유대감을 느낄 수 있을 것이다.

당신의 스승은 바로 당신 앞에 있다.

2006년 작 'Crash'라는 영화에서, 편견이 심하고 골칫덩어리인 한 경찰관이 아프리카계 미국인 전문직 부부를 멈춰 세우고는 그들을 계속 과잉 검문한다. 그 다음 장면에서는 어떤 경찰관이 불타는 차에서 한 여성을 영웅적으로 구출하는 장면이 나온다. 영화 속 두 인물들이 안전을 확보하기 위하여 서로 총을 겨누면서 위기 상황을 맞이하게 되는데 – 이런 일이 실제 일어날 수도 있고 아니면 영화의 은유적 메시지 일수도 있지만 – 당장의 급박한 상황에 처한 서로를 이해하고 함께 과거를 접어두게 됨으로써 충돌을 가져온 위기 상황이 오히려 서로를 치유하게 되는 장면을 목격할 수 있다.

이 영화에서처럼 우리 모두는 서로에게 스승이자 제자가 될 수 있다고 나는 믿는다. 30여 년 전에 Tom이라는 내담자가 나에게 위대한 스승으로서 깨달음을 준 적이 있다. Tom이 면담에 왔을 때는 나는 당시 지역 상담센터에서 인턴을 하고 있었던 때이다. 당시 그가 면담실에 그가 들어왔을 때 방은 찌린내로 가득찼다. 그는 적어도 3개월 동안은 목욕 한번 제대로 하지 않은 것처럼 보였다. 첫 면담에서 그는 멍한 시선과 신경질적인 웃음만을 번갈아 보였다. 그의 치아는 대부분 빠져있었고, 입술은 말라 갈라져 있었다. 더럽고 떡진 머리가 면도하지 않는 얼굴을 덮고 있었다. 나는 당시 인턴 일을 시작한지 얼마 안 된 때였고, 중상층에서 자랐던 나와는 닮은 점이 거의 없는 환자들과는 생소한 만남이었다. Tom은 자신이 무슨 행동을 하던 항상 어머니로부터 꾸중을 들으며 자랐다. 그는 엄마로부터 어떤 긍정적인 메시지도 들어보지 못했다. 그의 아버지는 그가 다섯 살 때 가족을 버리고 떠났다. 그의 어머니는 그의 아버지가 떠난 것이 Tom의 잘못이라고 비난했다. Tom의 어머니는 가정부 일을 했지만 수시로 해고를 당했고 따라서 그들은 여인숙을 전전해야만 했다. 그의 엄마는 Tom을 또 비난했다. “만약 내가 너를 낳지 않았다면, 나는 아무 문제가 없었을 거야.” 이렇게 Tom에게 부정적인 메시지가 쌓여갔고 이는 Tom을 무기력하게 만들었다.

솔직히, 나는 Tom이 무서웠다. 그가 나를 해칠 것이라고는 생각지 않았다. 다만 그와 다르다는 것이 두려웠다. 첫 번째 상담시간에 나는 Tom과 나 사이의 유사점을 전혀 찾지 못했다. 그 주 주말에 나는 지도교수와 동료들을 만나서 내 상담에 대한 그들의 의견을 들어보았다.

그들의 피드백이 내게 아주 도움이 되긴 했지만, 여전히 나는 두려움을 갖고 있었고 그와 같이 상담실에 있는 것이 무서웠다. 나는 그 다음 달부터는 매 주 3회씩 그를 상담했지만 나아지는 것 같지가 않았다. 어쩌면 그를 다른 치료자에게 보내야 할지도 모른다고 생각했다. 그러나 나는 그가 경계선 성격장애의 진단을 받은 후 이미 이곳 저곳의 정신건강센터에서 퇴짜를 맞았으며 비협조적인 환자로 취급 받고 있었다는 것을 나는 알고 있었다. 그래서 나는 내가 느낀 의혹에도 불구하고 나는 그와의 면담을 지속했다.

상담치료를 시작한 지 두 달 째, 기적이 일어났다. *나는 기적을 인식(perception)의 변화라고 정의하는데 이러한 인식의 변화를 통해 갈등과 분열이 존재하던 곳이 평화와 소속감으로 대체되는 경험을 가능케 해준다.*

나는 상담 노트를 면밀히 검토 하면서 그가 무엇이 '잘못'되었는지 그리고 내가 그를 어떻게 '고쳐야' 할지를 알아내려고 노력하는 대신, 나는 조용히 눈을 감고 앉아서 Tom과 내가 그동안 상담을 어떻게 했는지 되돌아보면서 나 자신을 탐색해 보았다. 내가 Tom을 맞이하기 위해 대기실로 들어서면서, 나는 강한 외로움을 느끼기 시작했다. 그가 나와 눈을 맞추며 앉아 있을 때, 나는 그의 눈에서 나 자신이 느끼는 거리감과 절망감을 만날 수 있었다. 바로 이것이 내가 가장 두려워하는 것이었다. 나는 그와 내가 얼마나 다른가에 집중해왔으나, 내가 두려웠던 것은 그가 나와 얼마나 닮았는가 하는 것이었다. 내 삶의 대부분에서 나는 깊은 고독감을 억눌러왔다. 제3자가 볼 때 나는 성공한 것처럼 보였을 테지만, 그 당시 나는 그렇게 느끼지 못했다. 나는 거의 항상 바깥에 서 있으면서 안을 쳐다보고 있는 듯한 외톨이 느낌이 들었다.

그 순간 우리의 차이점은 사라졌다. 우리는 존재의 벌거숭이 모습으로 서로 마주보고 앉았다. 상담 중에 그는 여전히 이상하게 웃고 있었고, 여전히 소변냄새가 풍겼으나 상담 분위기는 많이 바뀌었다. 초점이 우리의 차이점을 발견하는 것에서 공통점을 찾는 것으로 바뀌었다. 그 이후 상담할 때 나의 두려움은 사라졌고 자비심이 내 마음에서 생겨났다. 그리고 비판적인 분석이 사라지고 상호간의 믿음이 자라나게 되었다.

Tom과 나는 일 년 동안 매주 몇 시간씩을 함께 상담하는 시간을 가졌다. 그 시간 동안 그는 나에게 그의 고통스러운 가족사와 자기 존재의 외로움에 대해 표현할 수 있었다. 그의 초점이 없는 시선과 간간이 보였던 신경질적인 웃음은 고통과 환희의 눈물로 바뀌었다. 그의 겉모습은 거의 변하지 않았으나, 내면의 변화가 일어났던 것이다. 나는 우리의 마지막 면담을 결코 잊지 못한다. 우리는 방 한가운데 서서 몇 분간을 포옹하였다. 그 시간 동안 내가 의식할 수 있었던 것은 우리가 함께 해온 상담적 여정과 그에 대한 나의 자비심뿐이었다. 그는 뒤로 물러서서, 이 빠진 웃음을 활짝 웃으며 말했다. "이제 당신도 나와 같은 냄새가 나네요." 우리는 둘 다 웃었다. 왠지 서로 비슷한 냄새가 난다는 것을 확인했다는 것은 이제 상담을 종결해도 좋다는 중요한 잣대가 되었던 것이다.

그와 함께 했던 상담 경험을 통해서 내가 일상생활 속에서 늘 기억하고 적용해야 할 중요한 교훈들을 배울 수 있게 되었다.

- 상대와 다른 점에 초점을 맞추게 되는 것은 종종 내가 나 자신에 대해 두려워하는 것이 있기 때문이다
- 그 차이점을 곱씹는 것은 거리감을 유발시키고, 두려움을 증폭시켜서 고통을 지속시킨다.
- 서로간의 비슷한 점들에 깊은 관심을 가질 때 자비심과 이해심을 발전시켜서 사랑의 마음을 창조해 낼 수 있다.
- 내가 다른 사람을 판단하고 평가하려는 바로 그 순간이 내가 나 자신에 대해 부정하고 있는 것이 무엇인지 자신을 검토해야 하는 좋은 기회가 된다.
- 다른 이들을 받아들이고 그들에게 자비심을 느끼지 못하면서 그들을 고치고 변화시키려고 열을 낼 때 나의 행복은 다른 사람의 행동에 매달려있다고 믿게 되는 중독의 세계 속으로 빠지게 되는 것이다.

'우리는 누구인가' VS '중독성 성격이 말하는 우리는 누구인가'

중독성 성격에 의해 만들어지는 중독적 생활 방식은 중독적 갈망감이 우리를 고통과 갈등으로 이끈다는 사실에도 불구하고 외적인 것을 강박적이면서 지속적으로 추구하는 것으로 드러난다. 이것이 바로 중독성 성격의 근원이 되는 두려움이 작동하는 원리다. 이것은 반드시 이해를 해야 하는 핵심 사항이다. 심지어 우리가 두려움을 알아차리지 못하는 가운데에도 그 두려움은 항상 중독성 성격의 연료가 된다. 따라서 우리가 중독성 성격을 치유하려고 한다면, 중독성 성격의 기반이

되는 근원적인 두려움에 기초하는 개념들을 반드시 확인하고 다루어야 한다. 다시 말하면 이러한 두려움에 기반을 둔 개념들은 거의 항상 죄책감과 수치심을 단골 메뉴로 갖고 있으며 이를 기초로 해서 두려움을 더욱 증폭시킨다.

죄책감 : 죄책감은 우리가 잘못되고, 악하고,
용서받지 못할 무언가를 행동했다는 생각에서 생긴다.
죄책감이 갖고 있는 신념은 과거는 피할 수 없고
과거가 미래를 결정짓는다고 믿는 것이다.

수치심 : 죄책감이 증가하면서,
우리는 나쁜 행동을 했다고 생각할 뿐만 아니라,
우리는 악한 사람이라고 믿기 시작한다.

죄책감과 수치심 그리고 우리가 잘못된 행동을 했고 우리는 뭔가 결함이 있는 존재라는 느낌 때문에 우리는 두려움에 사로잡혀 전혀 기를 펴지 못한다. 우리에게 이러한 두려움이 있지만 당장 직접적으로 이 두려움을 느끼지 못하는 경우도 종종 있는데 이는 우리의 중독적인 갈망감이 이 두려움을 위장하고 있기 때문이다.

죄책감, 수치심, 그리고 이러한 두려움은 우리를 더욱 불안하게 만들고 공허감을 주입시키고 더 완벽주의자로 만들어 우리를 절망하게 만든다. 그러나, 중독성 성격은 자기검토를 못하도록 방해하고 우리의 내적 죄책감과 수치심이 너무나 강력하고 만연해 있기 때문에 우리가 이것들을 극복하기는 불가능하다는 신념을 갖게 만든다. 그래서 우리는 자신의 행복을 위해 사람, 장소, 취미생활 및 소유물 등에 적극적인 관심을 갖기 시작한다. 우리가 중독으로 향하는 첫걸음이 바로 이러한 외적인 추구이다.

내가 열 다섯 살 때 아버지는 점심을 먹으러 형과 나를 집 근처 근사한 식당으로 데려갔다. 그때 아버지는 어떤 생각에 정신이 나가 있는 듯 보였고 약간 신경질적이었는데 그 날이 바로 엄마와 이혼하기로 했다는 말을 형과 나에게 알려주기로 결정한 날 이었기 때문이다.

그동안 부모님의 결혼 생활과 그들의 잦은 다툼을 객관적으로 고려해 본다면 이러한 소식은 전혀 놀라운 것은 아니었다. 그러나 그 소식을 듣자마자 나에겐 큰 충격이었다. 나는 아버지의 입에서 이런 말이 나오는 순간 세상이 다 끝난 것 같았다. 그 즉시 나는 이러한 일에 대한 책임이 내게 있다고 느껴졌고 죄책감이 들어 수치스러웠고 무서웠다. 아마 그 때만큼 두려웠던 때는 없었던 것 같다. 나는 이런 감정들을 형이나 아버지, 혹은 다른 누구에게도 드러내 보이지 않았다. 나는 이 감정을 잘 숨겼다. 이상하게도 그때 당시에는 내가 부모님을 실망시켰다고 느꼈고 왠지 이러한 문제를 막기 위해 내가 무엇인가 했어야 한다고 느꼈다. 선택의 여지가 있었다면 아마 나는 어머니와 사는 것을 택했을 것이다. 그러나 나는 선택의 여지가 없어 보였고, 아버지가 나를 버렸기 때문에 나는 어머니와 살아야 한다고 느꼈다. 아버지와의 관계가 회복되면서, 최근 몇 년간 우리는 이 시기에 대해 여러 번 이야기를 나눴다. 아버지는 당시 내가 아버지와 살고 싶다고 한다면 그렇게 하겠다고 말했을 것이라고 확실히 주장하고 계신다. 그러나 실제 아버지가 그렇게 말씀하셨다 하더라도, 내가 아버지께 받은 메시지는 "나는 가족들과 끝났어. 나는 내 삶을 살고 싶어. 너는 집에 머물면서 엄마를 돌보렴. 나를 더 이상 귀찮게 하지 말거라" 였다. 당시 17살이었던 형은 타호 호(Lake Tahoe)로 이사를 가기로 결정했다. 나는 당시 나의 느낌들을 어머니와는 공유하지 않았다. 그 이유는 당시 어머니의 정서적 상태가 불안정하고 신경질적인 상태라고 여겼기 때문에 내 감정을 어머니와 나누게 되면 어머니를 더 궁지로 몰아넣게 될 것이라고 생각했기 때문이다. 이러한 추정을 했었기 때문에, 나는 결코 어머니에게 내 내면의 고통을 드러내 보이지 않게 되었다. 돌이켜보면, 나의 선택을 다른 사람들의 반응에 기초하여 할 것이 아니라 오히려 당시 상황들이 나에게 어떤 영향을 미치고 있는지를 사람들에게 표현하는 것이 나에게 더 도움이 되었을 것이라는 생각을 하게 된다.

내 감정을 표현하지 않음으로써 결과적으로 나는 공허함과 외로움을 느껴야 했다. 당시 나는 사립 고등학교에 다니고 있었다. 자주 결석을 했기 때문에 성적은 떨어졌다. 나는 이미 약물을 시험 삼아 시도해봤고, 점차 그 양은 늘어났다. 나는 내가 느끼고 있는 심리적인 고통을 해소할 방법을 찾고 있었다. 부모님이 헤어진 후 얼마 안되어 바로 나는 교장실로 호출되었다. 그는 이전에는 학생을 퇴학시킨 적이 없었지만, 내게선 희망이 보이지 않아 퇴학시키기로 결정했다고 말했다. 학교에서의 첫 번째 퇴학생이라는 불명예와 함께, 나의 죄책감과 수치심은 증폭되어 가기만 했다. 단지 죄책감과 수치심만을 느낀 것이 아니었다. 또한 나는 내가 겪고 있는 일들을 대면하는 것이 정말 두려웠다. 나는 퇴학을 당했기 때문에 내가 쓸모없는 인간이 된 느낌이었고 실패할 운명이라는 느낌이 두려웠다. 나의 죄책감, 수치심, 그리고 두려움은 나를 외롭고, 공허하게 만들고, 절망감으로 나를 가득 채웠다. 나는 절대로 사랑 받을 가치가 없다고 느꼈다. 그 결과, 나는 절망감의 고통을 해소하기 위해 중독적인 약물에 빠져들었다.

다음의 글은 '기적 수업'(A Course in Miracle)에서 발췌한 글이다. 여기에서는 지금 우리가 다루고 있는 주제에 맞추어 '자아(ego)'라는 단어를 '중독성 성격' 이라고 바꾸었다.

사랑과 죄책감은 공존할 수 없으며,
하나를 받아들이는 것은 다른 하나를 부정하는 것이다.
당신이 죄책감을 느낄 만한 이유가 있다고 믿는 한
죄책감의 끝은 결코 존재하지 않는다.
따라서 당신은 알아야 한다.
죄책감을 느끼는 것은 전혀 쓸데없으며,
특별한 이유도 없이 느끼는 것이 죄책감이라는 사실을 말이다.
오직 당신의 마음만이 두려움을 만들어 낸다.
당신은 중독성 성격이 최종적으로 추구하는 독특한 것이 있다는
사실을 명심해야 한다.
중독성 성격의 힘을 빌어 당신이 무엇인가 성취했다 할지라도
그 결과는 당신을 결코 만족시키지 못한다는 사실.
이것이 바로 중독성 성격이 당신으로 하여금 만족하지 못하게 하고
계속해서 새로운 목표에 도전하도록 당신을 몰아붙이는 방식이다.
그래서 당신은 또 다른 희망을 품게 될 것이고
그렇게 중독성 성격은 당신에게 무엇인가를 제공해 주는 것 같이 행세를 한다.

행복에 관한 진실

최근 몇 해 동안 심리학적, 경제학적 측면에서 무엇이 우리를 행복하게 만드는 가에 관한 연구들이 확연히 늘어나고 있다는 사실 앞에 나는 기쁨을 감출 수 없다. 이 연구들의 결과들을 보면 영적 전통들(spiritual traditions)과 인본주의적, 실존주의적 심리학이 그동안 강조해 왔던 점들을 명확하게 확인시켜주고 있다. 다시 말하면 더 많이 소유한다고 반드시 더 행복한 것은 아니고, 실제는 우리의 삶은 더 가지려는 배고픔때문에 힘겨워 질 수 있다는 것이다. 이 연구의 주요 결과 중의 하나는 일단 우리의 기본욕구들이 충족되면, 더 많은 돈과 물질을 우리가 소유한다고 해서 그것이 행복을 우리에게 가져다주는 것은 아니라는 것이다. 중독성 성격을 이해해 보려는 입장에서 보면 이러한 발견은 정말 중요한 의미가 있다. 부연해 보자면 우리의 삶이 사회문화적으로 중독적 생활 방식에 깊게 뿌리를 내리고 있기 때문에 이러한 연구 결과들을 지켜보면서도 우리는 좀 더 베풀면서 사는 것에, 그리고 진정한 행복을 찾기 위한 내면의 여행을 하는 것에는 무관심한 것이 사실이다. 달리 말하자면 우리는 이러한 연구 결과들을 기초로 다음과 같은 두 가지 일을 할 법하다. 하나는 세상의 빈곤을 퇴치하기 위해서 우리가 할 수 있는 일을 하는 것이고, 또 하나는 사랑과 자비심이 우리 마음에서 발현되도록 내적 탐구를 하는 일이다. 분명한 것은 이러한 일들은 아직 실현되지 않고 있다. 뿐만 아니라 우리가 중독에 강하게 매여 있는 삶을 살고 있기 때문에 개별적으로나 사회 문화적으로 기존에 갖고 있는 삶의 가치관이 수정이 되어야 한다는 반증들을 대면하면서도 우리는 기존의 동일한 잘못된 중독적 신념을 포기하려 하지 않는다는 것은 분명한 사실이다. 중독적 생활 방식이 개인에게 뿐만 아니라 국가적으로 끼치는 수많은 부정적인 영향력을 분명하게 인식할 수 있다면 중독성 성격을 치유하는 것의 중요성은 개인을 위한 것뿐만 아니라 전 인류를 위해서라도 두말할 필요가 없어진다.

솔직히 말해서 현대를 살아가는 우리들이 외적인 것에서 행복을 찾으려는 노력이 만연해 있다는 것을 부정할 수는 없다. 광고 방송을 통해 보더라도 좀 더 행복해지기 위해서는 좀 더 새롭고 진화된 상품들이 필요하다는 광고가 쉴 새 없이 흘러나오고 있다. 평균적으로 미국의 아동들은 해마다 4만 가지의 광고에 노출된다고 한다. 그래서 우리는 왜 아이들이 중독성 성격으로 자라나게 되는지 알 수 있다. 중독적 생활 방식의 중심축은 종종 아동기에 형성되기 시작한다. 바로 이러한 아동기는 현재의 자기로서는 근본적으로 부족한 존재이기에 자신을 보다 완전한 존재로 만들기 위해서는 자기 외부의 무엇인가를 보충해야 한다는 필요성을 강하게 느끼는 가장 취약한 때이다.

중독 문제를 가진 많은 사람들과의 상담을 해 오면서 중독성 성격의 견고한 사고 체계와 비합리적인 논리에 적잖게 놀란다. 일전에 행복에 관한 강의를 하던 도중, 참여자들이 나의 강의 내용에 대해 고개를 가로 저으며 다소 불만 섞인 표정들을 짓는 것을 엿볼 수 있었다. 나는 앞줄의 여성에게 고개를 가로 젓는 이유를 물었다. 그녀는 내가 정신이 나간 사람이라고 생각했다. 그 이유는 내가 마치 사람들이 원하기만 하면 누구나 행복해질 수 있다고 주장하는데 결코 사실이 아니기 때문이라고 말했다. 뒷줄의 남자는 그녀의 말에 동의하면서, 어떤 상황들은 불가항력적이며 그런 상황에서 화가 나고 행복한 느낌을 갖지 못하는 것은 당연하다고 주장했다. 나는 그들에게서 중독성 성격 내에서 인지 부조화 현상이 생기고 있다는 것을 알아차렸다. 우리는 마치 우리의 불행(그리고 중독)이 우리가 원하고 필요한 것인 양 각자의 목소리를 높였다. 우리는 우리의 경험을 결정짓는 것은 우리의 생각이(thoughts)가 아니라 상황 때문이라고 우기는 셈이었다.

계획된 강의를 계속하는 대신, 나는 즉석 여론조사를 실시해보았다. 나는 항상 행복해 하는 것이 가능하다고 생각하는 사람이 있는지 물어 보았다. 아무도 손을 들지 않았다. 나는 질문을 계속했다. "항상이 아니라 생활하면서 80% 정도는 행복해 하는 것이 가능하다고 생각하는 사람이 있나요?" 라고 묻자 몇 사람이 손을 들었다. "60%라면요? 시간 중 단지 60퍼센트만 행복한 것이 가능하다고 생각하는 사람은 몇 명이 되나요?" 더 많은 사람들이 손을 들었다. 질문을 계속 해 보았는데 50%의 수치에서 가장 많은 사람들이 손을 들었다.

여기서 당신에게 비밀을 하나 알려 주겠다. 그것은 바로 당신이 이 세상에 태어날 때 "이 생명체는 52.31%만 행복해야 한다"는 문신이나 계약서 따위를 받아서 태어나는 인간은 한사람도 없다는 것이다.

당신이 행복을 느끼지 못하게 하는 방해물들은
바로 당신의 중독성 성격이 만들어낸다.

우리 대부분은 이러한 사실을 인정하기가 쉽지 않다. 우리의 행복과 마음의 평화는 개인의 책임이라고 말해야 하는데 이보다도 다른 사람이나 다른 상황들 때문이라고 말하는 것이 훨씬 더 쉽고 편하다. 나는 당신이 스스로에게 다음과 같은 질문을 던지면서 곰곰이 생각해보기를 바란다. "내게 없는 것들 중에, 지금 당장 마음의 평화를 위해 내게 필요한 것은 무엇인가?" 우리가 중독성 성격의 사고 체계를 동원하게 되면 끝없는 필요 목록들을 토해낼 수 있을 것이다. 아마도 더 많은 돈, 더 매력적인 배우자, 더 나은 직업 등등.

살아오면서 내가 행복할 수 없었던 힘겨운 상황들을 나는 여러 번 겪었다. 나는 이러한 경험들을 통해 배운 것이 하나 있다. 그것은 이러한 상황들이 내 행복을 방해한다고 내가 인지하는 그만큼 나의 행복은 제한 된다는 것이다. 그 중 가장 어려운 상황들은 많은 경우 신체적인 문제들 때문에 고통 받을 때였다.

이러한 도전들 중 하나가 몇 년 전에 예전처럼 잘 들을 수 없다는 것을 알게 되면서 나를 찾아왔다. 일련의 검사 후에도 진단은 확실치 않았으며 예후도 불분명했다. 당시 모든 의사들이 나의 청력은 나아지지 않을 것이며, 지금과 비슷하거나, 혹은 더 안 좋아 질 수 있다고 했다. 나는 당시 듣는데 그렇게 심각하게 문제가 되지는 않았지만, 청각장애인이 될 가능성 때문에 기분이 우울했다. 당시 나는 심리학자로서 일을 시작한지 얼마 되지 않았을 때였다. 나는 나의 청력은 피아니스트의 손과 같은 것이라고 믿고 있었다. 나는 그토록 오랫동안 상담 수련을 받았었는데 상담일을 하지 못하게 될까봐 두려웠다. 청력을 잃게 되면 나는 행복할 수도, 성공할 수도 없다고 보았던 것이다.

그러나 내 상황을 깊이 검토해 본 후, 나는 청력을 잃는 것에 대한 부정적인 상상은 접고 대신 청력이 회복될 것이라는 긍정적인 생각에 에너지를 쏟기로 결정했다. 당시에 나는 청력이 안정되었고 더 이상 악화될 것도 없다는 생각에 안심이 되었고 심지어 내가 자랑스러웠다. 이후 나는 전문가로서 일을 계속 할 수 있었고 청력의 문제로 인해 어떤 식으로도 내가 한계에 부딪힐 필요가 없다는 것을 느꼈다.

그러나 얼마 후, 갑자기 청력저하가 심해졌다. 나는 더 이상 환자들의 말을 듣거나, 전화통화를 하거나, 대학 교수로서의 역할을 할 수가 없었다. 나는 이 문제로 인해 나의 정체성과 행복에 지대한 영향을 미칠 것이라고 생각했다. 만약 내가 들을 수 없다면, 나는 내 존재 가치가 없어지고 그래서 불행해질 것이라고 생각했었다.

몇 년 후, 내 청력이 거의 소실된 후 내 병의 원인이 자가면역질환으로 밝혀져서 나는 스테로이드제 처방과 화학요법을 받았다. 보청기는 그다지 많은 도움이 되지 못했다. 처음엔 나의 중독성 성격은 내가 보청기를 착용할 필요가 있다는 사실을 받아들이기 힘들었다. 나는 "건강하고 정상적인" 사람이고 싶었던 것이다.

점차 점차 내게 정말 필요로 하는 치유는 내 안에 있다는 사실을 이해하고 수용하기 시작했다. 내가 해야 할 일은 당시 나에게 무슨 일이 일어나고 있는지 알아차리는 것이었다. 요약하자면. 나는 청각장애인이 되어도 행복할 수 있다는 것을 믿어야 했다.

청각장애인이 되긴 하지만 그래도 희망적인 것들 중 하나는 말을 알아듣는 방법이 단순히 단어를 이해하는 것만이 아닌 다양한 방식이 있다는 것을 발견했다는 것이었다. 지금 나는 "마음의 귀"를 통해 더 잘 들을 수 있다는 것을 잘 알고 있다. 나는 말 자체 보다는 그 말이나 단어들을 초월하여 존재하는 사랑, 고통, 기쁨, 그리고 절망의 소리에 더 주의를 기울인다. 나는 예전보다 더 내 직관이 하는 말을 더 중요시 여긴다. 내가 한때는 철저하게 걸림돌로 느꼈던 것들이 엄청난 선물로 변할 수 있다는 것을 경험을 통해 배우게 되었다. 나는 지금도 배우고 있는 다른 차원의 소리들을 들을 수 있게 된 것에 깊은 감사를 드린다. 청각장애인이 된다는 사실에 좌절하고 슬퍼했던 때도 있었으나, 지금의 나는 내 마음의 중심을 놓치지 않고 청각장애인이라는 딱지도 내가 스스로 붙여서 나 혼자 힘겨워 했다는 사실을 인정하게 되었다. 우리는 스스로 한계들을 만들어 낼 것이 아니라 배워야 할 교훈들을 잘 챙겨야 한다.

치유의 세 단어 : "나는 지금 충분하다"

우리는 중독성 성격의 신념 체계에 의문을 제기해야 한다. 이렇게 하지 않으면 우리는 마음의 평화를 지속시킬 수 없으며, 수많은 전 세계적인 환경 문제들을 해결 할 수 없을 것이다. 중독성 성격과는 정 반대로, 진실에 기반을 둔 성격은 우리가 온전한 존재임을 느끼고 마음의 평화를 느끼는 것이 자연스러운 것이라고 말한다.

우리가 어떻게 생각하던 간에 사랑에는 부족함이란 없다. 자신을 너무나 넓고 넓은 이 세상과 단절된 외로운 존재로 인식할 때, 중독적 생활 방식의 속임수로 잘 알려진 "넉넉함(enough)"을 챙기기 위해 우리는 끝없는 갈망을 스스로 부추기게 된다. 반대로, 진실에 기반을 둔 성격은 다음과 같은 단순한 진실을 정확하게 인식하고 있다.

나는 지금 당장 행복해지기 위해서
내가 더 필요로 하는 것은 없다.

몇 년 전에 '공포의 작은 가게'(The Little Shop of Horrors)'라는 유명한 뮤지컬이 있었다. 의도하진 않았겠지만, 작가는 극중에서 중독성 성격의 강력하고 희극적인 예를 잘 보여 주었다. 극이 시작되면서 한 젊은 남자가 작고 특이한 식물 하나를 발견하고는 그것을 기르기 시작한다. 어느 날 그는 우연히 손을 베었고 그 작은 식물에 그의 피가 닿으면 식물이 잘 자란다는 것을 발견하게 되었다. 그 식물이 건강하게 자라길 원했기 때문에, 그는 계속 피를 주었으나 그 식물은 점점 더 많은 양의 피를 필요로 했다. 식물이 더 성장할수록, 요구도 더 많아졌다. 그 식물은 결코 만족을 몰랐고 더 많은 것을 요구하면서 소리를 높이며 화를 내기만 했다. 결국 그 식물은 계속해서 "내게 더 먹을 걸 줘, 더 달란 말이야!" 라고 소리치는 거대한 괴물 덩어리로 변해 버렸다.

비록 이 예는 오락적 측면에서는 하나의 웃기는 이야기에 불과하지만, 중독적 생활 방식의 실제적 측면에서는 가히 파국적이라 말할 수 있다. 나는 심리학자로서 개인과 사회의 아주 폭 넓은 문제를 해결하는데 기여할 수 있다고 본다. 모두가 다음의 물음 앞에 서보기 바란다. "언제 어떻게 중독성 성격이 태어나고 성장하기 시작하였는가?" 이 질문은 분명 중요한 물음이며 많은 논의가 필요하다. 수년간의 상담 경험과 연구조사를 통해 얻게 된 해답은 상당히 분명하고 명쾌하다.

우리가 스스로를 온전하지 못하고, 사랑스런 존재가 아닌 것으로

인식하는 바로 그 순간,
우리의 중독성 성격은 태어나게 되고 성장하기 시작한다.

평온함의 경험은 성취해야 할 어떤 것이 아니고, 기억되어야 할 것이라는 것이 이 책의 전제이다. "나의 존재(사랑)는 결코 사라진 적은 없습니다. 다만 중독성 성격과 중독적 생활 방식에 가려져 있었습니다." 당신은 인생을 살아가다가 어느 시점에서 불완전해진 것이 아니다. 당신은 그저 당신이 누구인지를 잊어버렸고, 그래서 자신의 외부에서 행복을 찾으려는 중독적인 행동을 시작하게 된 것이다. 이를 위한 치유는 다음의 사실을 깨닫게 될 때 일어난다.

마음의 평온함은 노력으로 성취 되어지는 것이 아니다.
내가 진정 누구인지를 기억 하는 것은 단지 생각 하나의 차이 이다.
내 안에 있는 그 사랑은 나를 간절히 기다리고 있다.

몇 년 동안 나는 나 자신을 회복중인 중독자로 여기고 대화의 서두에 '나의 회복 생활 중에' 라는 말을 사용했었다. 어느 날, 내가 하는 말을 잘 들어보니까 이런 식으로 말하는 것이 아주 귀에 거슬리게 들린다는 것을 알아차리기 시작했다. 그 당시에 나는 그 말이 그토록 내 신경을 거슬리게 하는지 마침내 나는 그 이유를 이해하기 시작했다. 이제는 나를 '회복중인 중독자'(recovering addict)로 이야기하기 보다는 '기억하는 인간 존재'(remembering human being)라고 이야기 한다. 나에게 *회복(recovery)*이라는 말은 중독성 성격의 치유를 계속해야 한다는 긍정적 의미로 다가오기는 하지만 이 말은 왠지 나의 온전함이 현재가 아닌 미래의 어느 시점에서 이루어 질 것이라고 말하는 것처럼 느껴진다. 반대로 ***기억한다***(*remembering*)는 말은 사랑은 결코 나를 버리지 않았으며, 단지 중독적 사고의 방해 때문에 사랑이 가려져 있었다는 사실을 상기시켜 준다. 지금 내가 나 자신을 기억하는 인간 존재로 여기며 나는 나 자신에게 다음 사실을 잊지 않도록 노력할 것이다.

진정한 치유는
지금 이 순간 내가 온전한 존재임을 기억하는 것이다.

부정(denial): 그다지 중요하지도 않는 비밀을 계속 비밀로 유지하려는 노력

나는 아마추어 마술사이다. 대부분의 속임수들의 공통점은 관객들의 시선을 실제 상황이 아닌 마술사가 바라는 곳으로 돌리게 하는 것이다. 이것이 바로 망상이 계속 지속되는 이유이다. 이와 유사하게, 중독성 성격이 사실이 아닌 어떤 것을(예를 들어, 당신이 행복해지고, 완벽해지고, 완전해지기 위해서는 당신 외부의 무엇인가가 필요하다) 믿도록 하기 위해서는 진실을 제대로 보지 못하게 하는 어떤 장치가 필요하다. 이러한 방어 장치 즉 방어기제를 '부정'이라고 부른다.

'부정'이라는 용어는 중독을 이야기 할 때 빠지지 않고 사용된다. 문제가 있다는 것을 알지 못하고서는 그 문제를 규정하고 드러내기란 어렵다. 중독된 마음은 문제를 부정하고 속이는데 그 능력을 최대한 발휘한다. 타인의 명백한 중독적 행동을 객관적으로 지켜 볼 수 있는 사람들은 중독자들이 자신들의 중독 문제를 인식하지 못하고 그 문제를 해결하려고 노력 하지도 않는 그들을 보면서 적잖게 놀라고 당황스러워 한다. 따라서 '부정'을 이해하기 위해서 우리는 이것이 중독성 성격을 유지하게 하는데 핵심적 부분이라는 것을 이해해야만 한다. 예를 들어, 나도 부정에 사로잡혀서 몇 년간을 헤맸던 경험이 있다. 나의 중독성 성격의 부정 체계(denial system) 때문에 나는 계속적으로 비합리적인 사고 틀에 갇혀서 중독을 지속했고 더 중독을 악화시켰던 것이다.

내 생활이 제대로 되지 않고 있다는 충분한 증거들이 있음에도 불구하고 나는 스스로 완전히 조절할 수 있으며 전혀 문제가 없다고 확신했다. (나는 이를 2장에서 *"중독성 성격이 긍정적인 변화를 방해하기 위해 과거와 미래를 어떻게 이용하는가?"*에서 좀 더 자세히 다룰 것이지만, 우선은 부정의 근본 목적을 알아보는 것이 중요하다.)

부정은 여러 층으로 이루어져 있다. 우리의 부정 방어 기제는 단지 중독적 행동만을 부정하기 위해 존재하는 것이 아니다. *중독성 성격의 부정 체계의 진정한 목적은 우리는 근본적으로 온전한 존재가 아니라는 점을 강조하는 것이다.* 다시 말해서, 어떤 중독에서든지 중독성 성격이 외적인 만족을 강박적으로 갈망하고 추구해 나가려면 우리의 근본적인 온전성은 부정되어야 한다. 간단히 말해서 중독성 성격은 우리의 사랑과 온전성이 진정으로 인정받는 곳에서는 존재할 수 없다. 이는 스스로에게 다음과 같은 물음을 직접 던져보면 바로 알아차릴 수 있다. "만약 내가 매 순간 온전한 존재로서 전적인 사랑 받을 수 있는 존재임을 확실히 믿는다면 지금 내 삶은 어떻게 변하게 될 것인가?" 이에 대한 대답은 아주 간단하다. 즉 만약 우리가 스스로를 온전한 존재로 경험한다면 중독은 생기지 않을 것이다. 그 이유는 그렇게 되면 우리는 이미 완전함을 경험할 것이기 때문이다. 우리는 우리에게 반드시 필요하지도 않는 그 무언가를 얻기 위해 몸부림치는 대신 사랑과 자비심을 더 확장시켜 이 세상을 좀 더 나은 곳으로 만드는데 애를 쓸 것이다. 그러나 불행히도, '부정'의 방어기제 때문에 우리 자신의 중독적 습관과 중독성 성격의 오류들을 제대로 보지 못하고 있는 것이다. 그래서 우리가 치유와 회복의 과정을 거치는 동안에 부정을 없애기 위한 노력은 의식적으로 계속되어야 한다.

중독은 우리가 온전하지 못하다는 생각에서 태어난다.
오늘 하루를 살아가면서 나 자신을 어떤 식으로든
스스로 제한하지 않도록 하라.
내가 진정으로 아름답고 귀한 존재라는 진실을 부정하지 말라.

중독성 성격의 속임수: '중독을 부정해라 그러면 사라질 것이다.'

중독성 성격은 우리가 죄책감으로부터 자유로워지지 못하도록 꼼수를 부리게 되는데 '부정'과 '투사' 이 두 가지가 핵심 전술이다.

1980년대 초반, 나는 샌프란시스코에서 북쪽으로 약 30마일 떨어진 한적한 목장에서 살고 있었던 적이 있다. 그 목장에서 쓰레기들은 재활용하거나, 폐기장으로 가거나, 퇴비로 만들었다. 나는 퇴비더미

담당이었다. 편의를 위해, 나는 집 가까운 곳에 퇴비 모을 장소를 골랐다. 대략 일주일에 한 번씩, 나는 음식물 쓰레기들을 퇴비더미로 끌고 가서 열심히 큰 조각들은 더 잘게 부수어 땅에 묻었다. 시간이 지나면서 나는 꾀가 생겨 음식물 쓰레기들을 잘게 부수지를 않고 큰 덩어리 채로 땅에 묻었다. 어느 날, 내가 가장 즐겨 찾는 곳에서 편안하게 책을 보고 있었는데 쓰레기 냄새가 진동하는 것을 알아차렸다. 쓰레기를 그대로 묻어버린 나의 게으름이 한적한 곳에서 여유 있게 즐길 수 있는 시간을 완전히 망쳐놓았다. 나는 한 가지 단순한 원칙을 배웠다. '무엇인가를 묻어버리고 그것에 대해 잊어버린다고 해서 그것이 결코 사라지는 것은 아니다'라는 사실이다.

'부정'의 방어기제를 사용하게 되면 우리의 죄책감을 우리가 알 수 없는 곳으로 밀어내어 묻어버린다면, 우리는 그 죄책감으로부터 자유로울 수 있을 것이라는 생각을 갖게 된다. 퇴비 더미에서의 나의 게으름처럼, 부정을 한다고 죄책감을 없애지는 못한다. 부정은 점점 더 삼키지도 뱉지도 못하는 불안감을 일으킨다. 결국, 부정은 두려움 때문에 생기며 그 두려움을 더욱 악화시킨다.

투사: 계속 떠돌아다니는 환상

죄책감을 부정할 때, 이는 필연적으로 당신 자신을 갉아먹어 평온함을 유지하는 것이 불가능해진다. 이렇게 되면 그 죄책감을 제거하기 위한 다른 방법을 찾아 나선다. 투사를 하게 되면 무의식적으로 당신의 죄책감을 다른 사람 탓으로 돌리게 되면서 마법같이 자유함을 느끼게 해 준다. 그러나 그 대신 죄책감과 두려움, 그리고 부절적한 느낌 등은 계속해서 증폭되기 시작한다.

이 개념은 어쩌면 한꺼번에 제대로 이해하기에는 어려울 수 있다. 그 이유는 이러한 투사 개념 자체가 복잡하기 때문이 아니라 우리의 죄책감을 다른 사람에게 투사하는 것에 이미 우리가 길들어져 있기 때문이다. 이렇게 함으로써 우리는 그동안 숨겨온 가장 큰 두려움으로부터 벗어날 수 있을 것이라고 생각한다. 문제는 이러한 투사가 계속되면 우리 문제의 근원지라고 말할 수 있는 중독성 성격에 대한 내적 검토를 어렵게 한다는 것이다.

'투사'와 투사 과정에서 파생되는 투사적 행동은 비유로 잘 표현될 수 있다. 우리가 영화를 보기 위해 영사기를 설치하는 것을 상상해 보라. 불이 어두워지고 영화가 시작된다. 영화 시작 10분 후에 내가 몸을 이리저리 비틀면서 불편해 하는 것을 당신이 알아차리고 나에게 괜찮은지 물을 것이고 나는 당신에게 사실 나는 이 영화를 좋아하지 않고 이 영화는 정말이지 보기 싫다고 말할 것이다. 당신은 나를 이성적인 사람이라고 알고 있기 때문에, 다음에 내가 하는 행동을 보면서 당신은 상당히 놀라게 될 것이다. 내가 벌떡 일어나서 스크린으로 걸어가서 스크린을 찢어버리려고 시도한다. 나는 이 영화가 마음에 들지 않기 때문에 스크린을 바꾸어 버리려고 시도한다. 그러면 당신은 재빨리 내가 미쳤다고 결론을 내릴 것이다.

우리 모두는 일상생활에서 가끔씩 이러한 말이 안 되는 행동을 보이지만, 우리들 중 많은 사람들이 이와 유사하게 행동하기 때문에 아무도 이런 행동에 대해 의구심을 제기하지 않았던 것이 아닌가! 그러니 이제 이런 행동에 대해 의문을 제기해 보도록 하자. 만약 당신이 이 영화를 좋아하지 않는다면, 당신은 어떤 행동을 할 수 있을까? 많은 대답들이 있겠지만 아마 가장 이성적인 것은 영사기를 끄거나 영화필름을 교체하는 것이다. 이러한 답이 수용되려면 영상의 근원이 스크린 때문이 아니라는 사실에 동의가 되어야 한다. 영상은 스크린 위에 투사된 것일 뿐이다.

투사가 당신의 일상에 어떻게 작용하는지 이해하기 위해서 영사기가 당신의 마음이고 영화 필름이 당신의 생각이라고 가정해 보라. 이런 방식으로 삶을 되돌아봄으로써 우리가 마음의 평화를 찾으려면 부정하는 것이 아니라 포용하고 받아들여야 한다는 중요한 사실 한 가지를 알아차리게 될 것이다.

당신이 보는 것은 자신의 마음 상태가 외부로 투사된 것이다.

중독성 성격은 당신이 이 사실을 알아차리지 못하게 부정의 방어기제를 사용한다. 투사를 통해 당신이 원하는 바를 얻기 위해서 다른 사람들이나 상황들을 바꿀 수 있다면 당신은 기분이 좋아 질 것이라고 믿게 된다. 그러나 이것은 앞서 설명한 바와 같이 영화가 마음에 안 든다고 스크린으로 걸어 나가서 그 스크린을 바꾸려고 하는 것과 같다. 이러한 부정의 방어기제 현상은 마술사가 어떻게 사람들을 유인하여 자신이 트릭을 사용하는지를 알아채지 못하게 하는가를 알면 쉽게 이해할 수 있다. 동일한 방식으로 우리는 다른 사람들에게서 부정적인 면들을 발견하게 된다. 이는 중독성 성격이 우리의 주의를 환상으로 이끌어 가서 우리가 다른 사람의 장점을 보지 못하게 하기 때문이다. 우리 자신 속에서 바람직하지 못한 것들을 제거해 버리고 싶은 마음에서 사람들은 그 부정적인 것을 다른 사람에게 투사하게 되는 것이다.

내가 인지적 차원에서 투사를 이해하고 있음에도 불구하고, 나는 가끔씩 여전히 정신이 나간 듯한 행동을 하게 된다. 다시 말해서 다른 사람을 변화 시키려 시도하거나 그들 속에서 나의 어두운 면을 발견하게 된다. 예를 들어 일찍이 특별양당진상조사위원회(bipartisan committee)는 조지 부시 대통령에게 애초에 전쟁을 시작한 것이 실수였다는 것을 인정하고 이라크에서 미군부대를 줄일 것을 제안했음에도 불구하고, 부시 대통령은 이라크에서 미군부대를 오히려 증강할 것을 고려하고 있었다. 대통령이 그의 잘못된 판단에 책임을 지고 애초에 오류가 있던 그의 계획을 접고 다른 방법을 적극적으로 시도하지 않는다고 생각이 들자 나는 화가 많이 났다. 한 친구에게 불만을 늘어놓던 도중에, 나는 내가 살아오면서 대통령을 비난하고 있는 그와 같은 행동들을 얼마나 많이 저질렀는지 깨닫게 되었다. 가장 가까운 관계에서조차 나는 얼마나 자주 실수를 해왔을까? 이런 식의 문제들에 봉착했을 때 내가 어떤 행동을 했는지 조용히 성찰하면서 나의 잘못을 인정하지는 못하고 오히려 더 방어적으로 논쟁을 벌이기 일쑤였다. 나의 이야기를 이렇게 언급하는 이유는 중독성 성격을 치유한다는 것은 자신과 갈등을 일으킨 사람들조차도 자신의 스승으로 삼을 수 있는 성숙을 발전시켜야 한다는 의미를 강조하기 위함이다. 앞서 든 부시 대통령의 예시에서 부시 대통령은 곧 나의 스승 이였다는 것이다. 그 이유는 부시 대통령을 보면서 곧 내가 얼마나 투사와 부정에 잘 빠지고, 방어적인 인간이 되는지를 잘 알 수 있는 배움을 얻었기 때문이다.

샘 킨(Sam Keen)은 그의 저서 '적의 얼굴들'(Faces of the enemy)에서 우리 자신의 억압된 어둠으로부터 적의 형상들(images)을 제조해 내는 과정을 설득력 있게 묘사하고 있다. 저자는 전 세계적으로 겪고 있는 전쟁이나 갈등이 어떤 영향을 미치고 있는지에 대한 설명을 자세히 하고 있는데 이러한 설명은 우리의 대인관계에서 발생하는 갈등에도 그대로 적용될 수 있다. 그의 주장에 따르면 "우리가 비난 게임(blame game)을 멈추고, 전쟁의 책임을 모종의 외부 비밀 조직에게 떠넘기려하지 않고, 용기 있게 각자의 폭력적인 방법들을 동원하기 때문임을 자각하고 받아들일 때 갈등과 전쟁의 치유는 시작될 수 있다"고 한다.

당신의 불행에 대해 다른 사람을 탓하고 있다면, 이때가 바로 자기 자신을 직시하고 자신만의 고유한 삶을 꾸려 나갈 능력을 각자가 갖고 있기 때문에 그 능력을 책임감 있게 발휘해야 할 시간이 되었다는 좋은 지표가 된다.

만약 당신이 다른 사람을 탓하는 버릇을 계속 붙들고 산다면 자기는 선하다는 의식적 자기 심상을 만들게 되고 또 한편으로는 자기는 악하다는 무의식적 자기 심상을 만들어 결국은 내면적 분열을 자초하게 된다. *의식과 무의식 사이에서 분열이 커질수록, 투사하려는 욕구는 더 강해지고 그로 인한 심리적 고통은 더 커진다.*

투사는 복잡해 보일 수 있지만, 실제로는 아주 단순하다. 몇 년 전에 나는 장난기 많은 강아지를 입양했다. 그놈은 손에 잡히는 것이면 무엇이든지 가지고 놀면서 이방 저방을 뛰어다녔다. 어느 날 나는 전에는 한 번도 들어보지 못한 소리를 내면서 사납게 으르렁 거리는 소리를 들었다. 그놈이 화장실 안에서 그러고 있었는데 화장실 문은 반쯤 열려 있었고 긴 거울 앞에 서서 네 발에 힘을 빳빳이 주고 목의 털을 바짝 세우고는 거울 속 자기 모습에 으르렁거리고 있었다. 그렇게 위협적이면서 공격적인 태도를 바로 자기 자신의 모습에 하고 있다는 사실을 알지 못하는 그놈이 참 어리석다고 생각을 했다. 그러나 오랜 시간이 지난 후 내가 바로 그렇게 바보같이 굴고 있다는 것을 깨달았다. 나는 다른 사람들에게 으르렁 대면서 사납게 대하고 있었던 것이다. 내가 다른 사람에게 그렇게 했던 것은 바로 나 자신이 그동안 억압해 온 나의 부분들이 그들에게 투사된 것이었는데 당시에는 전혀 의식하지 못했던 것이다.

특별한 증오와 특별한 사랑의 관계들

중독성 성격은 두 종류의 관계를 발전시킨다. 특별한 증오의 관계와 특별한 사랑의 관계이다. 이것들 또한 투사의 두 가지 형태라고 생각해 볼 수 있다.

특별한 증오의 관계에서는 중독성 성격은 남 탓하기 게임을 하기 위한 하나의 무대를 만든다. 우리는 우리가 가지고 있는 자기 증오, 회한, 죄책감, 수치심, 두려움 등을 다른 사람에게 옮긴다. 이 게임의 목표는 나의 불행을 다른 사람의 책임으로 돌리는 것이다. 또한 특별한 증오 관계에서 우리는 '뜨거운 감자 게임'을 하는데 이것은 우리가 보고 싶지 않는 어떤 것이든 가능한 가장 가까이 있는 대상에게 재빨리 "집어 던지는" 게임이다.

특별한 사랑의 관계에서는 좀 더 매력적으로 보이지만, 실제로는 특별한 증오의 관계에서와 같은 목표를 갖고 있다. 즉, 죄책감과 수치심을 없애는 것이다. 중독성 성격의 사고체계에서 우리는 불완전함과 결핍을 느낀다. 우리의 삶 속에서 부족하다고 생각되는 모든 것들은 결코 치유되지 못한다고 여기거나 내면적으로 채워질 수가 없다고 느낀다. 그래서 우리는 비록 일시적일지라도 우리를 완전하게 느끼게 만드는 사람들, 상황들, 혹은 물질들을 찾아 헤매기 시작한다. 특별한 사랑의 관계에서는 조건부 사랑의 관계이다. "만약 내가 당신에게 원하고 기대하는 대로 당신이 나의 요구를 채워준다면 나는 당신을 사랑할 것이다. 만약 당신이 그렇게 하지 않는다면 나의 사랑은 빠르게 식어버릴 것이다." 나는 이러한 기대가 대부분의 대인 관계나 가족 관계에서 문제가 된다고 생각한다.

내가 어렸을 때 부모님은 여러 가지 방식으로 그들이 어떻게 사랑하는지를 나에게 보여 주셨는데 그런 사랑은 대부분 조건부적인 사랑이었다. 내가 느끼는 부모님의 사랑은 내가 그들의 특정한 기대를 충족시키느냐 그렇지 못하느냐에 따라 달라지는 것 같아 보였다. 이런 식의 사랑은 많은 가족 내에서 흔히 볼 수 있는 장면들이지만 그 결과는 상당히 부정적이다.

예를 들어, 나의 아버지의 저녁 일상은 충분히 예측 가능했다. 저녁 6시20분에 귀가해서 바로 어머니와 칵테일을 마신 후, 저녁을 드셨다. 저녁 식탁에서 내가 하루 동안 무슨 일을 했는지에 대해 공포의 질문들을 나에게 쏟아 붓곤 하셨다. 나는 항상 다음과 같이 말할 수 있기를 바랐다. "아빠, 오전에 미적분 시험에서 최고 등급을 받았고 오후에는 미식축구 결승전 게임에서 터치다운 패스를 여러 개를 성공시켜 우승을 했고 참가했던 모든 선수들이 나를 어깨에 매고 운동장을 빠져 나왔어요" 그러나 불행히도 나의 대답은 보통은 얼버무리듯이 "으-- 음. 아무 일도 없었어요."였다.

아버지는 정말 나에게 관심이 있어서 물으셨던 것이 아니라 내가 그 날 사랑 받을 만 짓을 했는지 알기 위한 사실 확인용 질문처럼 느껴졌다. 매일 저녁 식탁에서 아빠는 정말 내가 어떤 마음인지에 대해서는 전혀 관심이 없다고 느꼈다. 사실은 내가 아빠에게 내 마음을 털어놓으면 아빠는 나를 정말 좋아하지 않을 것이라고 느꼈다. 아마 내가 나의 평범한 하루에 관해 솔직하게 표현 했다면 나는 아버지께 이렇게 대답했을 것 같다. "아빠, 저는 오늘 대부분의 시간을 다른 사람과 비교하면서 그냥 보냈어요. 저는 남들이 나를 어떻게 볼까 하는 걱정 때문에 온통 정신이 나가 있었어요. 나는 내가 밖에서 안을 들여다보는 것처럼 그 어디에도 속하지 않는다고 느꼈어요. 체육시간에는 바보같이 느껴졌어요. 운동장을 몇 바퀴 달리는데 거의 토할 뻔 했어요. 이번 주에 수학시험을 보기로 했는데 저는 아무것도 이해가 안돼서 낙제할까봐 두려워서 꾀병을 부릴까 생각중이에요. 방과 후에는 몇몇 친구들과 마리화나를 피웠어요."

나는 아버지가 무슨 일을 하시는지 혹은 아버지가 하시는 일에 대해 어떻게 느끼는지 전혀 이해하지 못했다. 아버지께서 정신과 의사라는 사실은 알고 있지만 실제 그것이 어떤 일을 하는 것인지는 잘 몰랐다. 느낌 상, 아버지께서는 두 가지 상태를 보인다는 것을 알 수 있었다. 하나는 아버지께서 인정을 해 주실 때가 있고 또 하나는 화를 내실 때가 있다는 것이다. 그래서 나는 아버지의 인정을 얻기 위해서 그리고 아빠의 화를 비켜가기 위해서 엄청난 노력을 했어야만 했다.

이 글을 쓰면서 알아차리게 된 것은 바로 내가 성인이 되어서야 부모님과 나 사이에서 일어난 치유에 대해서 감사하는 마음을 갖게 되었다. 어머니는 아직 살아 계시지만 슬프게도 심한 치매를 앓고 계신다. 아버지는 80대 이신데 여전히 건강하시다. 나는 이제라도 나의 느낌을 아버지에게 털어 놓을 수 있게 되었다. 그리고 나는 아버지께서 최대한 나를 수용하려고 노력하고 계시다는 것을 확신할 수 있다. 아버지와 이렇게 치유의 경험이 일어나기 까지 나는 내 마음을 모두 털어놓고 나의 연약함을 드러낼 수 있는 용의를 가져야만 했다. 우리는 서로를 정말로 제대로 이해하는 시간을 가지지 못했었다. 우리는 각자 자신의 고통을 드러내고 공유하려는 선택을 할 수 있었기 때문에 각자의 고통을 놓아주고 서로를 용서할 수 있는 자리에 까지 나아갈 수 있게 되었다. 다음 내용은 전에 내가 출간했던 책 '내 이야기 좀 들어 주세요'(Listen to me)라는 책에서 발췌한 것인데 내가 아버지께 쓴 편지이다.

아버지께
저는 아버지를 늘 피해 다녔고 속으로는 아버지를 적으로 여겼습니다. 그래서 저는 아버지를 버렸고 마음에서 밀어냈고 아버지를 이기려고 안간힘을 썼습니다. 그러나 저는 아버지 당신을 우상으로 여기면서도 악마로 만들었습니다. 그래서 저는 아버지를 탓하기도 했고 사랑하기도 했고 증오하기도 했습니다.

저는 재판관이 되어 당신을 심판하기도 했으며 아버지를 피해 도망치기도 하고 때로는 아버지께로 도망쳐 가기도 했습니다. 저는 당신과 함께 놀기도 했고 경쟁을 하기도 했습니다. 저는 아버지를 속이기도 했고 당신에게 격분하기도 했습니다. 나는 당신을 필요로 하기도 했으며 당신을 거부하기도 했습니다. 지금 내가 원하는 모든 것은 아버지 당신을 내 삶에 좀 더 충분히 온전하게 받아들이는 것입니다. 아버지 당신이 내 삶에 함께 해 주신 것에 깊은 감사를 드립니다. 아버지 아주 많이 사랑합니다.

이 장을 마무리하며 아래의 글을 읽어보고 계속 연습해 보시기를 권한다.

오늘, 당신의 내면은 전적으로 온전하다는 사실을 수용하라.
조용히 당신의 자아 깊숙이 들어가서
모든 것이 완벽하고 완전함을 발견하라.

당신 자신과 다른 이들로부터의 기대들을 놓아버리고
치유를 위해 당신의 마음을 온전히 열라.

오늘 당신이 알아야 할 것이라고는
지금 당신 안에 사랑이 빛나고 있다는 사실이다.

2장 중독성 성격의 사고 체계

잠시만 다음의 문장을 한 번 같이 생각해 보자.

" 두려움은 중독성 성격과 중독적 생활 방식이
작동하기 위해 필요로 하는 연료이다"

당신이 만일 자신의 중독성 성격과 중독적 생활 방식을 변화시키고자 한다면 당신은 반드시 중독성 사고들과 행동들을 유발하게 하는 핵심신념이 무엇인지를 제일 먼저 찾아내야 할 것이다.

그 연료는 당신에게 고통을 안겨주고 중독에까지 이르게 하는 중독성 성격에 의해 끊임없이 만들어지는 바로 자신의 생각들이라는 사실을 알게 될 것이다. 그래서 당신이 치유해야할 것은 바로 이러한 중독성 성격에서 나오는 사고들(thoughts)이다. '기적 수업'이라는 책에서도 이것을 아주 잘 설명하고 있다.

당신에게 고통을 야기하는 건 다름 아닌 당신이 하는 그 생각들 때문입니다. 당신 마음의 외부에 존재하는 그 어떤 것도 당신에게 해를 입히거나 어떤 방식으로든지 당신에게 고통을 줄 수 없습니다. 슬럼프에 빠지고 압박감을 느끼는 것은 다른 이유 때문이 아니고 스스로 그렇게 하는 것입니다. 당신을 힘들게 하거나 슬프게 만들거나 나약하게 만들 수 있는 것은 이 세상에 아무 것도 없습니다. 있다면 바로 당신 자신입니다.

어떤 사람들은 중독에 대한 유전적 성향을 갖고 있기도 하겠지만 인간은 모두가 어느 정도는 중독적 행동을 하며 비합리적인 사고를 하는 것이 일반적이다. 뿐만 아니라 인간은 똑같이 온전한 삶을 갈구하며 사랑을 추구하는 존재이기도 하다. 그러나 평온한 삶과 행복 추구를 자신의 외부에서, 즉 다른 그 무엇에 의존하여 찾으려는 실수를 반복할 때 인간은 누구나 중독성 성격의 폐해를 피해갈 수 없게 된다.

평온함은 반드시 내면에서 비롯된다. 나는 사랑에 반대 되는 유일한 하나의 감정은 바로 두려움이라고 확신한다. 중독성 성격의 사고 체계는 4가지 중요 요소들로 구성되어 있다. 그것은 바로 두려움, 과거 또는 미래에 빠져들기, 비난하기, 그리고 결핍에 대한 믿음이다.

아래 그림을 보면 바로 중독성 성격이 갖는 사고 체계에 대한 기본적인 이해를 할 수 있다.

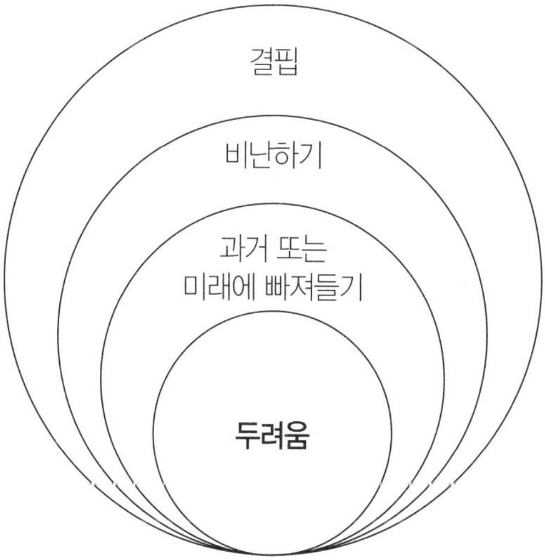

중독성 성격의 사고체계

중독성 성격이 두려움을 이용해서 어떻게 당신을 통제하는가?

다음의 문장들을 깊이 생각해보자

- 당신이 행복을 추구하고자 어떤 약물이나 직장, 음식, 사회적 지위, 재산 또는 누군가와의 관계 등에 의존하기 시작한다면 그것은 바로 당신이 진정 자신이 누구인지를 잊어버리고 그 무엇인가를 두려워하고 있는 것이다.
- 어둠 속에서 섬뜩한 형체를 보았거나 아니면 주변 모든 사람들이

당신을 적대시 하거나 공격한다고 느낄 때 당신은 겁에 질린 어린아이 같이 될 것이다. 이때 당신은 사랑의 마음을 놓치게 되고 계속해서 두려움에 갇히게 된다.

- 당신이 끊임없이 무언가를 성취했음에도 불구하고 여전히 행복을 느끼지 못한다면 마음에 진실함과 평온함은 사라지고 오히려 마음은 두려움에 휩싸이게 된다.
- 당신이 누군가와 깊은 사랑을 경험하고 싶으면서도 여전히 자신의 마음을 여러 가지 방어 기제들로 무장하고 있다면 이것은 대단한 자가당착(自家撞着)이 아닌가? 다시 말해 당신이 깊이 갈망하는 것을 오히려 두려움 때문에 얻지 못하는 것이다.

우리는 부정(denial)과 투사(projection)로 자신을 방어하면서 두려움을 통제하고자 하지만, 이러한 방어기제들은 결국 끊임없는 두려움 속에 우리를 가두어 놓는다. 결국 우리는 사랑도, 자유도, 두려움 때문에 누리지 못하게 된다. 우리는 새로운 삶의 기회를 얻기 보다는 오히려 죄책감의 재물이 되고 만다. 마치 새장 안에 갇혀 하늘을 나는 법을 배워 본 적이 없는 새처럼, 우리는 자신의 생각에 갇혀 버리게 되는 것이다.

알코올 중독 가정에서 성장한 나는 어렸을 때 가족들과 생활하면서 경험하는 감정들을 입 밖으로 꺼내면 큰일 난다고 알았기 때문에, 침묵을 지켜야 했고 나홀로 그 두려움 속에 살아야 했다. 나는 유년기 시절을 마음 속 깊이 감추어 둔 감정들을 혼자 붙들고 속앓이를 하면서 보냈다. 항상 나는 내가 있을 곳이 아닌 곳에 있는 것처럼 느껴졌고 어떤 누구에게도 기대거나 터놓고 이야기를 할 수 없을 것 같은 느낌을 갖고 살았다. 대학시절에도 석사 과정을 하면서 만난 대부분의 지도 교수나 인턴 동료들 중에서도 진정한 친구를 갖지 못했다. 그들이 보기에는 내가 똑똑하고 능력 있어 보였겠지만 무언가 거리감이 느껴지고 방어막을 치며 동떨어진 느낌을 주었다. 내가 데이트를 했던 몇몇 여성들과는 친밀감을 느껴보고 싶었지만 신뢰감이 나에겐 잘 느껴지지 않았던 것은 사실이다. 나의 감정을 적절하게 표현하는 능력이 부족한 탓에 나는 지속적으로 외로움과 두려움을 가슴속에 품고 살았던 것이다.

나는 심리전문가가 되기 위한 훈련을 받는 과정에서 개인 심리 치료를 받아야 했다. 나는 당시 치료자에게 내 마음을 충분히 열기가 어려웠는데 그 이유는 바로 나의 가족사를 숨기고 싶었기 때문이었다. 심리치료 초반부에 치료자의 도움으로 나는 아동기 시절에 진정으로 사랑받은 경험이 없다는 사실을 알게 되었다. 나는 어린 시절의 사진이 고작 한, 두 장 밖에 없다는 사실을 알고 상당히 충격을 받았고, 마치 내가 중요하지 않은 존재인 것 같은 느낌을 받게 되었다. 알코올 중독자 집안에서 성장했기에 나는 두려움과 불신으로 가득 차 있었다. 성인이 된 이후 나를 돌아보니 그렇게 될 수밖에 없었다는 사실을 알게 되었다.

심리치료를 받는 동안 나는 어린 시절 집에서 일어난 일들에 대해서 과도한 책임감과 죄책감을 느끼고 있었다는 것을 알게 되었다. 나는 전혀 논리에 맞지 않게 내가 부모님에게 잘못한 것이 있기 때문에 그들에게 문제를 안겨 드린 것은 아닌가 하고 걱정했었다. 주변 사람들이 보여준 관심에 감사한 마음을 느끼게 되었을 때조차도 나는 죄책감을 경험했다. 나는 이러한 경험들을 통해 사랑을 주고 받을 자격이 없다고 느꼈다. 나는 사랑을 갈구하였으나 두려움과 죄책감, 그리고 부정적인 자기 이미지 때문에 지속적으로 방어막을 치고 살았으며 다른 사람들과는 소통하지 않으면서 스스로를 고립시키며 살았다.

나의 이러한 개인사가 당신과 무슨 관계가 있는 것인지 궁금해 할 것이다. 내가 여기서 개인사를 당신과 나누고자 하는 것은 바로 이러한 경험들이 바로 강력한 중독성 성격을 형성하는 근원이 되기 때문이다. 중독성 성격을 갖게 되는 다양한 경우의 수가 있지만 대부분의 경우 비슷한 공통의 경험들이 존재한다. 그것은 바로 지속적으로 죄책감, 부적절감, 두려움 등을 느끼는 것인데 이로 인해 고립되고, 투사하고, 강박적이고 방어적인 행동을 사용하게 되는 것이다. 설령 이러한 행동들이 계속해서 불행을 가져다준다는 사실을 알고 있으면서도 말이다. 기존의 방식으로는 원치 않는 반대의 결과가 나온다 할지라도 이전과 똑같은 방식으로 계속 생각하고 행동하게 되는 것, 이것이 바로 중독이다.

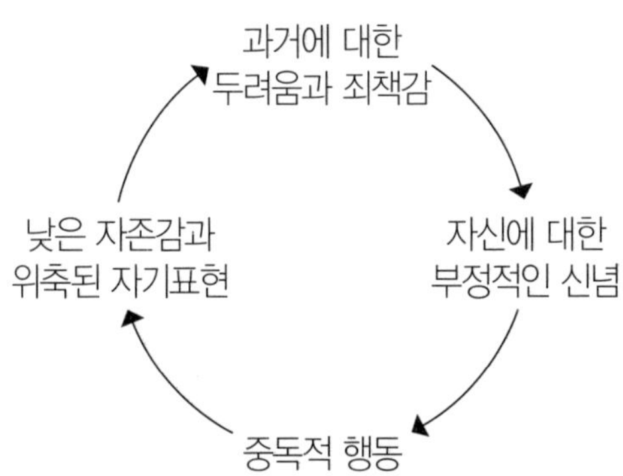

중독성 성격과 중독행위의 악순환

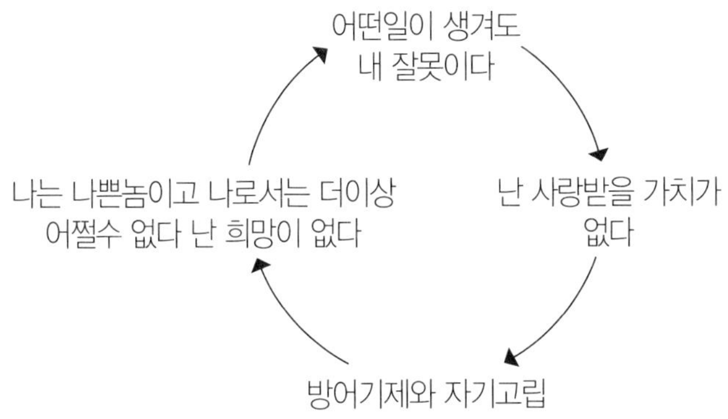

중독성 성격과 중독행위의 악순환 – 개인적용

나는 심리 치료를 통해서 마침내 나의 치료자를 신뢰할 수 있게 되었고 점차 다른 사람도 믿을 수 있게 되었다. 나는 어린 시절 가족들로부터 배운 침묵의 규칙을 깨고 과거와 현재의 감정을 꺼내어 표현하기 시작 하였다. 그 결과 다른 사람들과 감정을 나누는 깊은 수준의 대화가 가능해졌고, 몇몇 사람과는 정직하고 지속적인 관계를 형성할 수 있었다. 죄책감과 두려움이 점차 줄어들면서 나는 덜 방어적이 되었고 고립감도 사라지게 되었다. 마침내 나는 진정한 사랑을 경험하게 되었던 것이다. 변화에 대한 확신이 커지면서 나는 오늘날 까지 계속되고 있는 영적인 성장을 시작할 수 있었다. 메마르고 차갑고 외로웠던 나의 마음은 모든 것들을 받아들일 수 있는 열린 마음으로 변하였다. 얼마 전 나는 산책을 하다가 문득 내가 이전과는 다른 해방감을 느끼고 있다는 것을 알아차릴 수 있었다. 처음에는 그 느낌이 무엇인지 막연했지만, 점차 내가 그 어떤 것에 대해서도 죄책감을 느끼지 않고 있다는 것을 깨달았다. 그리고 이 지구상의 어떤 사람과 마주친다고 해도 전혀 껄끄럽지 않음을 경험했다. 나는 이런 경험을 '자유'라고 칭할 것이다. 이 경험을 여러분과 나누는 이유도 바로 당신도 중독에서 벗어나 자유를 느끼게 해주고 싶기 때문이다.

중독성 성격이 갖고 있는 두려움의 악순환을 깨는 방법

자신의 감정을 알아차리고 그 감정을 누군가에게 표현하라. 이것을 위해서는 상당한 인식의 전환이 필요하다. 대체로 우리는 우리의 감정은 보잘 것 없고, 들어볼 가치도 없으며, 이를 표현하는 것은 다른 사람에게 상처를 줄 것이라 생각할 지도 모른다. 뿐만 아니라 마음 속 깊은 이야기는 너무 어둡고 무서운 것들이어서 마음을 열었다가는 거기에 압도당할 것이라고 생각할 수 있다. 사람들은 흔히 이러한 두려움 때문에 중독에서 벗어나지 못하는 것이다.

혹시 다른 사람에게 자신의 감정을 이야기 하는 것이 불편하게 느껴진다면 자신의 두려움을 포함한 여러 가지 감정을 노트에 적어보거나 일기 식으로 작성해 보는 것도 좋은 방법이다. 만약에 자신의 감정을 함께 나눌 사람이 없다고 생각이 들면, 주변을 한 번 돌아보라. 대부분의 경우, 우리가 찾아보기로 마음만 먹는다면 누군가가 옆에 있다는 것을 깨닫게 될 것이다. 심리 치료도 자신의 감정을 드러내고 신뢰감을 쌓아가는 데에 큰 도움이 된다.

비합리적 생각들과 스스로에 대한 부정적인 신념들을 발견하라. 당신은 충분히 사랑받을 자격이 있는 가치 있는 존재라는 점을 잊지 말라. 이 간단한 진실과 어긋나는 생각들은 모두가 비합리적 신념이라고 볼 수 있고, 당신을 사랑 그 자체로부터 멀어지게 할 것이다.

당신이 과거에 무슨 행동을 했든지
당신이 사랑받을 가치가 있다는 사실은 변하지 않는다.

당신은 사랑받기 위해 무엇인가 잘해야 하는 것은 아니다.

당신이 스스로를 사랑받을 자격이 없다고 생각하는 이 순간에도
당신은 바로 사랑 그 자체이다.

당신은 지금 이 순간에도 마음의 평온함을 경험하지 못하게 하는 비합리적인 생각들을 떠올리고 있을 지도 모른다. 스스로를 용서하지 못하고 비난하는 생각들은 사랑을 가로막는다. 중독성 성격은 이러한 진실을 감추고 두려움을 증폭시켜 사랑으로 향하는 문을 닫아 버리게 만든다. 오늘부터 당신 자신에 대한 비합리적 신념들이 어떤 것들이 있는지 적어보라. 그러면 그 생각들의 근원에 자리 잡고 있는 모순들을 발견하게 될 것이다.

나에게는 숨기고 싶은 것이 하나도 없다고 스스로에게 말하라. 대부분의 사람들은 인생을 살아가면서 사랑받고 싶다면 반드시 비밀로

지켜야 하는 것들이 있다고 여긴다. 그러나 우리는 두려움과 부정적인 생각들이 사실은 아무 것도 아님을 깨닫기 위해, 그것들을 의식적으로 표현해야 한다. 그래야만이 우리는 두려움과 부정적인 생각들을 내려놓을 수 있다. 치유는 두려움을 계속해서 감추지 않고 그것들을 떠나보낼 때 일어난다.

어둠으로부터의 탈출은 두 단계로 이루어진다. 첫 단계는 어둠은 숨길 수 없다는 사실을 인식하는 것이다. 대체로 이 단계에서 두려움을 느낄 수 있다. 두 번째 단계는 설령 숨길 수 있다 할지라도, 숨기고 싶은 것이 하나도 없다는 것을 인식하는 것이다. 이 단계에서 두려움에서 탈출할 수 있다. 기꺼이 어떤 것도 숨기지 않겠다는 용기가 생길 때 당신은 평온함과 기쁨이 무엇인지 이해하게 될 것이다. ('기적 수업' 중에서)

중독성 성격이 긍정적인 변화를 방해하기 위해 과거와 미래를 어떻게 이용하는가?

우리가 시간을 어떻게 인식하고 사용하는가에 따라 우리의 경험이 결정된다. 중독성 성격 관점에서 보면 시간의 목적은 죄책감으로 인해 과거에 집착하면서, 다가올 미래를 걱정하게 만드는 것이다. 정직하게 우리자신을 되돌아보면 그 결과는 평온함이 아닌 불안뿐이었음을 알게 된다.

수년 동안 나는 나 자신과 다른 사람들을 공격하기 위해 과거라는 무기를 사용했다. 나는 매일 과거에 잘못한 것들에 집착하며 죄책감의 폭탄을 만들었고, 그 폭탄은 계속해서 내 안에서 터졌다. 나는 과거의 불만과 미련을 다른 사람들에게 쏟아냈고, 그 과정에서 분노와 억울함으로 큰 상처를 입었다. 심지어 나와 가장 가까이 지냈던 사람들에게 조차도 나의 분노를 표출했다. 그들은 나로 인해 완전히 탈진된 상태였다. 과거에 대한 분노와 억울함은 주변 사람들과의 관계에서 사랑을 몰아내는 결과를 초래했다. 그 결과 나의 미래도 부정적으로 될 수 밖에 없었고, 나는 점점 우울하고 냉소적인 사람이 되어가고 있었다.

현실을 어떻게 바라보게 되는가 하는 것은 내가 나 자신과 타인, 그리고 상황을 어떻게 인식하는가에 달려 있다고 믿는다. 그래서 내가 어려움에 처하게 되면 나의 그러한 신념을 뒷받침 해주는 과거의 사진들을 떠올렸다. 중독성 성격 때문에 내가 깨닫지 못했던 것이 있었는데, 그것은 내가 경험하는 모든 것들이 사실은 나의 지각을 통해서라 것이다. 두 사람이 똑같은 상황을 경험했음에도 불구하고 완전히 다르게 설명하는 경험을 당신도 해 보았을 것이다. 이것은 상황을 어떻게 인식하기로 선택하느냐에 따라 경험이 달라지기 때문인데, 중독성 성격은 언제나 유사한 과정을 통해 우리의 인식을 바꾸어 놓는다. 중독성 성격은 우리가 시간을 바라보는 관점에 영향을 미친다. 즉, 중독성 성격은 과거에 계속 미련을 버리지 못하고 미래를 걱정하는 습관을 통해 우리가 누구인지를 알지 못하게 방해한다.

우리는 과거에 대한 집착을 내려놓으면서
자신과 행복에 대해서 진정으로 깨달을 수 있고,
인식을 변화시킬 수 있는 기회는 계속될 수 있다.

이제는 중독성 성격을 가진 사람이 미래를 어떻게 바라보는지 알아보자. 그에게 미래는 걱정이 끊임없이 반복되는 블랙홀과 같다. 그들은 미래에 다가올 파국적인 결과들을 상상하면서 혼란스러워 하고, 마음에는 의구심들로 가득 찬다. 예를 들면, "청구서들을 해결할 만큼 충분한 돈이 없으면 어쩌지? 다른 사람들이 나를 싫어하고 거부하면 어쩌지? 인생을 실패하면 어쩌지?" 이러한 의문들은 끝이 없다. 다음의 사실들을 기억하라.

우리가 미래에 몰두할 때 마다 우리는 현재의 기회를 보지
못하게 하는 장애물을 만들어 낸다. 행복과 가능성의 기회는
지금 현재에 있는 것이지, 과거나 미래에 있는 것이 아니다.

과거와 미래가 실제로 정말 무엇인지 생각해 보자. 결론은 아주 간단하다. 과거는 과거일 뿐, 더 이상 지금 여기에 존재하지 않는 것이다. 그리고 미래는 아직 오지 않은 것이며, 오직 마음속에만 존재하는 것이다. 아무리 걱정한들 소용이 없다. 그런데 중독성 성격은 계속된 걱정을 통해 두려움을 만들어낸다. 사실상 걱정은 당신이 걱정하고 있는 것을 만들어 낸다. 이러한 현상을 소위 자성적 예언(Self-fulfilling prophecy)이라고 부른다.

96세의 나이로 돌아가신 할머니께서는 사람은 완전히 믿어서는 안 되는 존재라는 생각을 갖고 사셨다. 사람을 조심하지 않으면 어떤 식으로든 자신이 속거나 무시당할지도 모른다는 신념을 갖고 계셨으며, 편집증적인 행동도 보였다. 할머니는 나를 무척 사랑해주셨고, 나도 물

론 할머니를 사랑했다. 그렇기 때문에 나는 할머니와 쓸모없는 논쟁을 벌이기보다는 할머니의 터무니없는 요구들을 들어주곤 했다.

할머니께서는 돌아가시기 얼마 전까지 근사한 요양원에서 지내셨다. 내가 할머니를 방문할 때마다 할머니는 요양원에서 무시를 받는다고 이야기 하시면서 언젠가는 혼자 남겨질 것 같은 두려움을 느끼기도 하셨다. 물론 나는 할머니가 말씀하시는 그 어떤 것도 사실이 아니라는 것과 이 모든 것이 할머니의 편집증적 증상이라는 것을 알고 있었다.

할머니를 담당하던 간병인은 나에게 다음과 같이 말했다. "할머니는 요양원에 계신 분 중에서 가장 까다로운 분이세요. 직원들은 매일 할머니를 누가 돌볼 것인지 결정하기 위해 제비뽑기를 한답니다. 할머니는 우리가 자신의 물건을 마치 훔쳐갔다고 늘 의심하세요. 저희 직원 모두는 할머니의 증상이 호전되기를 기다렸지만, 더 악화되는 것 같아요. 할머니는 평범한 분은 아닌 것 같아요."

그 간병인의 이야기를 통해 할머니를 단순히 편집증 환자라고만 생각할 것은 아니라고 생각했다. 할머니는 실제로 그곳에서 가장 불편한 존재였던 것이다. 할머니는 본인이 가장 두려워하는 상황을 만들어냈으며, 중독성 성격이 그러하듯이 절대 그것을 인정하지 않으셨다. 할머니는 푸대접을 받는 것이 두려운 나머지 모든 사람들을 의심하고 그들에게 고약하게 굴었다. 결국 직원들은 할머니를 피하기 시작했고, 이러한 상황을 통해 할머니는 자신의 생각이 맞았다는 확신을 갖게 되었다. 그래서 할머니는 더 많은 불평을 하게 된 것이다.

할머니 덕분에 나는 사람들이 각자의 경험을 어떻게 인식하는가에 대해 무언가를 배울 수 있었다. 만일 우리가 과거의 부정적인 경험을 통해 미래를 두려워한다면, 그 두려움은 현실이 될 것이다. 그러나 우리가 현재에 집중하면 집중할수록, 우리가 자유로워 질 수 있는 가능성은 더 높아진다.

지금 이 순간이 자유가 시작되는 곳이다. 과거를 받아들이고 지나간 두려움으로부터 미래를 놓아준다면, 당신은 해방될 것이고 많은 사람들과 함께 할 수 있게 될 것이다. ('기적 수업' 중에서)

우리가 원하는 삶을 창조하는 데에는 전혀 다른 두 가지 방법이 존재한다. 한 가지 방법은 아주 효과적이지만, 나머지 방법은 전혀 그렇지 못하다. 당신이 이 책을 읽으면서, 다음 이 질문을 염두에 두어야 한다.『중독성 성격의 사고방식을 선택한 결과와 진실에 기반을 둔 성격의 사고방식을 선택한 결과가 어떻게 서로 다를까?』하는 것이다.

중독성 성격은 우리의 기분을 좋게만 할 수 있다면 무엇이든지 하려고 덤벼든다. 우리 모두는 기분이 좋아지는 것을 마다하지 않기 때문에, 이러한 유혹은 꽤 강력하다. 그러나 기분을 좋아지게 하고 싶다는 욕구는 사실상 고통으로 부터 잠시 후퇴하는 것에 지나지 않는다. 결국에는 고통을 피하는 것이 더 큰 고통을 불러 온다. 이 사실은 중독성 성격을 치유하는데 매우 중요한 대목이기 때문에 꼭 명심해 두어야 한다. 우리는 고통은 무슨 수를 써서라도 피해야만 하는 것이라고 생각하겠지만, 이것은 그렇게 단순한 문제가 아니다.

고통으로부터 도망가는 것은 더 큰 고통을 불러 온다.

중독성 성격은 우리에게 고통스러운 상황은 되도록 피해야 하고, 기분을 좋게 해주는 것은 기꺼이 선택해야 한다고 가르친다. 우리가 감정적으로 불편감을 느끼는 것은 특정 상황 그 자체 때문이라기보다는 중독성 성격 때문이고, 고통의 원인으로부터 도망치는 것은 결국 더 큰 괴로움의 원천이 된다는 점을 명심해야 한다.

중독의 또 다른 정의는 일시적으로 기분을 좋게 해 줄 수 있는 다양한 방식으로 고통스럽다고 인식된 상황을 피하려는 것이라고 말할 수 있다. 결국에는 자신의 기분을 좋게 만들기 위해서 선택한 행동들(약물, 알코올, 쇼핑, 폭식, 연애, 일, 도박)이 괴로움을 더 가중시키는 원인이 됨에도 불구하고 그렇게 중독에 말려들게 된다.

한 어린 아이가 부모님 옆에서 놀다가 넘어진 상황을 한번 생각해보자. 아이가 크게 다치지 않은 상태라면 그 아이는 그 상황을 어떻게 받아들일지에 대한 단서를 얻고자 부모님을 쳐다보게 된다. 만일 그때 부모가 놀란 것을 감추지 못하고 아이에게 달려가게 되면 아이는 울게 될 것이다. 아니면 부모가 아이라면 놀다가 보면 넘어지기도 한다는 식으로 대처를 하게 되면 아이는 그냥 계속해서 놀게 될 것이다. 이와 유사하게 인생을 살다보면 좋은 일이든 불행한 일이든 생기기 마련인데, 이때 우리는 중독성 성격을 통해서 그 상황을 경험할 것인가 아니면 진실에 기반을 둔 성격을 통해서 경험할 것인가를 선택할 수 있다. 우리가 상황을 어떻게 받아들일 것인가, 그리고 이로 인한 고통을 어느 정도까지 경험할 것인가는 바로 이러한 선택에 달린 것이다.

나는 마약 물질들이 어떻게 진통 효과를 내는가 하는 것에 대한 내 나름의 이론을 갖고 있다. 만일 누군가가 마약류 물질에 취하게 되면 그 사람은 시간에 대한 왜곡된 개념을 갖게 된다. 분 단위, 시간 단위 개념뿐만 아니라, 더 장기적으로 물질을 사용하게 되면 날짜에 대해서도 혼란을 겪게 된다. 이처럼 시간에 대한 인식이 변하면서 고통은 줄어든다고 인식하게 된다.

이와 유사한 현상은 운동선수들이 고통을 견디면서도 운동 능력을 최대한으로 발휘하는 상황과도 유사하다. 강도 높은 운동을 하는 동안에 몸에서 분비되는 일종의 마취 성분과 같은 엔돌핀이라는 호르몬이 나오기 때문이다. 많은 운동선수들은 이구동성으로 이렇게 운동을 하는 동안에 시간을 초월하는 경험을 한다고 한다. 마치 지금 이 순간만 존재하는 것 같이 느끼는 것이다. 이와 관련된 두 가지 예를 들어보겠다.

1988년 올림픽에 출전한 Greg Louganis이라는 다이빙 선수는 예선전에서 다이빙을 하다가 다이빙 보드에 머리를 부딪쳐 부상을 입었다. 부상으로 머리에 여러 바늘을 꿰매었지만 그 선수는 다음날 완벽한 다이빙 연기를 보였다. 다이빙 연기를 위해 다이빙 보드 끝자락에 섰을 때 그 선수가 얼마나 긴장되었을지 우리는 충분히 상상할 수 있을 것이다. 나는 확신하건데 그 선수는 분명 중독성 성격이 이끄는 데로 끌려가지 않으려고 했을 것이다. 아마도 중독성 성격은 그 전날의 부상당했던 일을 생각나게 했을 것이고, 또 다시 머리를 다이빙 보드에 부딪힐 수 있다는 걱정을 불어넣었을 것이다. 그렇지만 그 선수는 어제의 일은 잊고 온전히 지금 이 순간에 집중할 수 있었기 때문에 최고의 연기를 펼쳐 금메달을 따게 된 것이다.

나는 산악자전거 대회에 참가하기를 좋아한다. 이 경기를 통해서 나는 고난을 이겨내고 최선을 다한다는 것이 어떤 것인지를 잘 배울 수 있다. 나는 여러 나라에서 개최되는 산악자전거 대회에 참가하였는데 매 대회마다 새로운 도전을 즐겼다. 한 번은 하와이 마우이(Maui) 섬에 있는 해발 3,055m의 Haleakala 화산에서 열린 대회에 참여한 적이 있었다. 자전거를 타고 정상까지 오르는 거리는 약 61km 정도로 전 세계에서 최고로 가파른 도로로 손꼽힌다. 출발선의 날씨는 습하고 더운데다가, 정상에서의 날씨는 바람이 몹시 불고 기온이 낮다. 그렇기 때문에 이 대회는 예상보다 훨씬 힘들었고 많은 참가자들이 중도에 포기하는 것을 보면서 나도 그만하고 싶다는 생각을 하기도 했다. 이런 고통을 당하는 것 보다 훨씬 더 편하게 휴가를 보낼 수 있을 텐데, 왜 이 고생을 사서하고 있나 하는 생각이 들었다. 두 다리에는 쥐가 났고 눈앞에 펼쳐진 끝없는 도로를 바라보면서, 도저히 완주할 수 없을 것 같다는 생각이 들었다. 그러나 내가 얼마나 더 자전거를 타야 하는가에 초점을 맞추기 보다는 마음속에서 생각의 초점을 바꾸어 먹었다. 지금 느껴지는 고통에 초점을 맞추기 보다는 매번 돌리는 페달과 함께 내쉬고 들이마시는 호흡에 집중하였다. 점차 내가 지친 것에 의식을 집중하려는 경향은 줄어들면서 마치 최면 상태에 빠져 드는 것 같이 느껴졌다. 나는 내면에 집중하면서 시공간의 제약에서 벗어나게 되었고 앞으로 얼마나 더 달려야 한다는 걱정은 안중에서 사라졌다. 나는 이 경험을 통해서 중요한 사실을 하나 깨닫게 되었다. 내가 최선을 다할 수 있었던 것은 나의 신체적, 체력적인 조건 때문이 아니라 내가 지금 이 순간에 얼마나 집중하느냐에 달려 있다는 것이다.

언급한 사례들을 보면서, 시간을 인지하는 것과 능력을 발휘하는 것 사이에 연관성이 있다는 것을 알 수 있다. 당신이 만약에 중독성 성격에 영향을 받는다면 과거의 실패에 집착하게 되어 지금 하는 일에서 최선을 다할 가능성은 지극히 낮아질 것이다. 이러한 법칙은 당신이 운동선수이든 사업가이든 또는 어떤 시련을 겪고 있건 간에 모두에게 동일하게 적용이 될 수 있다. 다른 사람과의 관계에서도 마찬가지다. 우리가 만일 과거에 얽매여 미래를 두려워만 한다면 우리가 진정으로 원하는 좋은 관계를 얻지 못할 것이다.

중독성 성격이 갈등 관계를 지속하기 위해 어떻게 타인에 대한 비난을 이용하는가?

그 누구도 비난을 하지 않는 그런 세상을 한번 상상해보자. 자신과 다른 사람들에게 부정적인 마음이 전혀 들지 않게 된다면 우리의 마음은 얼마나 느긋하고 평온해지겠는가?

강의를 하면서 나는 종종 청중들에게 "여러분들은 좀 더 친절하고 사랑이 넘치는 행복한 사람이 되고 싶은가요?"라고 묻는다. 물론 그 질문에 "아니요, 저는 더 잔인하고 비호감인 사람이 되고 싶어요." 라고 말하는 사람은 한 사람도 없다. 그러나 중독성 성격은 타인에 대한 비난들 때문에 사랑이 없는 삶을 살게 한다. 쉽게 말해, 우리는 남을 늘 비난하면서 동시에 그에게 친절하거나 사랑을 전할 수는 없는 것이다. 중독성 성격을 변화시키기 위해서는 다음의 사실을 꼭 기억할 필요가 있다.

당신이 누군가를 비난 한다면, 그를 진정으로 사랑할 수 없게 된다.
당신이 누군가를 진정으로 사랑한다면, 물론 그를 비난하지도 않는다.

지나온 삶을 되돌아보면서 타인이나 자기 자신을 비난 했었던 때를 한번 떠올려 보라. 이렇게 타인과 자신을 비난하게 될 때 동시에 사랑하는 마음이 생기던가? 자신이 했던 비난들을 잘 돌아보고 그 비난이 어떤 것이었는지 그리고 그 결과는 어떠했는지를 검토해 보기 바란다. 중독성 성격은 당신이 늘 남을 비난하게 만들고, 결과적으로 당신에게 죄책감과 부적절감을 갖게 만들며, 자존감을 떨어뜨린다. 당신이 계속해서 남들과 자신을 비교한다면, 사랑이 가져다주는 자유를 느끼기는 결코 불가능할 것이다.

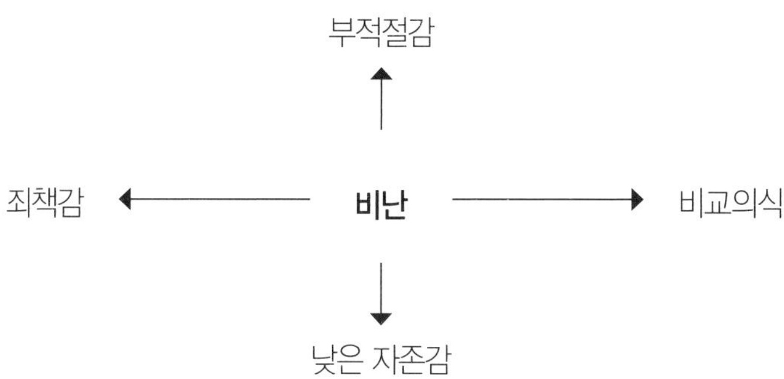

비난의 결과

중독성 성격을 잘 들여다보면, 당신이 비난을 할 때 마다 매번 평온함보다는 타인과의 갈등을 경험한다는 것을 알 수 있을 것이다. 비난이 어떻게 당신의 삶에 부정적인 영향을 끼치는지 더 잘 이해하고 싶다면 이렇게 상상해 보라. 그것은 마치 당신이 비난할 때 마다 사랑을 차단시키는 선글라스를 끼는 것과 같다.

우리들 중 많은 사람들은 비난(judgment)과 분석(analysis)은 지식과 지혜의 중요한 특징이라고 알고 있다. 비난과 분석은 과학적 실험에서는 유용한 도구이지만, 삶은 과학적 실험이 아니다. 과학자들도 현실에 대한 비난적인 시각은 삶에 대한 제한적이고 왜곡된 견해로 이끌어 갈 수 있다고 경고한다. 삶에서 비난적인 태도는 지혜라고 말할 수 없으며, 그러한 태도로는 사랑을 경험하기는 어렵다. 진정한 삶에 대한 지혜는 우리의 비난 능력을 강화시키는 것에서 생기는 것이 아니라 비난을 멈출 때 얻게 된다.

요즘 점점 높아지는 이혼율을 보면, 사람들이 사랑의 기쁨을 포기하고 서로에 대한 무자비한 비난으로 고통을 겪고 있는 것 같다. 나 또한 이 문제에서 예외가 될 수는 없다. 14년 전 이혼을 하게 되면서, 나는 내 자신과 아내에 대한 비난의 덫에 빠져 들었다. 나는 내가 한 일들에 대해 후회하면서 이혼한 것이 내 탓으로만 느껴졌다. 동시에 아내가 결혼 생활에 충실하지 못했다며 아내를 비난하였다. 이렇게 나와 아내 모두를 비난하게 되면서 나는 분노와 우울감에 빠지게 되었고, 당시의 상황을 정확하게 바라보지 못하게 되었다.

이혼 준비를 하는 동안 내가 상황을 분석하면 할수록 내가 되고 싶었던 이상적인 남편의 모습과 당시 내 자신의 모습과를 비교하게 된다는 사실을 알게 되었다. 이러한 태도는 더욱 나를 '자기 비난'으로 몰고 갔다. 이러한 자기 비난은 즉각적으로 내 자신과 아내를 향한 분노를 유발시켰다. 이러한 "분석-비교-비난-분노"의 악순환은 나를 계속해서 우울감과 내적 갈등에 빠져있게 했다. 아내가 이혼을 결심했다는 것은 곧 내가 사랑받을 가치가 없다는 것에 대한 분명한 증거라고 확신하게 되었다.

나는 아내를 비난했다가 또 나 자신을 비난하기도 하면서 내 마음은 계속 요동을 쳤다. 그러다 한 동안은 아내를 비난하는 것에 몰두해 있었다. 당시 나는 아내에게서 잘못을 찾아낸다면 나의 죄책감이나 자기 비난의 부정적인 감정을 덜 수 있을 것이라고 여겼다. 그러나 그녀를 비난하는 것은 상처에 소금을 뿌리는 격으로 나에게 더 큰 고통으로 다가왔다.

이혼 이후에 나는 누군가를 사랑하고 친밀해 지는 것에 대한 두려움을 갖고 있다는 사실을 깨닫게 되었다. 우리 모두는 타인과 가까워지고 싶어 하는 만큼, 친밀감에 대한 두려움도 많이 느낀다. 중독성 성격에서 회복하기 위해서 나는 이러한 두려움을 계속적으로 표현하고, 평생에 걸쳐 자기 수용과 사랑을 연습해야 한다고 믿는다. 나는 이 책에서 소개하고 있는 방법들을 실천하면서 친밀해지는 것을 두려워하거나 회피하지 않고, 오히려 친밀감을 적극적으로 포용할 수 있게 되었다. 아내와 이혼 한 지 수년이 지나면서, 우리는 서로를 통해 배우고 성장하였고 오늘날까지도 좋은 친구로 지내고 있다. 우리의 우정은 우리 모두에게 정말 소중한 것이기에, 앞으로도 이 우정을 유지하기 위해 노력할 것이다.

비난을 극복하는 평화로운 해결책

중독성 성격이 비난을 이용하는 문제에 대한 평화로운 해결책은 진실에 기반을 둔 성격이 수용과 용서를 발휘하는 것이다. 남을 비난하는 태도는 사람 사이에 담을 쌓게 만들고 사랑과 멀어지게 하지만, 용서는 우리에게 사랑을 불러오게 한다.

내가 나 자신을 용서하고 내가 누구인지 기억할 때
나는 모든 사람들과 내가 만나는 모든 일들을 축복하게 될 것이다.
('기적 수업' 중에서)

중독성 성격은 조건적인 사랑을 만들기 위해 비난을 이용한다. 예를 들어, '만약 당신이 내 기대에 부응한다면, 또는 내 평가 기준을 통과한다면 나는 당신을 사랑할 것이다.'라고 말하는 것이다. 남을 비난하는 마음은 종종 무의식적으로 사랑에 대한 통과 기준을 만들어 낸다. 이와 반대로 용서는 어떠한 조건도 제시하지 않는다. 용서는 사랑을 있는 그 자체로 받아들인다.

당신도 내가 제안하는 방법을 통해 비난을 확장시키는 것과 사랑을 확장시키는 것의 차이를 경험해 보기를 바란다. 두 눈을 감고 당신이 현재 갈등을 경험하고 있거나 과거에 갈등이 있었던 그 사람이 지금 당신 앞에 서 있다고 상상해 보라. 그 사람은 당신의 부모님 중에 한분이 될 수도 있고, 배우자나 직장 동료 또는 심지어 당신이 화나게 했던 사람일 수도 있다. 그 사람이 누구인지 분명히 한 다음, 계속해서 그 사람을 비난해 보라. 그 사람에 대해 당신이 떠올릴 수 있는 모든 부정적인 것들을 생각해보라. 그들이 당신에게 행한 맘에 들지 않은 모든 일들을 회상해 보라. 이렇게 하고 있는 동안에 당신은 어떤 감정이 드는가? 아마도 대부분 불안해지거나, 마음속에 갈등이 일어나거나 거리감이 느껴질 것이다. 그리고 다음의 이 사실을 기억하라.

누군가를 비난 하면서 동시에 마음의 평온함을 누릴 수는 없다.

만약 당신이 기억상실증에 걸려서 과거의 어떠한 부정적인 일도 기억할 수 없다고 상상해 보라. 그래서 이 사람을 비난하는 대신 이 사람도 당신과 마찬가지로 친절과 사랑을 원하고 있다고 생각해 보라. 그 사람이 진정으로 행복하기를 빌어보라. 사랑으로 그 사람을 감싸 안아 보라. 만일 비난하는 생각이 떠오른다면, 그 사람의 행복과 고통으로부터의 자유를 바라는 당신의 강렬한 소망이 그 부정적인 생각들을 태워버린다고 상상해 보라. 이렇게 당신이 사랑을 확장시키는 동안 어떤 느낌이 드는가? 아마 자유로움과 평온함을 경험하게 될 것이다. 이러한 연습을 통해 우리는 용서하는 법을 배울 수 있다. 그리고 다음 사실을 기억하기 바란다.

사랑을 확장시켜 나갈 때, 평온함을 경험 할 수 있다.

우리는 중독성 성격이 계속해서 누군가를 비난하도록 내버려 둘 것인가 아니면 진실에 기반을 둔 성격이 수용하고 용서를 하도록 할 것인가에 대한 분명한 선택을 항상 해야 한다. 우리는 이러한 실천을 통해서 중독성 성격에 의한 비난 대신에 평온함으로 우리의 마음을 채워야 한다.

어떻게 중독성 성격이 결핍을 이용하는가

많은 심리학 연구들은 사람들이 많이 가졌다고 해서 더 행복한 것은 아니라고 말한다. 하지만 여전히 많은 사람들은 은행에 잔고가 늘어나고, 승진을 하고, 더 넓은 아파트와 멋진 휴가 등을 즐길 수 있을 때 더 행복해질 것이라고 믿는다. 이러한 중독성 성격의 목소리는 종종 진실(truth)과 이성(reason)의 목소리 보다 더 큰 소리를 내는 것 같다.

이것은 중독성 성격이 우리에게 무언가 부족하다고 느끼게 한 결과이다. 중독성 성격의 요구는 결코 만족되지 않고 끝이 없다. 그것은 우리에게 무엇인가 항상 부족하다는 결핍이라는 핵심 신념에서 비롯된 것이기 때문이다. 이러한 핵심 신념 때문에 느끼게 되는 공허함을 채우기 위해서 우리는 끝없이 무언가를 갈구하는 것이다. 우리가 중독성 성격에 사로잡히게 되면, 이러한 갈망이 정상적이고 적절한 것이라고 믿게 된다. 실제로 발생하는 중독성 성격의 결핍 악순환은 아래 그림과 같다.

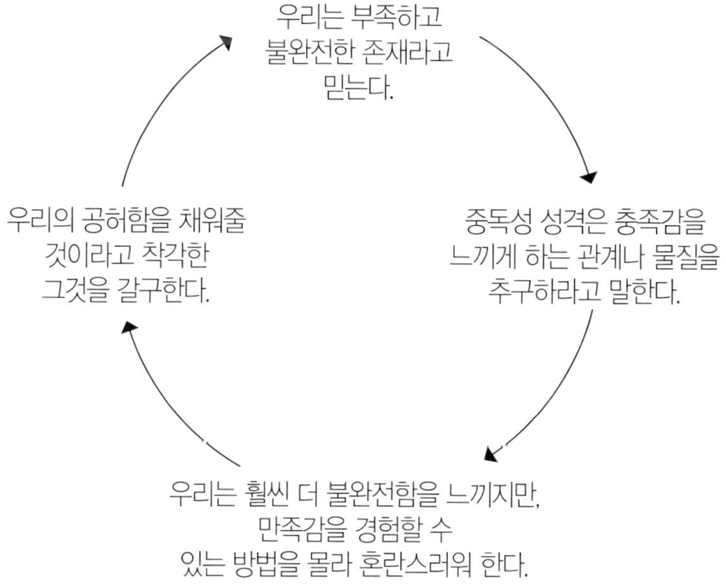

중독성 성격의 결핍 악순환

중독성 성격에서 벗어나기 위해 우리는 이 악순환에서 한발 물러나 똑바로 직시 할 수 있는 능력을 키워야 한다. 우리가 이러한 악순환을 객관적 입장에서 바라보지 못하면 이런 식의 사고방식은 상당히 그럴듯해 보여서 그 속에서 헤어나지 못하게 된다. 그럴수록 우리의 공허감과 불행은 커져가지만, 중독적인 생활 방식은 더욱 강화된다.

중독성 성격의 결핍에 대한 사고 체계는 두 가지 특징을 가지고 있다. 첫째는 진실이 아닌 전제(premise)에 기초를 두고 있다는 것이다. 진실은 당신이 바로 지금 이 순간 행복하기 위해서 스스로 부족한 것이 없다는 것을 알아차리는 것이다. 두 번째는 중독성 성격의 갈망감은 결코 충족되지 않는다는 것이다. 당신이 멋진 TV를 사고 나면, 더 좋은 차를 갖고 싶게 되고, 그 다음에는 완벽한 배우자를 갖고 싶어 하게 되는 것처럼 말이다. 지금 설명하고 있는 것이 무슨 뜻인지 일단 이해가 된다면 더 많은 것을 추구하려는 그 갈망감이 마치 영적 갈망감인 것으로 왜곡 될 수 있다는 것을 인식했기 때문에 오히려 긍정적인 결과로 이어질 수 있다. 우리는 마치 집을 떠나 방황하는 길 잃은 어린 아이와 같다. 우리는 충만함과 사랑에서 떨어져 나와 방황하고 있는 것이다. 이러한 과정에서 우리 자신이 누구인지 점차 잊어버리게 되었다. 우리가 외부에서 무언가를 찾으려고 노력하면 할수록 우리는 더 많은 것을 잃어버리게 된다. 우리가 마음을 평온함을 되찾으면 이러한 악순환을 중단하고 우리 자신을 제대로 볼 수 있게 된다.

내가 중독 물질을 더 이상 사용하지 않고 심리 치료를 받고 있음에도 불구하고 여전히 무엇인가 부족함을 느꼈던 과거 기억이 난다. 그때 나는 왜 그런지 몰랐다. 나는 마음의 평온함을 찾는 연습을 매일 시행하면서 나 자신에게 무슨 일이 일어나고 있는지에 대한 더 분명한 통찰이 생기기 시작했다. 그리고 나서야 진실이 무엇인지 경험할 수 있었다. 그때 나는 고요함과 평온함에 내가 압도되는 경험을 여러 번 했었다. 나는 처음으로 내 스스로에게 편안해지는 느낌을 경험했다. 그런 경험은 나에게 생소한 것이었지만, 한편으로는 오래된 친구처럼 편하게 느껴졌다. 대화와 독서는 우리가 무엇을 하고 있는지를 객관적으로 들여다보기 위한 중요한 방법이 될 수 있다. 그러나 우리가 진실을 경험하는 것은 말 너머의 세계 즉 고요함의 세계 속에서 가능하다. 이곳에서 우리는 오랫동안 무엇을 그리도 갈망해 왔는지를 알아차릴 수 있게 된다. 그것은 곧 자기 사랑과 자기 수용인 것이다. 이 책의 마지막 장에 나오는 '매일의 교훈'의 목적도 바로 여기에 있다.

3장 중독성 성격의 13가지 핵심 신념

우리가 중독성 성격의 핵심 신념들에 걸려들게 되면 사랑도, 평온함도, 진정한 성공도 이룰 수 없게 된다. (여기서 말하는 성공이란 온전함(wholeness)과 명료함(clarity), 그리고 자긍심을 느낄 수 있는 삶을 창조해 내는 것을 말한다.) 중독성 성격이 갖고 있는 핵심 신념들(Beliefs)은 다음과 같다.

중독성 성격의 핵심 신념 1:
나는 모든 이들로부터 단절되어 있다. 나는 험난하고 잔인한 이 세상에서 외톨이일 뿐이다.

당신이 만일 아침에 일어나 오늘 하루를 살아갈 생각을 할 때 기쁨이 없다면, 당신은 아마도 이 핵심 신념에 해당될 지도 모른다. 중독성 성격은 우리로 하여금 세상은 서로를 비난하고 용서하지 않는 곳이라는 생각을 갖게 하고, 그로부터 동질감을 느끼지 못하게 한다. 우리가 이러한 핵심 신념을 갖게 되면, 스스로를 고립시키고 모든 대상과 사람들에게 적대적인 태도를 취하게 된다. 이러한 핵심 신념이 작동되는 순간, 자신을 보호하기 위하여 방어벽을 치는 것은 충분히 논리적으로 이해되는 일이다. 그런데 문제는 이러한 신념 자체가 허구라는 것이다. 바로 여기에 중독성 성격의 비합리적 논리가 들어 있다. 우리는 각자의 신념에 대해 논리적으로 반응하는 것 같지만, 그 신념 자체에 대해서는 조금도 의심을 하지 않는다는 것이다.

우리가 이 세상에 태어났을 때 단절된 느낌 없이 완전히 개방되어 세상을 신뢰하는 존재였다. 그러나 우리는 자라면서 스스로를 방어하게 되고 신뢰하지 않는 태도를 학습하게 된다. 그러면서 우리는 외로운 존재이고, 세상은 냉혹하고 대부분의 사람들을 믿어서는 안 된다는 신념을 발달시키게 된다. 나 또한 어린 시절을 되돌아보면, 지금 생각해 보면 웃을 수밖에 없는 일들도 그때 당시에는 몹시 고통스러웠던 것 같다.

이러한 기억들 중 하나는 내가 여덟 살 되던 해 여름 캠프장에서 생긴 일이다. 나와 형은 캠핑을 썩 내키지는 않았지만 야외로 나가는 것이 좋아 신이 나 있었다. 그런데 부모님이 우리를 캠프장에 내려주고 떠나자마자 앞으로 험난한 일들이 일어날 것을 감지했다. 다행히 두 살 많은 형이 나의 보호자가 되긴 했으나 새로운 세계에서 겪게 되는 고통으로부터 나를 완전히 막아주기에는 역부족이었다. 이 이야기를 하기에 앞서 먼저 알아두어야 할 것이 몇 가지가 있다. 첫째는 캠프 규칙을 꼼꼼히 챙기신 어머니는 모든 옷에 바느질로 이름표를 달아놓으셨다는 것이다. 둘째는 캠프장 요리가 입에 너무 맞지 않았다는 것이고 셋째는 캠프장에 온 아이들이 나를 그다지 좋아하지 않는 것 같았다. 이러한 세 가지 요건들이 여덟 살 아이가 버티기에는 너무도 힘든 2주간의 시간이었다.

어느 날 나는 점심을 먹고 배탈이 나서 양궁 수업을 빼먹고 옥외 화장실로 달려갔다. 그런데 나는 뛰어 가는 도중에 바지에 실수를 해 버렸고, 어떻게 해야 할지를 몰라 당황해 하다가 재빨리 속옷을 갈아입고 더럽혀진 옷들을 쓰레기통에 집어넣었다. 그러나 나는 같이 캠핑을 하는 친구들의 성향을 생각하지 못했고, 내 행동이 발각 될 것이라는 사실을 미처 모르고 있었다. 그 중에 덩치 큰 녀석 하나가 내가 버린 바지를 발견하고는 모든 캠프에 온 아이들에게 폭로해 버렸다. 그래서 나는 캠프가 끝날 때까지 무자비한 놀림을 당해야만 했다. 설상가상으로 미니 골프 게임 중에 골프채에 머리를 맞아 몇 바늘을 꿰매느라 머리의 반을 삭발해야만 했다. 머리 반을 삭발한 일, 그리고 바지에 실수를 해서 놀림당한 일, 이 두 가지 사건 덕분에 나를 모르는 아이들은 없었다. 부모님의 전화가 왔을 때, 내 기억에 교도관처럼 보였던 상담사가 단호한 어조로 부모님께 아주 재미있게 보내고 있다고 말하라고 했다. 이런 식으로 보낸 2주간의 캠핑 생활은 광고 전단지에서 본 내용과는 완전 딴판이었다.

캠핑장에서의 이런 경험뿐만 아니라 다른 유사한 경험들을 해 오면서 나는 세상에서 혼자이고 누구에게도 보호받지 못한다는 신념 체계를 구축해 왔던 것 같다. 그리고 이로 인한 소외감, 낮은 자존감, 그리고 수치감을 느끼지 않으려는 시도로 중독적 생활 방식을 유지해왔다.

그렇지만 나는 자신에 대한 이러한 신념들을 의심해 보기 보다는 우선 감정으로부터 회피하는 것이 훨씬 더 쉬웠다. 나는 두려움과 외로움에 중독이 되어 있었다. 나는 내 현실을 정직하게 바라보기 시작하면서 진실을 조금씩 알아차리게 되었다. 그 진실이란 우리는 서로 연결되어 있으며 궁극적으로 '단절되어 있는 것'이 아닌 서로 서로가 '한 부분'이라는 것이다.

만약 당신이 혼자가 아님을 깨닫고 외로움에 대한 최고의 방어는 바로 다른 사람에게 자비의 손길을 건네는 것이라는 사실을 알게 된다면, 삶은 완전히 다른 경험들로 가득 찰 것이다. 당신이 외로움을 느낄 때 친절한 마음을 나누고 배려하는 행동을 하는 대신에 방어벽을 쳤던 과거를 한번 떠올려 보라. 당신이 그럴 때 마다 매번 방어벽을 칠 것이냐 자비심과 이해심을 확장시킬 것이냐에 대한 선택권이 당신 자신에게 있었다는 것을 깨닫는 것으로부터 치유가 시작된다.

중독성 성격의 핵심 신념 2:
나의 안정과 성공을 확보하기 위해 다른 사람을 비난해야 하고 스스로를 방어해야 한다.

중독성 성격은 안정과 성공을 다음에 소개하는 원칙들을 지켜낼 때 주어지는 것이라는 거짓된 믿음을 우리에게 심어준다.

- 모든 사람들과 상황에 대해 효과적이고 정확하게 분석하기 위해서 현재보다는 과거의 경험들에 의존해야 한다.

• 만나는 사람들과 접하게 되는 상황들을 평가하고 분류하고 규정하기 위해서 과거 경험들을 이용해야 한다.
• 주변 상황은 언제나 호락호락 하지 않기 때문에 가능한 빨리 내 것을 챙겨야 한다.
• 나에게 위협이 될지도 모르는 것들에 대해서 선제공격을 해야 한다.

여기서 나열한 4가지 관점들이 얼마나 당신 마음에 평화를 가로막고 당신이 원하는 안정과 성공에 있어 장애물이 되는지를 한번 생각해 보라. 당신이 분석하고 평가하고 방어하려 할 때마다 당신이 평화를 누리고 진정한 성공을 얻을 수 있는 기회는 점차 사라진다는 것을 명심하라.

중독성 성격의 핵심신념 3:
내 관점과 방식은 항상 정확하고 옳다. 자존심을 지키기 위해서 나는 항상 완벽해야만 한다.

내가 만일 행복을 느끼기보다 내가 옳다는 것에 더 집착 할 때마다 누군가로부터 100원 씩 받았다면 나는 아마도 지금 엄청난 부자가 되어 있을 것이다. 자신이 항상 옳아야 하며, 실수를 저지르는 것은 나약함의 상징이라는 신념은 중독성 성격의 중요한 특징 중의 하나이다. 중독성 성격의 관점에서 자존감은 항상 옳은 것에 기초하기 때문에 옳은 것 이외의 다른 것에 대해서는 수치심을 느끼게 한다. 우리가 누군가의 관계에서 늘 옳아야 한다고 생각하면 할수록, 관계의 질적인 향상은 점차 불가능해 진다. 우리가 옳은 것에 집착을 하고 지속적으로 논쟁을 벌인다면, 우리는 자신의 불행함을 주장하고 있는 것과 다름이 없다.

중독성 성격의 핵심신념 4:
공격과 방어는 나의 안정을 위한 유일한 길이다.

공격과 방어는 중독성 성격이 살아남기 위해서 사용하는 악순환에 불과하다. 주위를 돌아볼 여유가 없다고 생각되는 이 세상에서 우리는 혼자이고, 주변 상황은 언제나 힘들게 돌아간다고 생각한다면, 스스로를 방어하고 남을 공격하는 것이 당연하게 느껴질 것이다. 공격과 방어가 안전을 위한 길이라고 믿는 것은 마치 부메랑을 던지고는 그 부메랑이 다시 자기에게로 되돌아오지 않을 것이라고 생각하는 것과 유사하다. 우리가 다른 사람을 공격할 때마다 위험에 처하게 되는 느낌은 더 커지고 방어의 필요성도 더 커진다는 사실을 우리는 중독성 성격 때문에 잘 알아채지 못하게 된다.

중독성 성격의 핵심신념 5:
과거와 미래는 실제 하는 현실이며 반드시 걱정을 해야 한다.

중독성 성격은 누구에게나 걱정을 하게 한다는 점에서는 공평하다. 우리는 모든 대안들에 대해 걱정하면서 불안한 미래를 만들어 낸다. 문제가 심각해지면서 우리는 과거 행동들에 대해 죄책감을 느끼게 되고 우리의 중독적 행동들은 점차 잦아진다. 중독적 행동은 처음에는 천천히 시작되지만 시간이 갈수록 점차 강력해지기 때문에, 우리는 결국 중독 대상이 없이는 살아갈 수 없을 것 같이 느끼게 된다. 중독의 힘은 점차 강해져 결국 우리는 그것에 대한 통제력을 완전히 상실하게 된다.

중독성 성격의 핵심신념 6:
과거는 실제하는 현실이기 때문에 죄책감은 피할 수 없다.

이 신념은 앞서 소개한 핵심 신념의 연장이긴 하지만 독립적으로 작동한다. 우리가 중독성 성격으로부터 벗어나 변화된 삶을 살아가지 못하는 주된 이유는 과거의 잘못이 너무 커서 계속해서 죄책감을 느끼게 만들고 만회할 수도 없다고 생각하기 때문이다. 그래서 우리는 수치심에 사로잡혀 있게 되고, 자존감은 점차 낮아지며 무력함을 느끼게 된다.

나의 내담자 중 한 사람인 Bill은 7년 동안 직장을 네 번 바꾸었다. 새 직장 근무를 시작하면 늘 초고속 승진을 했고 사장은 그의 업무성과에 아주 만족했다. 그럼에도 불구하고 Bill은 만족을 느끼지 못하였고, 직장을 바꾸면 나아질 것이라는 생각을 하고 살았다. 상담을 받는 동안 그분은 자신의 단주생활을 시작하기 전 직장 생활을 어떻게 했는지에 대한 이야기를 들려주었다. 첫 직장에서는 11년을 근무했는데 당시는 술이나 약물이 일 하는데 전혀 지장을 주지 않았다고 했다. 그의 실적은 항상 평균 이상을 웃돌았으며 한 번도 경고를 받은 적도 없었다. 그는 직장의 고용주와 함께 회사를 성장시켰고 그와 마치 형제처럼 지냈다고 한다. 그러나 그는 처음으로 단주생활을 시작하면서 좀 더 큰일에 도전해 보고 싶어서 그 회사를 사직하기로 결정하였다.

Bill은 12년 동안 혼자 마음속에 품고 있었던 그 무엇인가를 털어 놓았다. 그는 12월의 어느 흐린 날 의자에 앉은 채 몹시 흐느끼기 시작했다. 내면깊이 깔려 있는 수치심을 감추기라도 하는 듯 두 손으로 얼굴을 가린 채 울었다. 그는 12년 전에는 급여보다 더 많은 돈을 자신의 중독 생활을 유지하는데 썼다고 했다. 음주를 계속하고 있을 때는 판단력이 흐려져 잘못된 투자로 인해 돈을 날리기도 했다고 한다. 눈물을 흘리면서 고백하기를 중독으로 인해 지게 된 빚을 처리하기 위해 공금을 횡령했다고 했다. 그 액수는 그리 많지는 않았지만 그로 인한 죄책감의 무게는 엄청났다고 한다. 그는 용서 받을 수 없는 행동을 했다는 생각을 마음 깊이 새기고 있었기 때문에 계속되는 수치심에 시달렸던 것이다. 전 직장을 그만 둔 이유는 더 큰일에 도전해 보는 것과는 전혀 상관없이 죄책감 때문이었던 것이다. 12년 전에 저지른 일 때문에 그는 직장에서도 심지어 일상생활에서도 만족감을 얻을 수가 없었던 것이었다.

상담을 지속하는 동안 마침내 Bill은 자신을 용서할 수 있게 되었다. 수년 동안 그는 이전 친구인 사장을 아주 가끔씩 만나기는 했지만, 관계는 점점 소원해 졌다. Bill은 그 친구를 찾아가 자신의 잘못을 고백하고 돈을 갚고 싶다고 말했다. 그런데 놀랍게도 그 친구사장도 Bill이 직장을 그만 둔 뒤에 Bill의 횡령 사실을 알게 되었다는 것이다. 그 친구도 당시에는 몹시 화도 나고 실망도 했으나, Bill을 만나고 싶어 했다는 것이다. 이들 둘은 다시 함께 일을 하고 있으며, Bill은 자신의 죄책감에서 해방될 수 있었다.

중독성 성격의 핵심신념 7:
실수를 하면 비난과 처벌을 받게 된다. 실수는 배움과 변화의 기회를 상실하게 만든다.

중독성 성격은 당신에게 행복과 자유를 어떻게 얻는지에 대해 이야기는 해 주지만, 슬프게도 진실은 그 방법은 곧 스스로를 재판하고 감옥에 가두는 역할을 하게 된다. 우리는 원하는 것을 얻고자 우리에게 무엇이 부족한지 잘 알고 있어야 한다는 생각에, 모든 실수에 대해 스스로를 벌하게 된다. 그러면서 우리는 자신이나 타인이 성장할 수 있는 기회를 잃게 된다. 실수로 인한 죄책감은 '내가 하는 방식은 옳다.'라는 신념과 합쳐져서 마음속에 갈등과 스트레스를 일으키고 여러 신체 증상도 야기 시킨다. 우리가 저지른 모든 사소한 실수로 인해 우리는 스스로를 재판하고 처벌하게 된다. 그렇게 되면 다른 사람의 실수에도 똑같은 방식으로 가혹하게 대하게 된다. 결국 우리는 사랑이 무엇인지, 용서가 무엇인지 제대로 배울 수 없게 된다.

우리는 겸손한 척 행동하고 모든 것이 자기 잘못인 것처럼 말하지만 이것은 또 하나의 기만일 뿐이다. 이를 통해 우리는 은밀하게 타인을 조종하려고 한다. 많은 사람들은 실수를 저지르고 "제가 참 어리석죠?" 라고 말하곤 한다. 우리가 스스로를 어리석다고 말하면서 하찮은 존재로 여기게 되면 자존감은 점차 낮아지게 된다. 지속적인 자기 비난은 결국 우울감, 피로감, 그리고 다른 신체적 불편함을 초래하게 되고, 당신의 삶에 대한 열정도 사라지게 만든다.

그러나 희망이 없는 것은 아니다. 우리가 스스로의 가치를 제대로 알아차리면 우리는 다른 선택을 할 수 있다. 우리는 겸손을 가장한 자기비하적인 발언 대신에 "나는 가치 있는 사람이다. 우리는 모두 실수를 한다. 실수는 배움의 기회가 된다."라고 말해보자. 이렇게 한다면 우리의 자존감은 자연스럽게 회복된다. 또한 우리는 그 동안 실수 할까봐 두려워서 계속 회피해 왔던 일들을 실행에 옮길 수 있는 용기도 얻게 된다.

생각에는 힘이 있다. 우리가 어떤 사고방식을 취하느냐에 따라 결과는 완전히 달라진다. 하나의 부정적인 신념은 한 사람의 인생에 지대한 영향을 미친다. 한 가지 신념 때문에 정말 원하는 바를 이루지 못하게 될 수 있다. 반대로 단순히 한 가지 신념을 바꾸는 것으로 인해 우리는 자신의 진정한 모습을 되찾고 가능성의 기회들을 발견할 수도 있는 것이다.

중독성 성격의 핵심 신념 8:
두려움은 실제 하는 현실이다. 그 두려움에 더 이상 의문을 제기하지 말라.

중독성 성격은 이러한 신념이 있는 한 계속 유지된다. 두려움을 현실로 받아들이고 있는 한 우리의 중독 행위는 끊이지 않는다. 두려움이 가득 찬 마음으로는 자신이 가진 잘못된 신념에 대해 전혀 의문을 제기하기가 어렵다. 만약 당신이 중독성 성격을 변화시키고자 원한다면 '당신의 두려움을 의심해 보라.'는 이 말을 반드시 명심하기 바란다.

두려움은 우리가 그 두려움을 마주보기 시작할 때 더 극심해진다. 그러나 우리가 그 두려움의 기반이 아주 불안정하다는 사실을 인식하게 되면 그 두려움은 가라앉기 시작한다. 이후 우리는 두려움을 면밀히 검토하면서 결국 커다란 안도감을 얻게 된다. 과거에 일어난 사건을 숨기고 덮어 두면서 생긴 절망감에서 벗어나, 두려움을 직면하는 용기는 갖는 것은 변화를 향한 큰 시작이다.

나는 지난 25년 간 수많은 강연을 해왔다. 그 시간 동안 강연에 함께 한 사람들과 삶을 나누고 함께 웃을 수 있었다. 그러나 항상 그랬던 것만은 아니었다.

내가 대학에 다닐 때는 전체 학생들 앞에서 내 의견을 발표 할 기회가 별로 없었다. 그러나 간혹 발표를 해야 했을 때는 몹시 긴장이 되었고, 때로는 너무 심해서 심장이 마치 가슴 밖으로 튀어 나올 것만 같았다. 그래서 나는 어떻게든 사람들 앞에서 이야기하는 것을 피하고 싶었다.

석사 첫 학기에 윤리학 과목을 수강했는데 20명 정도의 소규모였고 대부분의 학생들은 온순해보였다. 담당 교수님도 친절하고 목소리도 부드러우셨다. 그러나 이러한 상황에서도 사람들 앞에서 이야기 할 때 발동하는 나의 비합리적인 두려움을 잠재우지는 못했다. 수업 시간에 우리 모두는 각자 간단한 발표를 해야 했는데, 내가 발표해야 할 날짜가 다가오자 나의 불안은 고조되기 시작했다. 내가 두려움을 느낀다는 것이 창피하여 나는 나의 두려움을 계속 감추려고 했다. 드디어 발표일은 다가 왔고 나는 발표를 했다. 5분간의 발표 시간이 마치 다섯 시간 같이 길게 느껴졌다. 나에겐 정말 끔찍한 경험이었다. 다른 과목에서도 이와 같은 경험을 계속 해야 할 것을 생각하니 내 불안은 더욱 커졌다. 결국에는 발표를 더 하게 되느니 차라리 휴학을 하기로 결심하게 되었다.

휴학을 하고서는 이미 낮았던 나의 자존감은 더욱 바닥을 드러냈다. 결국은 외진 곳에서 혼자 지내게 되면서 약물 중독이 재발하게 되었다. 나는 위축되고 은둔 생활을 했지만 약에 취해 더 이상의 외로움을 느끼지는 않았다.

마침내 나는 고립감에서 벗어날 수 있었지만 내가 주기적으로 약물 중독에 빠져 있다는 사실이 알려 질까봐 두려웠다. 이러한 사실이 드러날지 모른다는 두려움은 사람들 앞에서 발표 할 때 느끼는 공포심을 더욱 심하게 불러 일으켰다.

시간이 흐른 뒤 나는 시애틀로 이사를 갔고 그 곳에서 석사 과정을 다시 시작했다. 나는 나의 두려움을 대면해 보기로 결심했다. 거기에서 나는 내면의 갈등을 함께 나눌 따뜻한 교수님을 만났다. 이 과정에서 나는 처음으로 나의 두려움이 치유되는 경험을 했다. 결국은 용기를 내어 처음 갔던 대학원으로 전학을 하였고, 이후 몇 년간의 성장을 경험할 수 있었다. 두려움으로부터 도망가지 않고 회복을 결심하는 것이 처음에는 쉽지 않았고 당장의 결과를 내지도 못했다. 그러나 두려움을 맞서겠다는 결심은 나에게 큰 전환점을 가져왔다. 여전히 사람들 앞에서 말을 할 때는 완전히 편안하지는 않지만 다른 사람들에게 내 본모습을 그대로 드러내는 것이 또한 나 자신을 제대로 알 수 있는 최고의 방법이라는 것을 깨닫게 되었다. 두려움을 숨기면 오히려 그 두려움은 더 증폭되어 더욱 강하게 나를 괴롭히게 된다.

중독성 성격의 핵심 신념 9:
내 기분이 상하고 실패하는 원인은 모두 다른 사람들과 상황 탓이다.

이것을 우리는 '비난 게임'이라고 부른다. 이러한 신념 때문에 성공과 행복은 의식적인 선택이나 태도에 달린 것이 아니라 운이라는 생각을 하게 된다. 자신이 처한 상황이 힘들다고 생각이 되면, 우리는 그것을 불행이라고 여긴다. 당신이 만일 '지금과 상황이 다르다면 행복할 수 있을 텐데' 라는 말을 한다면 그것은 당신 내면에서 바로 이러한 중독성 신념이 작동되고 있는 것이 틀림없다. 당신이 이러한 중독성 신념을 인지했다면, 다음의 두 가지 생각을 통해 변화시키도록 하자.

당신의 느낌을 결정하는 유일한 사람은 바로 당신 자신이다.
모든 상황은 당신이 배우고 성장할 수 있는 기회를 품고 있다.

당신이 만일 비난 게임을 멈추고 위의 신념으로 대체하는 연습을 한다면 당신의 삶은 즉각 변화될 것이다. 이 사실에 대해 잠시 같이 생각해 보는 시간을 가져보기를 바란다. 당신이 겪는 고통이나 불행이 다른 사람들 때문이라고 생각하거나 상황을 탓하는 것은 쉽게 습관으로 굳어질 수 있다. 내 문제를 다른 사람의 잘못 때문이라고 스스로 확신하는 것은 아주 쉬운 일이다. 나는 꽤 오랜 기간 동안 "나의 대인 관계

(또는 직업, 자동차 등)가 지금보다 낫다면, 나는 더 행복할 거야.” 라는 말을 입에 달고 살았다. 나는 이러한 핑계들로 스스로를 합리화하며 중독 행위에 빠져 지냈다.

당신이 회복을 원한다면 반드시 인정하고 받아 들여야 하는 사실이 한 가지 있다. 그것은 바로 상황이 당신의 경험을 결정하지 않는다는 것이다. 상황에 대한 당신의 인식이 당신의 태도를 이끌며, 어쩌면 이것이 전부가 될 수 있을 만큼 중요하다.

우리는 어떤 신념을 마음에 품을지를 스스로 결정하는 존재이다.
이러한 신념들로부터 우리의 경험이 결정된다.

중독성 성격의 핵심 신념 10:
다른 사람의 패배는 곧 나의 승리이다. 성공은 최고를 목표로 다른 사람들과의 경쟁에서 이길 때 주어지는 것이다.

이러한 신념을 품고 있게 되면 다른 사람과 자신을 비교하면서 쉽게 자존감의 상처를 입게 된다. 우리가 스스로를 남과 비교하게 되면 우리는 우월감 또는 열등감을 경험하게 된다. 이렇게 되면 우월감을 느끼든 열등감을 느끼든 우리는 타인과 멀어지고 함께 할 수 없게 된다. 모든 것을 다 성취했지만 사랑이 없이 외로움을 느끼는 사람을 상상해 보라. 그중에는 여전히 자신에 대해 좋은 느낌을 가지고 있는 사람도 있겠지만, 중독성 성격에 사로 잡혀 일이나 술에 빠져 지내는 경우도 있다. 때때로 극도의 외로움과 절망감에 빠져 자살로 삶을 끝내기도 한다.

일체감, 화합 또는 협동심 등은 중독성 성격의 관점에는 어색한 개념들이다. 오히려 중독성 성격은 주변 상황에 편안함을 느끼지 못하고 항상 전투 준비 태세를 취한다. 그리고 중독성 성격을 가진 이들은 자신이 정상에 오르기 까지 얼마나 많은 상대를 물리쳤느냐 또는 다른 사람들과 어떻게 비교 되느냐에 따라서 자신들의 성공 여부가 결정된다고 믿는다.

중독성 성격의 핵심신념 11:
내가 완벽하려면 누군가 혹은 다른 무엇인가를 필요로 한다.

우리가 조용한 시간을 가질 때도, 심지어 중독 행위를 할 때조차도, 우리는 무언가 잘못된 것이 있다는 막연한 느낌을 지울 수 없다. 뿐만 아니라 인생을 부정적인 습관이나 행동 패턴에 끌려 다니기 보다는 무언가 더 많은 것을 필요로 하는 것 같은 느낌을 갖게 된다. 이 느낌을 올바르게 인식하게 된다면, 이것은 곧 우리들 보다 더 위대한 존재가 있다는 것을 알고 싶어 하는 영적 갈망감이라는 것을 알게 된다. 그러나 이러한 느낌을 억압하게 되면 중독 행위 등을 통해서 바깥에서 행복을 찾으려는 집착이 끊임없이 이어지게 된다.

나는 한때 내가 온전한 사람이 되려면 뭔가 다른 사람이나 무엇인가가 필요하다고 생각했지만, 이것으로는 진정한 친밀감을 느낄 수 없었다. 내가 깨닫게 된 것은 내 스스로가 내면의 온전함을 충분히 인식하고, 내가 누구인지에 대해 정직해 질 때 친밀감을 경험할 수 있다는 것이다. 그러나 관계하는 목적이 내가 필요하다고 생각했던 특정한 욕구를 충족시키기 위한 것이라면 친밀감을 경험하기는 힘들다.

내가 발견한 또 하나의 깨달음은 내가 무엇을 소유하거나 물질이나 사람에게 의존을 통해 행복을 찾으려 한다면, 진정한 나를 알 수도 없고 고유한 감정을 경험하는 것도 불가능 하다는 것이다. 내가 누구인지 알기 위해서는 내면을 들여다보려는 의식적인 선택을 해야 한다. 나에게 이런 용기가 생기기까지 그동안 나는 스스로를 속이면서 헤맸던 것 같다.

중독성 성격의 핵심 신념 12:
나의 자존감은 남들을 얼마나 만족시키는 가에 달려있다.

타인을 기쁘게 하려는 것은 그 어떤 약물보다도 강력한 중독성이 있다. 다른 사람들을 만족시키려는 강박적인 욕구에 빠져들면 자기 존재감이나 정체감을 상실한 채 다른 사람들만 생각하면서 자기가 누구인지에 대해서는 잊어버리게 된다. 이처럼 강박적으로 타인에 집중하게 되는 문제에 대해서는 차후에 더 자세히 이야기 하도록 하겠다.

아마도 다른 사람을 만족시키는 것과 친절하게 대하는 것과는 얼핏 보기에는 약간의 혼돈이 있을 수 있다. 이것은 당신의 의도와 기대가 무엇인지에 따라 다르다. 당신이 만일 타인을 돕고 싶은 마음을 느끼거나 자신의 온전함에 기초하여 행동을 했다면 그것은 친절한 행동이다. 그와 반대로 자기에 대한 좋은 느낌을 얻기 위해서, 또는 죄책감을 피하려는 수단으로써 다른 사람을 즐겁게 하거나 잘 보이려 한다면 당신은 계속해서 절망감을 느끼게 될 것이다. 요약하자면, 어떤 사람이 중독적인 방식으로 행동한 것인지 아닌지는 그가 하는 행동만을 보고 판단하기 어렵다. 그러한 행동 이면에 존재하는 동기나 태도, 그리고 신념이 더 중요한 것이다.

중독성 성격의 핵심 신념 13:
내 주변의 모든 사람과 상황을 통제해야 한다.

이러한 신념때문에 사람이나 상황을 강박적으로 조종하고자 하면, 우리는 많은 스트레스와 불안감과 긴장감을 경험하게 된다. 그리고 이러한 부정적인 감정들을 극복하기 위해서 또 다시 자기 주변 상황을 통제해야 한다는 신념을 갖게 된다. 이러한 통제가 실패하게 되면 우리는 수치감을 느끼게 되고 종종 분노하게 된다. 우리는 분노를 표출함으로써 일시적으로는 내가 옳다는 느낌을 받는 것 외에는 아무런 안도감을 경험할 수 없다. 우리가 한번 통제권을 빼앗기면 완전히 통제력을 상실할지도 모른다는 두려움은 계속된다. 또한 사람이나 주변 상황을 통제하고자 하는 욕구는 극도의 스트레스로 이어져 각종 신체 질환을 야기 시킬 수도 있다.

우리가 이러한 신념을 갖고 있으면 종종 가족 구성원을 자기의 연장된 또 다른 자기로 받아들이게 된다. 예를 들면 아이가 행동을 잘못하거나 배우자가 유행에 맞지 않게 옷을 입었을 경우 그런 것들을 몹시 개인적으로 받아들이게 된다. 이때 우리는 가족들이 어떤 기준을 반드시 따라야 한다고 주장하고, 그들이 기준에 미치지 못하게 되면 우리는 당황하게 되거나 부끄러움을 느끼게 되고 남들의 평가에 대한 두려움을 감추지 못하게 된다. 이때 갖게 되는 불쾌한 느낌을 보완하기 위해 우리는 무언가를 이루는 것에만 지나치게 몰두하기도 한다. 이러한 현상을 일명 "과잉 성취자 증후군(overachiever syndrome)" 이라고 부른다.

통제에 대한 욕구와 마음의 평온함에 대한 욕구를 동시에 만족시킬 수는 없다.

핵심 신념들이 어떻게 상호 작동하는가?

지금까지 소개한 중독성 성격의 핵심 신념들은 실제 우리의 생활 가운데에 몇 가지 신념들이 모여서 작동하게 된다. 이러한 핵심 신념들이 서로 조합하는 방식은 종종 이해하기 어려울 정도로 복잡하고 때로는 전혀 상반되게 조합을 하기도 한다. 지금부터 하게 되는 이야기들은 중독성 성격이 얼마나 강력한지 그리고 어떻게 여기에서 회복할 수 있는지를 설명하기 위함이 그 목적이다.

통제하고자 하는 욕구가 중독성 성격의 몇 가지 핵심 신념들과 결합하게 되면 그 결과는 분노를 통해서 사람들이나 상황들을 통제할 수 있다는 비합리적 논리를 낳게 된다. 이러한 치명적인 조합을 갖고 살아가는 것은 대단히 괴로운 일이다. 과거의 나는 사람들이 내가 원하는 방식대로 따라 주지 않으면 매우 화가 나서 그들을 겁주기 위해서 욕을 하거나 물건을 집어 던지기도 했다. 성인이 되어서는 신체적인 공격을 가하거나 욕을 한 적은 없다. 그러나 나는 가장 사랑하는 사람들에게 감정적인 폭발을 하였고 그들을 겁에 질리게 했다. 감정 조절이 되지 않아 그동안 쌓아둔 신뢰를 잃어버리기도 하였다. 누구나 때때로 냉정함을 잃기 때문에 자신을 변명하기도 한다. 그러나 나는 심리 치료를 받은 지 오래 되었음에도 불구하고 여전히 내 뜻대로 일이 잘 안 풀리면 고함을 지른다. 나는 다른 사람들이 화를 다스리도록 도와 줄 수 있을지 모르지만, 내가 스스로의 화를 통제하지 못할 때마다 중독성 성격 앞에 무력감을 느끼게 된다.

나는 한 때 내가 진정으로 원하는 결과를 낳는 행동이 아닌데도 불구하고 계속적으로 그런 행동을 했던 시절이 있었다. 나 스스로에게 그러지 말라고 타일렀지만 어쨌든 계속 그 행동을 하고 있었다. 자주는 아니었지만 그런 행동을 저지르고 나면 늘 나약함과 창피함을 느끼게 되었다. 이후에 나는 위축이 되거나 분노가 점차 차올랐는데, 이것은 전형적인 중독자들의 대응 방식이다. 나는 사랑하는 아내에게 몹시 흥분하여 소리를 지르고 나서야, 이것이 내 자신에게도 엄청난 고통을 준다는 것을 깨닫게 되었다. 중독성 성격은 아내의 행동 때문에 내가 상처를 받았고 화를 낼 수 밖에 없었다고 생각했다. 그러나 사실은 나의 생각, 감정, 그리고 내 행동에 최종적인 책임은 나에게 있다는 것이다.

지금까지 몇 권의 책을 쓰고 때때로 악평을 받기도 했지만, 나는 스스로가 위선자가 된 느낌을 지울 수 없었다. '모든 사람들이 가끔씩 분노 한다.'라는 생각으로 책임을 면할 수는 없었고, 그렇다고 활동을 중단할 수는 없었기에 나는 분노 조절을 위해 전문가의 도움을 받고자 했다. 마침내 전문가의 도움으로 나의 분노 이면에는 몇 가지 '반드시 --- 해야 한다.'라는 신념들이 있다는 것을 발견하게 되었다. 이러한 신념들 때문에 내가 아는 사람들에게 내가 원하는 대로 행동하라고 강요하게 되는 것이었다. 이런 삶의 방식으로는 지극히 덧없는 한순간의 행복만이 가능할 뿐이다. 일이 잘 풀려가는구나 하고 내가 느낄 수 있는 때는 내가 통제하고 싶어 하는 것을 어느 누구도 간섭하지 않을 때만 가능했던 것이었다.

나는 예측 불허의 환경 속에서 성장하였다. 순식간에 내 생활은 뒤집힐 수 있었다. 성인이 되어서도 안정적인 내 생활을 유지하고자, 나는 다른 사람들과 주변 상황을 통제하려고 했다. 나는 수년 동안 나의 행복은 다른 사람과 주변 상황을 통제할 수 있느냐 없느냐에 달려 있다고 생각하며 살아 왔다. 내 문제를 인정하는 것은 쉽지 않지만, 나는 이것을 공유하는 것이 나와 유사한 문제를 갖고 있는 사람들을 도울 수 있는 방법이라고 믿는다.

한 때 내가 통제 욕구가 없는 사람이라고 부정하면서 지낸 적이 있었지만, 결국 나의 통제 욕구는 중독 수준에까지 이르렀고 나의 모든 행동들은 비합리적이었다. 나의 경험은 자신의 안전함을 추구하기 위하여 다른 사람들을 통제하려는 중독성 욕구의 중간 단계를 설명해 주고 있다. 우리는 세계 역사를 통해 사람들이 다른 사람들을 얼마나 심하게 통제 할 수 있는지를 쉽게 엿볼 수 있다. 심지어 수백만 명의 사람들을 죽이기까지 하지 않았던가? 우리가 자신의 행동을 정직하게 검토해 보는 것은 훨씬 더 어렵다. 통제의 욕구는 사람들이 평소에 하는 말이나 그들이 갖고 있는 신념, 사소한 행동에도 담길 수 있기 때문이다. 겉으로는 온화해 보이는 말일지라도 다른 사람을 내 뜻대로 통제하는 것이 바람직하다는 신념이 여전히 존재한다. '--해야만 한다.'라는 신념은 우리의 욕구나 신념 또는 가치관을 우리와 전혀 다른 욕구나 신념 또는 가치관을 가진 사람들에게 짐을 지우는 것이다.

내가 지금까지 깨달은 것은 내가 진정으로 통제할 수 있는 유일한 것은 내 자신의 생각, 신념, 감정과 행동이라는 점이다. 다른 사람들은 그들이 바라는 대로 행동하지 내 생각대로 행동하지 않는다는 것을 알게 되면서 나는 더욱 마음의 평온함을 얻을 수 있게 되었다. 다른 사람에게 명령하기보다는 내가 원하는 바를 말로 표현할 때 마음의 평온함을 경험한다. (예를 들면 "그는 내가 원하는 시간에 맞춰 도착해야 한다."라는 말보다는 "그가 늦지 않았으면 더 좋겠다." 라고 표현하는 것)

두 가지 형태의 의사소통 방식

한바탕 싸움이 벌어져야만 잠잠해지는, 그전에는 절대 끝나지 않는 시끄러운 마음의 잡음을 끊임없이 만들어 낸다. 그렇기에 아마도 당신은 당신 또는 누군가의 그러한 본성이 과연 변할 수 있는지 의아해 할 것이다. 중독성 성격 밑에는 진실에 기반을 둔 성격의 차분하고 침착하면서도 늘 존재하는 목소리가 들어 있다. 사랑의 목소리를 듣겠다는 진지한 태도를 갖는 것 자체로도 신기한 체험을 할 수 있다. 이것은 자신의 삶에 최고의 진실함을 초청하는 것으로써 그 결과는 진실한 삶의 모습을 직접 보여 주게 될 것이다.

사랑의 목소리를 듣겠다는 진실한 의도는 강력한 하나의 도구이다.
이러한 태도는 흐르는 강물처럼 결국에는 모든 장애물들을 극복하게 될 것이다.

당신이 중독성 성격을 가진 사람들과 어울리다 보면 그들의 방어 기제와 태도가 마치 고슴도치 같다는 느낌을 받을 것이다. 즉, 당신이 그들에게 가까이 다가가면 그들의 가시가 돋아나서 당신에게 고통을 주면서 더 이상의 접근을 하지 못하게 한다.

의사소통이 복잡해 보이는 것 같지만 사실은 아주 간단하고 쉽다. 의사소통에는 단지 두 가지 방식만 존재한다는 것이 내 생각이다. 첫 번째 방식은 진실에 기반을 둔 성격을 토대로 한 대화법으로서, 이를 통해 이해심과 자비심을 자신과 다른 사람에게까지 확장시켜 나갈 수 있다. 두 번째 방식은 바로 중독성 성격에 토대를 둔 의사소통 방식이다. 이 방식은 앞서 소개한 13가지의 핵심 신념에 기초를 두고 방어적으로 행동하게 되지만, 사실상 속마음으로는 사랑을 아주 많이 갈구하고 있다.

요약해 보면, 두 가지 의사소통 방식은 (1) 이해심과 자비심을 확장시키는 방식과 (2) 이해심과 자비심을 요구하는 방식이다. 문제는 이해심과 자비심을 요구하는 방식은 항상 잘 통하지 않는다는 점이다. 잠시 마음을 가다듬고 당신이 가장 힘들었던 시기에 당신이 가장 원했던 것을 생각해 보라. 그것은 바로 이해심과 자비심이 아니었던가? 우리에게 우호적으로 대하지 않았던 사람들의 행동들을 되돌아보아도, 그들이 정말로 원했던 것은 이해심과 자비심이라는 생각이 들지 않는가?

중독성 성격에 사로잡힌 사람들은 너무나 두려움을 많이 타기 때문에 자신을 주변으로부터 방어벽을 치게 된다. 자신들이 공격을 받는다고 생각이 들면 그 방어벽은 더 강화되어 단단해 진다. 이렇게 중독성 성격으로 무장된 사람에게는 그 어떤 무기도 소용이 없다. 사랑만이 중독성 성격의 벽을 침투해 들어갈 수 있는 유일한 힘이다.

그러나 사랑은 피상적으로 단순히 상냥하게 대하는 것만을 의미하지 않는다. 상대를 판단하지 않고 당신의 느낌을 사랑을 담아 표현해 주면 방어벽이 허물어진다. 중독성 성격을 가진 사람들이 보이는 다양한 모습들 이면에는 그들에게는 두려움이 많다는 것과 그들이 정말 필요로 하는것은 이해심과 자비심(사랑)이며 더 이상 그 어떤 것도 필요치 않다. 사람들이 필요로 하는 것은 비난과 방어가 아닌 이해심과 자비심이라는 것을 더 분명하게 알아차릴수록 중독성 성격의 벽을 뚫고 나갈 수 있는 기회는 더 많아진다. 이 사실은 개인에게도, 가족에게도 그리고 사회적 차원에서도 동일하게 적용될 수 있다. 중독성 성격과 중독적 생활 방식은 우리의 삶과 사회에 막대한 피해를 입힌다. 오직 이해심과 자비심을 실천하는 것이 이를 위한 치유책이 된다.

이러한 접근법은 순진한 것이라고, 이런 식으로 세상을 이해하는 것은 어리석다고 누군가는 주장할 수 있을 것이다. 그러나 사랑의 표현은 당장은 즉각적인 결과를 볼 수는 없다 할지라도 언젠가는 효과를 낸다는 사실을 나는 믿는다. 이해심과 자비심은 결국 닫힌 마음의 문을 열게 할 수 있기 때문이다.

4장 진실에 기반을 둔 성격 구조

인본주의 심리학과 자아 초월주의 심리학, 그리고 새롭게 부상하고 있는 긍정 심리학을 제외하고는 전통적으로 심리학에서는 대부분의 진단 절차는 잘못된 것을 찾는 것부터 시작한다. 그렇기 때문에 대부분의 임상가들이 사용하는 진단 메뉴얼은 인격 장애에 대한 설명으로 가득 차 있다. 정작 어떤 성격이 이상적이며 평온함을 주는지 긍정적인 성격을 어떻게 획득할 수 있는지 그 방법에 대해서는 나와 있지 않다. 나는 중독성 성격을 치유하고 회복해 나가려면 어떤 긍정적인 대안들이 필요한지, 그리고 그러한 대안들을 어떻게 실행할 수 있는지에 대해 반드시 알고 있어야 한다고 본다.

진실에 기반을 둔 성격은 그 중요성에 비해 그렇게 많이 알려진 개념은 아니다. 잠시 돌보지 않아서 풀이 많이 자라긴 했지만 약간의 수고와 노력만으로도 아름답게 변모할 수 있는 그런 아름다운 정원을 한번 떠올려 보라. 그러면 진실에 기반을 둔 성격을 어떻게 소유할 수 있을지에 대한 감이 좀 잡히지 않을까 싶다. 당신이 만들어 냈고 또 사실이라고 믿는 모든 두려운 생각들을 초월하여 진실에 기반을 둔 성격이 바로 자기 자신의 진정한 모습이라고 생각해 보라. 이러한 진실은 당신이 과거에 어떤 행동을 했더라도 그리고 당신이 살아온 삶의 방식이 어떠했을지라도 그것들에 결코 영향을 받지 않는다. 이러한 진실에 기반을 둔 성격은 삶의 방향을 변화시키고 삶을 잘 꾸려 나갈 수 있도록 언제든지 우리에게 도움을 줄 수 있다.

마음이 평화로운 상태가 되면 당신에 관한 진실의 온기가 두려움과 죄책감의 환상을 사라지도록 해 준다. 우리가 두려움과 갈등 속에 갇혀 있는 동안에는 중독성 성격을 치유하기 어렵다. 그것은 중국산 손가락 덫(Chinese finger puzzle) 장난감에서 손가락을 빼려고 하면 할수록 손가락은 더 단단히 끼여 빠지지 않는 것과 같다. 두려움의 장소에서 두려움을 극복하려고 노력하는 것은 아무 효과가 없다.

차분하게 우리는
내면 깊은 곳으로 들어간다네.
조용히 방해 받지 않고
사랑의 기억을 더듬으며.

그래서 내면의 사랑을 찾아
다른 이들과 함께
우리의 충만함을 나눌 수 있다네.

평화는 사랑이 가만히 기다리고 있는 그 곳이라네.
시간에 구애 받지 않고
우리의 잘못으로 얻게 된 죄책감에 영향을 받지도 않는다네.
그리고 사랑은 우리의 본향이며
그 사랑은 우리의 초대를 기다리고 있다는 사실을 절대 부정할 수 없다네.

우리 내면에 사랑이 존재함을 발견하기만 하면
우리는 어디서나 그 사랑을 만날 수 있다네.
이는 곧 사랑이 없는 곳은 어디도 없기 때문이라네.

우리는 종종 단순한 사실 하나를 간과하게 된다. 그 사실은 인간의 마음이 상반된 두 가지 욕구를 동시에 충족하는 것은 불가능하다는 것이다. 예를 들어, 나는 예전에 일어난 어떤 일에 대해 여전히 원한을 품고 있으면서 동시에 그 일에 대해 마음의 평화를 원한다고 말할 수 있을 것이다. 그렇지만 마음속에 원한이 해결되지 않은 상태에서는 진정한 마음의 평화는 얻을 수 없다. 우리가 여전히 중독성 성격의 두려움에 기반을 둔 사고 방식에 가치 부여를 하는 한 마음의 평화는 불가능한 것이다. 진실에 기반을 둔 성격은 당신의 방어기제들(중독성 성격의 13가지 핵심 신념들)을 내려놓고 사랑으로의 초대장을 지금 받으라고 요청하고 있다.

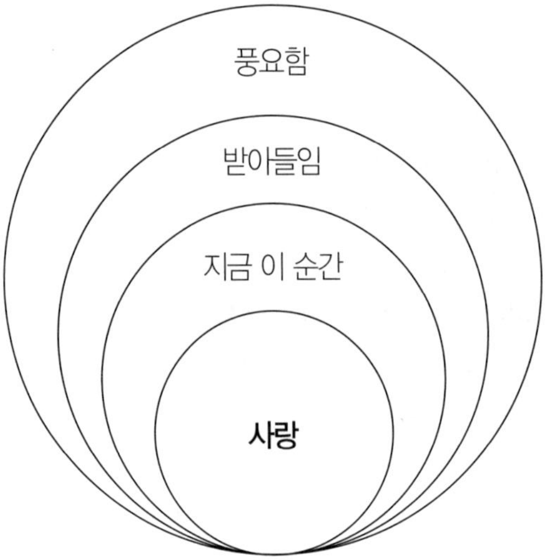

진실에 기반을 둔 성격 구조

4장에서는 우리가 생활하면서 중독성 성격으로 인해 겪는 지속적인 갈등에 대한 평화적인 해결책인 진실에 기반을 둔 성격의 기본원리가 어떠한지를 설명하고자 한다.

만약 당신이 사랑을 원한다면
나누어 주십시오.

사랑이 드러날 수 있는 유일한 길이 있습니다.
사랑 그 자체를 통해서입니다.

사랑을 주십시오.
그러면 어두운 방에 들어오는 빛처럼
당신 인생의 공허한 공간을 사랑이 채워 줄 것입니다.

두 방울의 물이
하나로 합쳐지는 것과 같이
사랑은 그 자체로 이끌리게 됩니다.

하지만 잊지 마십시오
상대를 상처 입히고
용서하지 못한다면
당신은 사랑의 빛을
보지도 경험하지도 못 할 것입니다.

왜냐하면 사랑은
평화로운 가슴에서만 풍성하게 자랄 수 있기 때문입니다.

어떻게 진실에 기반을 둔 성격이 사랑의 힘을 이용하는가?

우리 중 많은 사람들이 "내가 원하는 대로 하면 너를 사랑해 줄게." 라는 무언의 메시지를 주고받았던 원가족에서 성장했거나, 혹은 아직까지도 그런 관계를 유지하고 있는 것 같다. "만약 네가~하면 내가 너를 사랑할거야"라는 메시지는 우리가 무조건적인 사랑을 받을 자격이 없다는 생각을 주입시키거나 사랑 받기 위해 다른 사람들의 비위를 맞추어야 한다는 생각을 갖게 만든다.

이런 식의 메시지를 받아온 사람들은 대부분 중독성 성격이 갖는 부정적인 신념들의 희생양이 된다. 그래서 그동안 숨겨왔던 부정적인 생각을 포함하여 자기 자신을 누군가에게 표현하게 되면 우리는 거절당할 것이라는 생각을 하게 된다. 결국 사랑받으려면 우리 자신의 일부를 감추게 되고 내심 누군가가 자신을 잘 알게 되면 거절할 것이라고 믿게 된다. 그래서 우리는 자신의 그러한 신념 때문에 생겨난 고통을 없애기 위해 모든 종류의 중독적인 집착을 보이게 되는 것이다.

이러한 메시지들은 잘 드러나지 않지만 엄연히 존재한다. 보통은 어떤 주제에 대한 이야기가 아예 거론 되지 않거나 아니면 간접적으로만 거론되는 곳에서 그러하다. 이러한 "만약 네가 --한다면 내가 너를 사랑해 줄 거야"라는 메시지는 성(sex)과 같은 민감한 문제들과 가장 직접적인 관련이 있다. 결국 우리는 수년 동안이라도 죄책감과 수치심을 감추고 지낼 수 있게 된다.

우리들 중 많은 사람들은 아동기때 경험한 수치스러운 일들을 오랜 기간 동안 품고 살아가고 있다. 사실 아동기때 이런 경험을 하는 경우가 매우 흔한 일이긴 하지만, 우리는 그러한 경험들을 비밀로 간직하려는 경향이 크다. 종종 그 경험이 너무 수치스럽다고 생각하기 때문에 그러한 기억들을 억압하려고 한다. 이 수치심은 우리는 결코 사랑 받을 자격이 없다고 느끼게 만든다. 무조건적인 사랑을 받을 가치가 없다고 느낄 때, 우리는 무조건적인 사랑을 줄 능력이 없다고 믿게 된다. 그래서 서로가 "만약 네가 --한다면 내가 너를 사랑해 줄 거야"라는 메시지를 주고받게 되는 것이다.

몇 년 전 누군가가 내게 질문하기를, 할 수만 있다면 다른 사람들을 전혀 의식하지 않고 정말 순수한 마음으로 하루 온 종일을 보내 볼 의향이 있느냐고 물었다. 그 질문은 24시간 동안 다른 사람이 나의 깨어 있을 때나 잠잘 때의 모든 생각을 알 수 있다는 것을 의미했다. 그 당시에 이것은 무서운 생각이었다. 나는 하루 24시간은 고사하고 단 한 순간이라도 누군가가 나의 모든 생각을 안다는 것은 있을 수 없는 일이었다. 만약 사람들이 나의 진정한 느낌과 생각을 안다면 나를 곧바로 거절할 것이라는 두려움에 사로 잡혀 있었다. 만약 사람들이 내가 생각하는 모든 것을 알게 된다면 그들은 나를 분노에 찬 사람, 증오심이 가득하여 사랑할 수 없는 정신 나간 사람이라고 확실히 오해할 것을 나는 믿고 있었다.

수치심 때문에 우리가 자신의 일부를
주변의 다른 사람들에게 비밀로 하는 만큼
행복도 경험하지 못하고 새로운 기회도 놓치게 된다.

우리의 가장 깊은 비밀을 만나는 모든 사람에게 드러내라는 말은 아니다. 당신이 행복하기를 원한다면 자신뿐만 아니라 가까이 하고 싶은 사람들에게 자기의 비밀스러운 부분을 감추고 싶은 욕구를 내려놓아야만 한다.

다른 사람들로 부터의 거절을 두려워하여 자신을 계속해서 감추어야 한다고 느껴진다면 그 결과는 우리가 받는 어떤 긍정적인 경험도 자신은 받을 가치가 없다고 느끼게 된다. 미국의 희극 배우이자 영화배우인 크루초 막스(Groucho Marx)는 한때 이러한 느낌에 대해 다음과 같이 이야기 하면서 표현한 적이 있다. "나를 클럽의 한 멤버로 억지로 가입시키려는 그런 클럽에는 가입하고 싶지 않다" 중독성 성격에서 벗어나고 싶다면, 먼저 우리의 생각이나 행동을 진실에 기반을 둔 성격에 맞추어 조정을 하면 우리도 당연히 행복의 긍정적인 결과를 누릴 수 있다는 것을 인정해야 한다.

나는 겹겹이 칠한 페인트가 벗겨지고 니스 칠이 오래 되어 갈라진 고풍스런 가구 수집하기를 좋아한다. 우연히 그런 가구를 발견하게 되면 그 앞에 아름다운 오크 나무도 놓아보고 소나무 또는 마호가니[1]를 장식해 보는 상상을 한다. 오래된 가구의 여러 번 덧칠된 것을 벗겨내는 작업은 오랜 시간이 걸리고 지루한 일이다. 작업을 시작할 때보다 원목이 실제로 더 좋아 보이지 않을 때가 종종 있는데 이때는 계획했던 작업을 집어치우고 싶은 유혹이 생긴다. 때때로 조금만 더 노력하면 본래의 아름다운 원목을 감상할 수 있을 것이라는 단순한 믿음이 필요할 때도 있다. 오래된 칠들을 벗겨내고 나면 새로 노출된 단단한 원목 표면에 약간의 유약을 발라주면 결국 멋진 가구 하나를 장만하게 되는 것이다.

우리의 중독성 성격이 진실에 기반을 둔 성격으로 변화되는 과정도 이와 유사하다. 수 년 동안 죄책감과 다른 사람의 평가로 인해 갈라진

---

1) 열대와 아열대 지방에서 자라는 나뭇결이 매우 아름다운 활엽수이다. 세계에서 가장 좋은 가구용 나무이며, 특히 장롱을 만드는 데 널리 쓰인다.

여러 겹의 두려움과 어둠으로 자신을 염려에 빠지지 않게 하라. 모든 작업 공정이 끝난 뒤 일어나 가구들을 내려다보면서 작업한 그 가구가 얼마나 멋있을까를 상상해보라. 그러나 작업 공정이 결코 쉽지만은 않으며 고통도 따르는 과정이라는 사실을 알고 있어야 한다. 그래도 마지막에는 수고한 만큼의 보상이 충분히 뒤따른다는 사실을 분명히 믿어야 한다. 그 가구들의 오래된 칠들을 다 벗겨내고 나면 바닥에 늘린 그 지저분한 부스러기들을 어떻게 치울까 걱정할 필요는 없다. 간단하다. 그것들은 전혀 나에게 불필요하기 때문에 쓰레기 통으로 그냥 갖다 버리면 된다. 이와 같은 방식으로, 우리는 오래 묵혀져 있고 죄책감으로 찌든 기억들의 껍질들, 가짜 자기의 껍질을 벗겨 내야 한다. 자신이 실수 했다면 그 실수를 인정하고 배울 것은 배워야 한다. 그리고 오래된 칠들 같은 수치심의 껍질들은 다 벗겨 버려야 한다. 그것들은 진실에 기반을 둔 성격을 소유한 당신에게는 더 이상 쓸모가 없기 때문이다.

나 자신에게서 사랑을 발견하기 시작했을 때, 나는 다른 어느 곳에서든지 그 사랑을 확인할 수 있게 되었다. 내 딸들의 눈에서도, 친구의 손길에서도, 심지어는 내가 만난 적이 전혀 없는 사람들에게서도 그 사랑을 느낄 수 있었다. 어려운 시기를 맞이해도 이제는 나 자신에게 말할 수 있게 되었다. 사랑은 어느 곳에서든지 존재하기 때문에 어려운 그 때에도 사랑할 수 있는 기회를 발견할 수 있다고 말이다. 여러 해 동안을 이러한 사실을 부정하고 지냈지만 진실은 이 사실을 덮을 수 없었다. 고맙게도 사랑할 수 있는 기회들이 참으로 오랫동안 나를 기다려 주고 있었고 그래서 나의 눈을 뜨고 내 가슴을 열어 그 사랑할 기회들을 발견할 수 있도록 해 준 것에 깊은 감사를 보낸다.

중독성 성격은 우리가 내면을 검토하면서 그 속에 무엇이 있는지를 알게 되면 자신을 싫어할 것이라고 속삭이기도 하고 분명히 다른 사람들도 그런 이유로 내면 검토를 하지 않는다고 우리에게 암시를 준다. 사랑의 경험을 풍성하게 하기 위한 우리의 첫 걸음은 중독성 성격에 의해 만들어진 오래된 페인트칠과 같은 어두운 환영(오래된 페인트)들을 극복할 수 있도록 마음을 훈련시켜야 한다.

진실에 기반을 둔 성격이 당신을 자유롭게 하기 위해 지금 현재를 어떻게 사용하는가?

당신이 과거에 연연하거나
미래를 걱정 할 때마다
당신은 있지도 않는 것을 찾아 헤매느라
지금 이 순간 온전한 정신을 놓치게 된다.

진실에 기반을 둔 성격은 중독성 성격과는 전혀 다른 시간 개념을 가지고 있다. 중독성 성격은 부정적이고 두려운 관점을 강화하고 과거와 미래를 이용하는데 반해, 진실에 기반을 둔 성격은 현재의 지금 이 순간을 사용하여 당신을 자유하게 만든다. 시간을 이해하는 관점의 차이는 진실에 기반을 둔 성격은 시간을 과거, 현재, 그리고 미래의 관점으로 보는 것이 아니고 오히려 지금 여기 이 순간에 집중하려고 한다는 것이 중독성 성격과의 큰 차이점이다. 만약 당신이 과거를 끊임없이 재탕하는 것을 중단하고 더 이상 과거를 죄책감과 분노의 표출을 위한 연료로 사용하지 않게 된다면 다른 사람들과 당신 자신을 얼마나 다르게 바라볼 수 있을지 한번 상상해 보라. 그렇게 된다면 당신 자신과 다른 사람들을 지금 이 순간의 순수함으로 바라보게 될 것이고 그렇게 바라보는 그것은 곧 그들의 진정한 본질이 될 것이다.

우리가 현재에 집중하게 되면 사물을 지각하는 우리 마음의 창문은 근본적인 변화를 경험하게 될 것이다. 우리는 새로운 시각으로 세상을 그리고 우리 자신을 보게 된다. 여기서 우리는 새로움, 해방감, 그리고 안도감을 경험하게 될 것이다. 이렇게 되면 자존감을 측정하는 잣내 같은 것은 불필요하다. 오직 당신 내면 안팎에서 찬란히 빛나고 있는 진실과 가능성의 기회만이 존재할 것이다. 시간에 대한 생각의 변화를 이렇게 이루게 되면 그때 평온함이 우리 삶으로 초대되는 것이다.

과거 나의 중독적인 사고방식은 다음과 같이 작동했다.

1. 어떤 상황이 나에게 발생하면 나는 이 상황이 '좋은' 것인지, 아니면 '나쁜' 것인지를 평가하고 결정하기 위해서 나의 과거 기억을 뒤지곤 했다.
2. 과거 경험에 근거하여 그 상황이 좋은 것으로 간주되었을 때, 나는 대개는 긍정적인 경험을 하게 되는 방식으로 그 상황에 대처해 나갔다.
3. 그 상황이 나쁜 것으로 판단이 되면 나는 화를 내거나 속이 상해서 항상 부정적인 경험을 하곤 했다.

이러한 나의 패턴을 알게 되면서 나는 중요한 사실 하나를 깨닫게 되었다. 그동안 나는 각각의 상황에 적절하게 대처를 잘 하고 있다고 생각을 하고 있었으나 사실은 그렇지 않았다. 내가 보인 반응은 어떤 상황을 내 기억에 근거해서 해석을 하고 인식한 결과였다. 대부분의 사람들은 우리가 객관적 사실에 대해서 부정적으로 반응을 한다고 생각하고 있지만 실상은 그렇지 않다. 우리가 객관적으로 반응하는 경우는 아주 드물다. 우리가 어떻게 반응할 것인지를 결정하는 것은 항상 상황을 어떻게 인식하는가에 달렸다. 다양한 사람들이 같은 상황에 처해도 얼마나 다르게 반응하는 지를 떠올려 본다면 반응은 자기의 인식에 달려있다는 이 사실은 분명하게 입증될 수 있다. 내가 이 사실을 깨닫고 나서야 비로소 상황에 대해 바라는 것 때문에 결국은 내 경험이 결정된다는 것도 알게 되었다. 어떤 상황에 처하든 상관없이, 모든 상황들을 진실에 기반을 둔 성격의 다양한 면모들을 배우는 기회로 삼는다면 부정적인 경험만큼이나 쉽게 긍정적인 경험도 할 수 있다는 사실을 깨닫게 되었다.

상황 그 자체는 "좋은" 상황도 "나쁜" 상황도 없다.
모든 상황들은, 심지어 아무리 어려운 상황일지라도
사랑에 대해 배울 수 있는 기회일 뿐이다.
우리가 처한 각각의 상황들을 어떻게 창조해 갈 것인지는
우리 자신에게 달려 있다.

나는 내 마음의 평온함이 깨질 때 마다 부정적인 자기대화에 빠지기

보다는 평소와 다른 뭔가를 시도해 보려고 한다. 하던 일을 잠시 멈추고 "잠깐만, 이 상황을 이해하는 다른 관점이 있을 거야" 라고 나 자신에게 말을 건다. 그리고 심호흡을 하고, 눈을 감고는 현재 지금 이 순간에 기초하여 그 상황을 어떻게 달리 인식할 수 있을지 자문한다. 이렇게 하면 거의 언제나 공감, 자비심, 그리고 이해심이 높아지게 되는데 이로 인해 어떠한 부정적인 감정도 즉시 제거할 수 있게 된다.

과거의 나는 부정적인 자기 대화에 너무 몰두한 나머지 주변 상황을 정확하게 인지할 수가 없었다. 나는 항상 위기 상황에 직면해 있었고 그러한 위기가 나를 벼랑 끝에 몰아붙이는 데는 많은 시간이 걸리지 않았다. 물론 내가 이러한 사실을 전혀 받아들이려 하지 않았던 그 때는 사물을 인식하는 방식이 옳다는 믿음에 깊이 빠져 있었다. 하지만 사실은 어떻게 반응해야 할지를 결정하고자 과거에 눈을 돌릴 때 나는 나 자신의 중독으로 인해 왜곡된 거울 앞에서 사물들을 판단하려 했던 것이다. 마찬가지로, 미래에 대해 걱정할 때에도, 충분히 활용 가능했던 모든 기회들이 내 눈에 보이지 않았고 단지 부정적인 결과만이 내 눈에 들어왔다.

아마도 내 이야기는 지나치게 단순화한 경향이 있기는 하지만, 많은 사람들은 기본적으로 삶에서 두 가지 형태의 경험을 하고 있다고 판단된다. 어떤 이들은 불평 불만 그리고 분노로 가득 차 인생을 불행하다고 경험한다. 또 다른 부류의 사람들은 인생을 너무 심각하게 생각하지 않고 부정적인 경험들은 쉽게 떨어내 버리고 지금 이 순간을 행복해 한다. 나는 후자를 선택하기로 결심했다. 나는 속상한 상황에 처하게 되면 이전과 다른 방식으로 나 자신을 바라보기 시작했다. 평온한 마음과 갈등으로 힘들어 하는 마음의 유일한 차이점은 내가 상황을 바라보게 되는 렌즈의 차이라는 것을 깨닫게 되었다. 그리고 어떤 렌즈를 사용할 것인지는 전적으로 나에게 달려 있다는 것이다. 나는 현재의 순간에 온전히 존재함으로써 평온한 마음을 챙기는 방법을 계속 배우고 있다. 내가 어쩔 수 없는 것들을 받아들이는 방법을 배움으로써 그리고 다른 사람들이 선택하는 그 방식을 수용함으로써 나는 지속적으로 마음의 평온함을 유지할 수 있다.

지금 이 순간과 최상의 업무능력

나는 전문직에 종사하는 사람으로서 개인적으로 이루고 싶었던 많은 일들을 수행해 오면서 긍정 심리학과 최고의 성과를 내는 것에 깊은 관심을 갖게 되었다. 나는 인간의 기능을 최상으로 끌어 올리는데 심지어 기적과 같은 능력을 발휘하는데 무엇이 기여하는지에 대해 깊이 몰두하게 되었고 심지어 사람들이 일을 추진해 나가다가 장애물을 만나게 되면 그 장애물을 극복하도록 하는 것이 무엇인지 제대로 알고 싶었다. 30년 넘게 연구를 해 본 바, 운동선수가 기량을 발휘할 때도, 사람들이 관계의 문제들을 풀어나갈 때도, 그리고 자신들이 하는 일 등에서 최상의 성과를 내는데 이들 모두가 하나의 중요한 진실을 공통으로 소유하고 있다는 사실을 발견하게 되었다.

우리가 일관되게 현재에 초점을 맞추게 될 때,
우리는 장애물과 변명의 문을 여는 대신

기회와 가능성의 문을 열게 된다.
그러면서 우리는 과거나 미래의 부정적인 생각에 몰두하기 보다는
더 높은 차원의 행동과 생각, 그리고 업무 수행 능력을 보인다.
이때에 바로 치유가 일어나고 기회가 실현되는 현장이다.

이것을 내가 직접 경험하기 위해서는 단지 말로만은 불가능하다. "지금 이 순간"에 관한 책들은 수없이 많으며 이들 중 많은 책들은 매우 훌륭하다. 여기서 이러한 책들의 몇 몇 저자들이 주장하는 바를 단순히 반복하고 싶지는 않으며 이 책에서는 약간의 설명과 함께 당신에게 좀 더 동기를 부여할 수 있는 이야기를 몇 가지 하고자 한다. 뿐만 아니라 몇 가지 구체적인 방법론들도 제시할 것이며 일상생활 속에서 실제로 적용해 볼 수 있도록 실용적인 훈련과 교훈들도 제시할 것이다. 먼저 다음에 소개되는 이야기를 들어보라.

내 친구 중 한명인 커트 에릭슨(Curt Erikson) 박사는 올림픽 운동선수들 및 다른 유능한 운동선수들과 함께 일하는 스포츠 심리학자이다. 커트 박사가 2000년 AT&T 골프 대회에서 타이거 우즈를 인터뷰했을 때, 우즈는 "지금 이 순간에 집중하는 것이 내 게임에서 가장 중요한 점"이라고 강조하였다. 물론, 이것은 말로는 쉽다. 그래서 실제 생활 경험을 통해 이 기술을 어떻게 발전시켜 나갈지 좀 더 자세히 살펴보도록 하자. 커트 박사는 에베레스트 산 등반을 포함하여 그의 인생에서 많은 모험을 했다. 커트 박사는 다음과 같은 설명과 함께 자신의 경험을 나에게 나누어 주었다.

"나는 히말라야 산을 등반하는 그룹에 스포츠 과학자로서 참여할

수 있는 기회가 있었네. 빙하 꼭대기에 텐트를 치고 있는 동안 우리는 끊임없이 발생하는 눈사태에 대처하지 않을 수 없었지. 매시간, 치명적인 눈사태가 일어났어. 처음에는, 다음에 일어날 눈사태를 걱정해야 한다는 유혹에 빠져들었지. 하지만 걱정하는 것은 우리를 죽일 수도 있었어. 왜냐하면, 끊임없는 고산병의 스트레스와 함께 걱정을 하면 우리가 진정으로 해야 할 일을 위해 남겨 두어야 할 에너지마저도 다 소모해 버리기 때문이었네. 우리가 생존할 수 있는 길은 행동하는 그 순간에 우리가 행동하는 그 자체에 최고의 집중을 하는 것 이었네. 우리의 상황은 우리가 그 순간에 머물기를 요구했네. 등산 장비를 옮겨주는 짐꾼 중 한명이 다음과 같이 말을 했네. '마음속의 호랑이는 실제 호랑이보다 더 위험하다' 만약에 내가 다음 날 또는 그 전날에 집중했다면, 나는 계속해서 등반을 하기 위해 필요한 에너지를 모두 도둑맞았을 것이라네. 과거나 미래에 우리의 정신을 빼앗기면 우리는 집중력과 경계심을 놓치게 되고 우리 마음을 너무 피곤하게 만들고 정신을 딴 데 팔게 만들어 새로운 위험에 직면할 수 없게 되는 것이지. 나는 등반 시 사용하는 주문(mantra)을 소리내기 시작했네. "두 걸음 걷고, 잠시 멈추고 그리고 숨을 쉬라"

저녁과 밤이 찾아올 때마다 가장 힘든 시간을 보내야 했네. 우리의 지친 마음은 정신을 집중하기 어려웠지만 우리는 해야 하는 일에 세심한 주의를 기울여야 했다네. 기나긴 어둠 속에서 우리 모두는 우리가 만든 귀신들과 싸워 살아남아야 했지. 우리가 만든 귀신이란 우리의 집중력을 파괴할 수도 있는 하찮은 걱정거리들이였다. 만약에 내가 '지금 이 순간'에 집중하지 못하고 정신을 똑바로 차리지 못했다면 나는 나 자신과 나머지 등반 하는 사람들을 큰 위험에 처하게 했을 것이라네. 우리는 현재의 순간에 혼신의 힘을 다해 전념하는 하나의 팀이 되었던 것이지. 우리는 서로 서로를 점검해 주고 집중을 유지할 수 있도록 격려했다네. 정말로 지금 이 순간에 머무르는 것은 우리에게는 생존과 곧바로 직결된 것이었네. 우리는 지금 이 순간에 집중함으로써 더 가까워졌고 모두는 무사히 하산을 할 수 있었다네"

내가 커트 박사에게 교정을 봐 달라고 위의 글을 전해 주었을 때 그는 최상의 업무 수행 능력을 위한 핵심을 다음과 같이 적어주었다. '지금 이 순간에 집중하면 수많은 가능성이 열린다.'

이러한 커트 박사의 경험담 속에는 중독성 성격을 치유하고 우리의 삶을 최상으로 잘 살아낼 수 있도록 하기 위해 직접적으로 활용할 수 있는 6가지 주요 원칙들이 들어 있다. 이 원칙들은 중독성 성격을 치유하는 데 도움이 될 뿐만 아니라 개인의 삶에 소중한 기회와 성공을 가져다 줄 수 있는 원칙들이다.

최상의 업무 수행 능력 및 기회를 실현할 수 있는 6가지 원칙

1. **지금 이 순간에 집중하라.** 당신의 삶에서 눈사태와 같은 문제를 직면할 때 지나간 문제나 다음에 닥칠 문제에 정신을 빼앗겨 그 문제들에 몰두하려는 유혹에 빠지기 보다는 지금 이 순간에 일어나고 있는 일에 집중하라.
2. **너무 걱정하지 말라.** 걱정을 하느라 진짜 힘을 내야 할 때 사용할 에너지를 다 소진 시킨다는 사실을 기억하라. 성공의 열쇠는

근심 걱정으로 에너지를 소진 시키지 않는 것이며 걱정을 초월하여 가능성의 지평선을 바라 볼 수 있어야 한다. 걱정에 휩싸이지 않은 여유 있는 마음이 되어야 지금 하고 있는 그 일에 정확히 집중할 수 있다.

3. **집중된 마음으로 모든 상황에 대처하라.** 당신이 하는 그 일이 아무리 하찮은 것이든, 아무리 재미있는 것이든, 그리고 아무리 힘든 일이든 상관없이 모든 상황마다 지금 이 순간에 집중한다는 마음으로 대처하라.
4. **정신적 에너지가 새어 나가지 않도록 하라.** 만약 두려움에 압도되어 어제의 일에 또는 내일의 일에 정신적 에너지를 계속 집중하게 된다면 당신은 오늘 자신이 원하는 삶을 창조하기 위해 필요한 에너지를 도둑맞는 샘이 된다. 어떻게 자신의 정신적 에너지를 하수구로 마냥 흘러 내 보내고 있는지 그리고 어떻게 자신의 황금 같은 시간을 낭비하고 있는지 자신을 잘 검토해 보라.
5. **자신의 탁월함을 경험하지 못하게 하는 방해물이 어떤 것들이 있는지 분명히 인식하라.** 자신의 정신을 과거나 미래에 머물게 하는 것은 새로운 도전과 기회를 마주 하는데 필요한 집중력, 주의력, 조심성 등을 상실하게 만든다. 따라서 스스로에게 "어떻게 나는 탁월함의 경험을 스스로 망치고 있는가?"를 자문해 보라.
6. **함께 할 사람들을 만들라.** 일상에서 만약 당신이 지금 이 순간에 정신을 집중하지 못하게 된다면 당신 자신이나 주변 사람들이 최상의 업무 수행 능력을 발휘하기에 적합한 상태로 머물고 있는지를 검토해 보아야한다. 당신의 가족이든, 친구든, 혹은 직장 동

> 료가 되었든 그들과 한 팀이 되겠다는 마음을 내라. 그래서 그들과 한 마음이 되어 지금 이 순간을 놓치지 않도록 서로 지지하고 중요한 원칙을 놓치지 않도록 서로 협력하라. 그렇게 되면 모두가 더 끈끈한 친밀감을 경험하게 될 것이다.

이러한 원칙들을 알고 실행하는 것이 치유와 성공을 위해 필요한 전부라고 말할 수 있으면 좋겠지만 이러한 원칙들을 알고 있는 것만으로는 목표의 반 밖에 미치지 못한다. 완성해야 하는 나머지 반은 당신의 중독성 성격이 진실에 기반을 둔 성격의 긍정적인 영향을 받지 못하도록 방해하면서 계속해서 당신을 중독성 성격의 통제하에 두려는 수많은 전략들을 알고 대처 하는것에 달려 있다. 이미 당신의 중독성 성격은 이 책에서 제시하고자 하는 바를 어떻게 무시할 수 있을까를 고민하면서 머리를 굴리느라 바쁠 것이다. 내가 이미 여러 번 말했듯이, 중독성 성격은 호락호락하지 않기 때문에 맞붙어 싸우지 않으면 사라지지 않는다. 그리고 당신은 중독성 성격이 우리의 주의를 분산시키려는 모든 속임수와 전략을 제대로 파악할 수 있도록 최고의 관심을 갖고 주의를 기울여야 한다. 그리고 자신을 제한하는데 중독적 사고들 보다 더 강력한 것은 없다는 사실도 반드시 기억하기 바란다. 다음에 제시되는 중독성 성격의 6가지 전략들은 정신을 차리고 보지 않으면 모르고 지나칠 수 있기에 최상의 업무 수행 능력과 기회를 실현하지 못하도록 끊임없이 방해를 할 것이다. 이러한 생각들을 하게 되면 마음속에 부정적인 이미지가 자리 잡게 된다. 이러한 부정적인 사고 습성을 무너뜨리도록 돕기 위해 중독성 성격의 전략 옆에 진실에 기반을 둔 성격이 제시하는 긍정적인 대안을 굵은 글씨로 대비를 시켜 두었으니 참고해 보기 바란다.

중독성 성격의 6가지 낡은 습성과 진실에 기반을 둔 성격이 제시하는 6가지 대안들

1. 나는 할 수 없다. : 나는 아마도 이것을 할 수 없을 것이다. 어느 누구도 이전에 이것을 해 본 적이 없다.

   〈=〉 나는 할 수 있다. 나는 잘 할 수 있도록 혼신의 힘을 다해 숙달할 수 있도록 할 것이다.

2. 나는 실패했다. : 나는 이것에 대해 이전에도 실패했었다.

   〈=〉 나는 배우겠다. 모든 경험으로부터 배움으로써 용기를 얻을 것이다.

3. 젠장! 나는 항상 제대로 잘 하는 게 없어!

   〈=〉 나는 최선을 다하겠다. 새로운 기술을 배우고 익히는 재미를 느껴 보겠다. 그렇다고 완벽할 할 필요는 없다.

4. 남들은 나에게 말한다. : [철수]는 항상 나에게 "너는 이 일을 절대 할 수 없을 것이다" 라고 항상 말한다.

   〈=〉 나는 스스로에게 말한다. : 나는 내가 할 수 있는 일에 내 마음을 집중하겠다.

5. 나는 사람들에게 비난을 받을 것이다. : 사람들이 내 어깨 너머로 지켜보면서 나를 평가하고 있다.

   〈=〉 나는 사람들에게 지지를 받을 것이다.

6. 난 망했어 : 만약 내가 실수를 하게 되면 그때는 내 인생도 끝장 날 것이다.

〈=〉 나는 자유하다. : 만약 내가 실수를 한다면, 나는 그것으로부터 배우고 성장하겠다.

이처럼 이전의 사고방식을 변화시키는데 도움이 되는 수많은 기법들이 존재하며 이러한 도움을 받게 되면 최상의 업무 수행 능력을 위한 앞서 설명한 원칙들을 보다 쉽게 적용할 수 있게 될 것이다. 호흡을 활용하는 방법들 외에도 다양한 이완 요법 및 정신을 다시 집중시키는 기법 등 어떤 기법들이라도 자신의 과거 잘못된 사고방식을 극복하는데 도움이 되는 것이면 괜찮다.

호흡 지켜보기

지금 이 순간에 효과적으로 집중하기 위해서, 스트레스를 받을 때조차도 쉽게 사용할 수 있는 간단한 기법을 활용하는 것이 도움이 된다. 이 기법은 비록 눈을 뜨고도 수행할 수 있기도 하지만 눈을 감을 수 있다면 가장 효과적이다. 간단히 말해서 자신의 주의를 숨이 들어오고 나가는 들숨과 날숨에 집중하는 것이다. 마치 해변에서 파도가 밀려오고 나가는 것을 지켜보듯이 숨이 점차 차오르고 서서히 내려가는 것을 그냥 지켜보라. 호흡을 과도하게 통제 하지 말고 자연스러워 지도록 하면서 가슴과 복부 부위를 공기로 가득 채우면서 충분히 깊게 숨을 들이쉬고 내쉬는 것이 도움이 된다.

어떤 사람들은 들숨과 날숨에 단어나 간단한 문장을 붙이기도 한다. 이 기법은 아주 쉽다. 숨을 들이쉬면서 "나는" 이라고 붙이면 되고 내쉬면서는 "편안하다"라고 말을 붙이면 된다. '하나' 또는 '지금' 과 같은 한 단어를 붙여서 사용할 수도 있다. 당신에게 가장 효과가 좋은 것을 찾아보고 사용하면 된다.

호흡은 내면의 삶으로 안내하는 출입구라고 말할 수 있다. 이 호흡법은 확실히 과거와 미래에 집착하는 것에서 벗어날 수 있는 실용적이면서도 강력한 방법이다. 하루 3번씩 5분 정도로 연습을 시작해 보라. 더욱이 당신 자신이 중독성 성격에 빠져 있을 때는 바로 자기 호흡을 알아차리고 "이 일에 대해 생각할 수 있는 다른 방법이 있어" 라고 스스로에게 말해 주라.

진실에 기반을 둔 성격이 깊은 변화와 평화 중심의 관계를 창조하기 위해 받아들임을 어떻게 활용하는가?

앞서 언급된 원칙들을 활용하는 것뿐만 아니라 자기 성장을 위해 뭔가를 시도해 보려고 하는 것들은 사실상 해결책이라기 보다는 새로운 도전이자 변화의 시작이 된다. 이 책의 독자들은 모두 긍정적인 변화가 생기기를 기대할 것이지만, 변화에 있어서 새로운 시작과 도전은 필수적이다. 다음의 말이 상당히 직관적으로 들릴지 모르지만 이 말이 어느 정도 수용이 되어야 이 책이 자신의 치유 과정에 큰 도움을 줄 수 있다.

진정으로 변화를 원한다면

먼저 해야 할 일은 우리 자신을
있는 그대로 망설임 없이 받아 들여야만 한다.

자신에 대한 부정적인 이미지를 마치 자기 내면의 모습이라고 치부하지 말라. 오히려 자신의 본질적인 온전함(essential wholeness)에 자기 내면의 모습과 동일시하라. 그렇지 못하다면 일단 멈추고 자신의 내면을 잘 살펴보라.

내가 그동안 중독성 성격을 기반으로 하여 자기 계발을 하느라 끊임없이 달려 왔는데 이것을 멈추기 위해서는 더 많은 성과를 내는 것이 필요했던 것이 아니라, 오히려 수용과 사랑의 태도로 나 자신에게 접근해야 할 필요성이 있다는 것을 발견하게 되었다. 나에게 무엇이 잘못된 것이 있는지를 찾아내는 것을 중단해야만 했고 잘못한 것들 때문에 나를 책망하는 것도 그만두어야 했다. 내가 나 스스로를 처벌하는 한, 나의 긍정적인 변화는 불가능했다.

계속해서 나를 밀어붙이며 자기 계발을 갈구하고 있었을 때는 나는 먼저 나 자신을 비난하였다. 그 다음엔 변화를 맹세하였다. 이것이 바로 중독성 성격이 내가 뭔가 긍정적인 것을 하고 있다고 착각하게 만드는 망상적 생각을 주입하면서 중독성 성격이 계속해서 내게 달라붙어 있는 원리였다. 내가 나 자신을 비난할 때 일어나는 유일한 변화는 나는 더욱 나쁜 사람이라고 느끼는 것 외에는 다른 것이 없었다. 그 결과는 내가 중독적인 행동에 더욱 깊숙이 빠져들게 되었다. 해결책은 이러한 흐름을 멈추게 하는 것이었다.

이와 같은 현상은 다른 사람과의 관계에서도 똑같이 발생한다. 만약 우리가 그들을 판단하고 비난한다면, 그리고 그들이 변해야한다고 내가 주장한다면 어떤 긍정적인 변화도 일어나지 않는다. 물론 그들의 행동이 바뀔 수도 있고 일시적으로나마 그들을 내가 통제하고 있다는 느낌은 가질지는 몰라도 평화와 행복이 내 것이 되는 것은 아니다. 중독적인 행동이 재발하는 것은 단지 시간문제일 뿐이다. 이러한 사실 앞에 당당히 맞설 필요가 있다. 대체로 사람들은 자기 삶에서 자신들이 변화해야 할 것이 무엇인지는 알고 있기 때문에 그것에 대해서 옆에서 계속적으로 상기시켜 줄 필요는 없다. 실제로 변화를 만들어 내는 것이 그리 쉬운 것이 아니며 마음의 평화도 말처럼 쉽게 내 손에 쥐어 지는 것도 아니다. 만약 그렇다면 우리 대부분의 사람들은 이미 행복해 하고 있을 것이며 더 이상 중독 걱정도 하지 않을 것이다. 이것에 대한 증거는 이전의 중독적인 행동을 중단한 많은 사람들에게서 찾아볼 수 있는데 이들이 중독 행위를 중단한 뒤에도 실제로 그들이 삶에서 더 행복해 하지는 못하는 걸 보면 알 수 있다.

인식된 본질적 가치 (REV, Recognized Essential Value)

그렇다면, 앞서 언급한 접근법에서 우리가 놓치고 있는 것은 무엇일까? 내가 심리학자로서 여러 해 동안 활동하면서 깨닫게 된 것은 내가 나의 내담자가 어떤 행동을 했던 상관없이 그들의 본질적 가치를 알아 봐 주고 그들을 있는 그대로 받아주었을 때가 그들에게 가장 큰 도움을 줄 수 있었다는 것이다. 내가 이러한 정신을 매일 실천해 나가다 보니 내 삶에 큰 변화를 가져올 수 있었다. 만약 우리가 봉사 정신을 통해 세상을 변화시킨 사람들의 역사를 살펴보면 근본적으로 그들이 인류애를 어떻게 이해하고 접근했는지를 잘 알 수 있다. 나는 이것을 '인식된 본질적 가치'(REV)라고 부른다. 우리가 우리 자신, 그리고 다른 사람들에게 이러한 '인식된 본질적 가치'를 실천할 때, 우리는 그들의 행동, 질병, 정치적 신념, 인종, 성별 등을 초월하여 그들 각 개인의 본질적 가치를 알아봐 주게 되는 것이다.

'인식된 본질적 가치'를 이해하지 않고는 원기 회복과 웰빙(well-being) 뿐만 아니라, 자비심과 받아들임은 불가능하다. '인식된 본질적 가치(Recognized Essential Value)'를 줄여 약어로 만들면 'REV'가 되는데 "내 삶을 향상시켜라(REV up my life.)" 라는 말을 만들어 나 자신에게 자주 상기시킨다.

대부분의 사람들은 아침에 잠도 깨지도 않고서 "이런, 오늘 치료 좀 받으러 가야겠어", 또는 "이봐요, 나는 내 인생을 바꾸고 중독도 해결할 겁니다"라고 말한다. 이들은 오랜 세월 동안 실제 행동을 취하기도 전에 이미 자기 자신을 패배자로 만들어 버린다. 이들에게는 행동을 초월하여 REV를 실천하는 누군가의 도움이 절실히 필요하다. 이러한 원리는 자신이 자초하지 않은 삶의 우여 곡절에 직면한 사람들에게도 효과적으로 적용될 수 있다. 이들은 비난과 충고 보다는 그들의 본질적인 가치를 인정해 주는 것이 필요하다.

Steve라는 내담자는 그의 아내와 별거를 한 후에 나를 찾아왔다. 건축 감독관으로서 그는 자신이 상당히 가정적인 남자라고 믿고 있었다. 그는 별거 생활에 적응하는데 어려움을 겪고 있었고 종종 우울해 진다고 말했다. 그는 처음 두 달 동안 나와 상담을 할 때는 여러 여성들을 만나고 있었다. 그는 한 두 주 정도 한 여인과 열애를 하고는 곧 헤어지게 되고 이후 공허감을 느끼게 되면서 아무도 자신의 아내를 대신해줄 사람은 없다고 생각했다. 그는 이 생각을 반복해서 했다. Steve는 나로부터 부정적인 비난을 받는다는 느낌이 들지 않으면서 상담에 더 깊이 참여하게 되었고 자신의 삶에 무슨 일이 벌어지고 있는지를 알아차리고 나에게 솔직하게 표현하기 시작했다. 내가 바로 '인식된 본질적 가치'를 그에게 실천했기 때문에 그는 자신을 가혹하게 비난하지 않고 천천히 자신의 마음 문을 열 수 있었던 것이다.

몇 달 후에 그는 어릴 적 수년간 남자 친척에게 성추행을 당해 왔던 사실을 나에게 털어 놓을 수 있게 되었다. 마침내 그는 자신이 동성애자일수 있다는 깊이 숨겨진 두려움을 드러낼 수 있게 되었다. 그는 성인이 되어서도 여러 동성애 경험을 했고 그 결과 엄청난 죄책감을 갖고 있었다.

마침내 Steve는 어린 시절의 성추행과 관련된 문제들과 그의 성 정체성에 대한 의문점들을 탐색하기 시작했다. 이 과정에서 나는 치료자로서 해야 할 역할은 그가 보고 있는 것 너머를 보는 것이었고 바로 REV를 실천하는 것이었다. 그 이유는 만약 그가 그 자신의 부정적인 자기 비난과 죄책감에도 불구하고 치료자를 통해 받아들여지는 경험을 할 수 있다면 그는 자신의 문제를 그렇게 심한 수치감을 느끼지 않고 자신을 잘 탐색할 수 있기 때문이다.

우리 대부분은 얼마간의 죄책감과 수치심을 갖고 있다. 당신이 매일의 삶에서 '인식된 본질적 가치(REV)'를 실천할 수 있는 다양한 방법들을 찾아보라. 다음에 혹시 당신 자신뿐만 아니라 그 누군가를 비난하고 싶은 유혹이 든다면 그때 자신을 다잡고 오히려 '인식된 본질적 가치(REV)'를 실천해 보기를 바란다. 그 결과로 뒤따르는 자비심의 마음이 당신을 변화시키고 자신이 원하는 삶을 살 수 있도록 동기부여 하는데 도움을 줄 것이다.

중독성 성격의 변화 동기(motivation to change) =
비난, 죄책감, 그리고 수치심 ; 어쩔 수 없이 마지못해 하는 변화

진실에 기반을 둔 성격의 변화 동기(motivation for change) =
인식된 본질적 가치(Recognized Essential Value) ; 진심이 담긴 자발적인 변화

당신이 개인적으로든 업무상에서든 효과적인 관계를 유지하고 싶다면 서로 간에 오고 가는 비난의 말은 결코 좋은 결과를 낳지는 못한다. 그러나 '인식된 본질적 가치(REV)'를 실천할 때는 수용의 태도를 취하기 때문에 아주 효과적일 수 있다. 이러한 수용의 태도는 다음과 같이 표현될 수 있다. "나는 당신을 지금 있는 그대로 받아들입니다. 그리고 당신에게서 성장의 가능성을 볼 수 있습니다. 그리고 삶의 다양한 측면을 바라볼 수 있으면 좋겠습니다. 저는 어떤 비난도 하지 않을 것이며 당신 자신의 본질적인 가치를 잘 알아차릴 수 있도록 언제든 당신을 돕겠습니다." 이것이 바로 내가 부모된 한 사람으로서 그리고 개인적인 관계에서 뿐만 전문적인 상담 장면에서도 실천하고자 하는 바이다.

다음에 소개되는 것들은 '받아들임'의 본성이 어떤 것인지 그리고 이것이 어떻게 중독성 성격을 치유할 수 있는지를 잘 보여준다.

- 우리가 판단하고, 분석하고, 비교하고, 비난할 때 우리의 에너지는 고갈된다. 반면 우리는 받아들임을 확장시켜 나갈 때 생동감을 느끼게 된다.
- 받아들임은 지금 이 순간에 근거를 두며 비난은 과거에 근거를 두고 있다.
- 받아들임은 잘못된 행동을 용납하는 것을 의미하는 것이 아니다. 우리 자신의 부정적인 행동을 변화시키고자 한다면 (또는 다른 사람이 변화 되도록 용기를 북돋아 주고자 한다면) 우리는 그 행동 이면에 존재하는 그 사람의 진정한 가치를 반드시 봐 주어야 한다.
- 마음의 평화는 우리 힘으로 변화시킬 수 없는 것을 그대로 받아들일 때 찾아오는 것이다. 이 말은 우리가 다른 사람을 통제 할 수 없다는 것을 의미하기도 한다.
- 받아들임은 어떠한 기대도 포함하지 않는다. 받아들임은 미래의 결과에 연연해하지도 않는다.
- 있는 그대로 받아들이면 기회를 얻을 수 있겠지만 비난하면 기회를 놓친다.

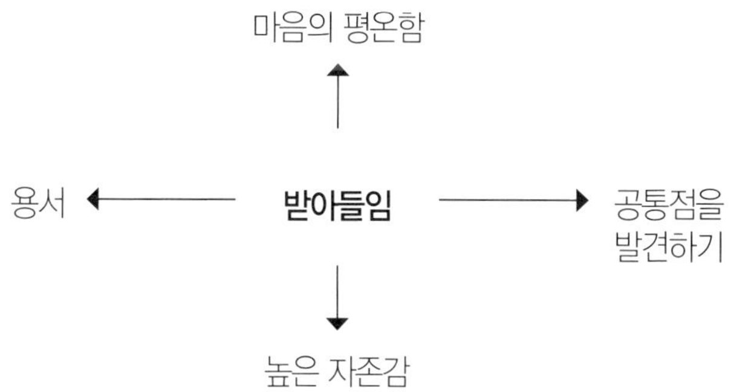

비난은 사랑을 조건에 갇히게 만들고,
받아들임은 사랑을 그 자체로 허용한다.

비난은 사랑에 대한 잣대를 만들고
받아들임은 아무 잣대도 요구하지 않는다.

비난을 통해 우리는 위축되고, 경직되고,
두려움에 갇히게 되며
받아들임을 통해
마음은 열리게 되고 자유를 누리며
융통성을 발휘하게 된다.

느낌으로 경험해 볼 수 있는 실험 하나를 같이 해 보자. 이 실험을 통해서 당신은 진실에 기반을 둔 성격이 '인식된 본질적 가치(REV)'를 실천하는 것과 중독성 성격이 비난하는 것과의 차이가 어떤것인지 분명하게 확인할 수 있을 것이다. 하루 중 두 시간 정도는 시간을 내야 한다. 처음 한 시간은 과거에 대해 염려하면서 시간을 보내라. 특히 사람들이 당신에게 한 일들 또는 하지 않은 일들에 대해 되돌아보면서 한시간을 보내 보라. 그리고 당신이 할 수 있는 한 많이 비난을 해보라. 당신의 마음에 떠오르는 모든 사람들에게 비난을 가해보라. 정신적으로 당신 자신과 타인들을 무자비하게 비난해 보라. 당신의 비판적인 생각에 따라 행동하지는 말라. 단지 당신이 비판적인 생각을 하는 동안에 당신이 어떻게 느끼는지에 주의를 집중하라. 당신 자신에 대하여 좋은 기분이 드는가? 다른 사람들에게 가깝게 다가가는 느낌이 드는가? 편안하고 자연스럽게 느껴지는가? 아니면 겁을 먹고 긴장이 되는가? 이렇게 해 보는 것이 당신에게 효과가 있고 도움이 된다고 생각하는가?

나머지 한 시간은 '인식된 본질적 가치'를 실천해 보는데 사용해 보라. 이 장의 앞부분에서 소개한 호흡법으로 잠시 마음을 가라앉히라. 그리고 사람들의 가장 깊은 내면에 존재하는 진실한 사랑을 -비록 그것이 표면 아래에서 희미하게나마 깜빡거리는 정도 밖에 되지 않을 지라도- 가만히 바라보라. 만약 누군가에게 '인식된 본질적 가치'를 실천하는데 특히 어려움이 느껴진다면, 그의(또는 그녀의) 현재 행동을 낳게 한 그의 이전 삶이 자신도 어쩔 수 없었던 정말 힘든 일이 있었을 거라고 생각해 보라. 그리고 그가 본질적인 가치를 볼 수 있는 누군가를 얼마나 간절히 그리워하고 있는지 그의 마음을 이해해 보라. 그 행동에 초점을 두지 말고 그 사람의 존재 전체를 이해해 보려고 하라. 당신이 오늘 이 시간에 막 태어났다고 상상해 보라. 그리고 모든 것이 신선

하고 새롭다고 상상해 보라. 당신이나 또는 다른 사람들이 무슨 행동을 했거나 해야 할 일을 하지 않은 것에 –설령 지금도 무슨 행동을 하고 있다 하더라도 – 너무 신경 쓰지 말라. 대신에 모든 사람들은 사랑받기를, 받아들여지기를 그리고 어떠한 비난이나 처벌 또는 요구도 받지 않고 자신이 어떤 존재인지를 확인 받고 싶어 한다는 사실을 명심해야한다. 이렇게 생각해 보면 지금은 어떻게 느껴지는가? 앞서 비난의 한 시간을 보낸 뒤 던졌던 그 질문들을 지금 자신에게 해 보면서 그 차이점을 기록해 보라.

상기 실험에 직접 참여해 보게 되면 자신에게 효과적이고 도움이 되는 성격을 발달시켜야 하겠냐는 선택을 진정으로 할 수 있다는 사실을 알게 될 것이다. '인식된 본질적 가치'를 실천할 것이지 아니면 남과 자신을 비난할 것인지 오로지 선택은 당신 손에 달렸다. 그리고 의식적으로든 무의식적으로든 매일 매 순간마다 당신은 선택하며 살아가고 있다. 연습과 훈련을 통해서 쉽게 또 다른 선택도 가능해 질 수 있다는 사실을 알게 될 것이다.

깊은 변화 VS 표면적 변화

이쯤에서 그동안 이야기 했던 것들을 정리해 볼 필요가 있다. 중독성 성격을 치유하기 위한 모든 시도는 강렬한 저항에 부딪히게 된다. 그래서 다양한 각도에서 접근할 필요가 있다. 깊은 변화와 표면적 변화의 차이점을 알게 될 때 중독성 성격을 보다 잘 이해하는데 도움이 될 것이다.

우리 자신을 먼저 있는 그대로 받아들이기 전까지는
깊은 변화를 경험할 수 없다는 것은
변화에 대한 역설적인 측면이다.

사람들이 가장 깊은 변화를 할 수 있는 것은
그들을 비난하는 것을 통해서가 아니라
그들의 본질적 가치를 알아봐 주는 우리의 능력을 통해서 가능하다.

나는 많은 해 동안 두려움에 갇혀 살았다. 그렇게 지내는 시간들 중 많은 시간은 이러한 사실을 너무나 완벽히 은폐하며 살아왔기 때문에 두려움조차 인식하지 못했다. 나의 두려움을 감추기 위해 사용해왔던 나의 중독성 성격의 주요 방어기제는 비난하는 것이었다. 이러한 비난하기 방어 기제 속에는 내가 그동안 '4C'라고 부르게 된, 지속적으로 비교하기(Comparing), 비난하기(Criticizing), 통제하기(Controling), 그리고 증오하기(Condemning)를 통해 안녕과 평화를 가져올 수 있을 것이라는 잘못된 신념이 내포되어 있었다. 받아들임의 실천을 통해서 진실에 기반을 둔 성격이 행복과 가능성, 그리고 자유함을 얻을 수 있다는 사실을 알기 전까지는 나는 여러 해 동안 마음의 고통에서 벗어날 수 없었다.

수 년 간의 임상 실습과 인턴 훈련을 통해서 내가 주장한 어떤 가설들이 거의 틀리지 않다고 확신하였으나 중독성 성격을 다루는 문제에 대해서는 검증이 필요하다는 것을 알게 되었다. 그중 하나의 가설은 상담 치료에 왔던 내담자들은 그들이 살아가면서 인생의 문제들을 겪게 되고 그 문제 해결을 위한 변화를 절실히 원한다는 것이다. 나는 나 자신을 이들이 이러한 문제를 해결하는 것을 돕는 보조자로 생각했고 그들이 삶을 보다 더 잘 꾸려 나갈 수 있는 '한층 더 높은 기능'을 하는 사람이 되도록 노력하였다. 나는 중독성 성격을 가지고 있는 상태로 그들을 돕는 일이 말처럼 쉬운 것이 아님을 점차 깨닫게 되었다. 예를 들어 내 개인적인 성장 과정을 돌아보면 나는 좀 더 나은 사람이 되기 위해 수많은 시도를 여러 해 동안 해 보았지만 나는 결국은 옛 중독적 생활 패턴으로 되돌아갔고 그리고 앞서 소개했던 4C(Comparing 비교하기, Criticizing 비난하기, Controlling 통제하기, Condemning 증오하기)를 그대로 반복하게 되었다. 누군가는 자신이 변화하고 싶다고 말할 수 있겠지만 내 경험을 굳이 말하자면 내가 맹세할수록 그 결과는 나의 망상에 의한 수많은 실패의 흔적들만이 남게 되었다. 이것은 마치 오래되고 벌레가 먹은 목재 그리고 엉성하게 지어진 건물 구조 때문에 집을 헐고 그 집을 새로 신축해야 하는데 사용되는 재료가 똑같이 문제가 많고 안전하지 않는 공법이 동원되는 것과 유사하다. 변화가 무엇인지, 그리고 어떻게 실제로 그 변화를 이루어 낼 수 있는지에 대해 눈에 보이는 것이 전부가 아닌 보이지 않는 영역까지 생각해야 한다는 것을 나는 깨닫게 되었다.

중독 행위를 중단하는 것 외에도 내 삶에서 많은 것들을 변화시켜 나감에도 불구하고 참 행복을 찾는 데 여러 해를 실패하고서 깊은 변화가 오기 전에는 반드시 어떤 현상이 선행 되어야 한다는 사실도 알게 되었다. "깊은 변화"란 행동적, 감정적, 이성적, 정신적 수준에서의 변화를 의미한다. 나는 이러한 현상을 '변화의 역설'이라고 부르며, 이러한 현상은 인식된 본질적 가치(REV)가 효과적으로 작용할 때 나타날 수 있다. 나는 적어도 중독성 성격의 변화를 위해서는 두 가지 다른 접근법을 고려하는 것이 도움이 된다는 것을 발견했다. 자존심과 의지력을 사용하는 자기 의지적(또는 통제적) 접근법(Power Over Approach)과 겸손과 정직을 사용하는 자기 비움 접근법 (Powerlessness Approach)이 있는데 이 두 접근법의 차이는 다음과 같다.

자기 의지적(또는 통제적) 접근법 (The Power Over Approach)

나는 가축을 기르면서 말들과도 함께 지낸 적이 있다. 내가 젊은 시절 목장에서 일할 때의 경험에 비추어 보면 말들을 다루는데 다양한 방법이 있다는 것을 알게 되었다. 그 당시 훈련의 주된 방법은 목적을 달성하기 위해서는 수단과 방법을 가리지 않고 말을 휘어잡는 것 이였다. 말을 "훈련시키고 길들이기"는 말을 애시 당초부터 제대로 제압하느냐 그렇지 않느냐가 관건이지, 말과의 신뢰와 존경심을 발전시키는 것과는 전혀 무관했다. 이 방법은 여러 측면에서 중독성 성격의 소유자가 자신의 행동을 변화시키려 할 때 취하는 방법과 아주 흡사하게 닮았다. 불행하게도 이런 종류의 변화는 해결책이라기보다는 오히려 문제를 더 야기 시킨다. 이러한 자기 의지적 접근법은 자신의 의지와 지배력을 통해서 모든 것을 통제할 수 있어야 한다는 중독성 성격의 신념에서 유래했고 이러한 자기 의지적 접근법은 중독성 성격의 신념을 더욱 영속화 시킨다.

이것은 우리가 중독 문제에 직면하게 되면 중독성 성격이 상황을 어떻게 통제하려고 하는지를 잘 보여주는 좋은 예가 된다. 왜냐하면 우리는 어떤 상황에 무력해 보이고 싶지 않거나 그런 무력한 자신을 인정하고 싶지 않기 때문에 우리가 어느 정도의 문제는 인정할 수 있을지 모르지만 그 문제를 통제할 수 있다는 우리 자신의 능력을 확고히 주장하려 든다. 그 다음 단계는 대개는 우리의 능력을 입증하기 위해서 자신의 의지력을 상당히 도전적으로 사용하게 된다. 한 예를 들자면 자신은 술에 문제가 전혀 없다는 것을 증명하기 위해 '한 달 동안 술 한 방울도 마시지 않기'가 이에 해당한다. 이러한 종류의 변화는 우리가 문제로 보는 것, 즉 알코올, 도박, 기다 관계 중독 등과 같은 우리가 변화시키고 싶은 주제들에 대해 단순히 '내가 그만 둔다고 하면 그만둘 수 있다니까!' 식의 자기 의지만 앞세운 것에 기초를 둔 임시적인 변화일 뿐이다. 일시적이긴 하지만 우리의 이런 식의 노력이 통하게 되면 중독성 성격은 우리가 원하기만 하면 언제든지 조절할 수 있다는 것을 증명해 보인 것으로 인식하게 된다. 이렇게 해서 우리의 중독성 성격은 전혀 도전을 받지 않은 채 기존의 자기 방식을 고수해 나갈 수 있게 되며 누구도 이러한 중독성 성격을 의심하거나 검토를 해보려고도 하지 않게 된다.

이런 식으로 나는 수년간 살아왔다. 나는 항상 주기적으로 중독 행위를 당분간만 중단하면서 마치 내가 중독을 통제하고 있다고 재고의 여지도 없이 강력하게 주장했었다. 하지만 이렇게 중독을 부분적으로 조절할 수 있다는 것을 증명해 보인 것은 나에게 더 깊은 중독과 심리적 고통을 가져다 준 지속적으로 악화 일로의 병에 걸렸다는 사실을 정확히 증명해 보인 것이나 다름없다. 마침내 나는 나 자신에게 솔직해 질 수 있었는데 그 전까지는 이런 부분적인 단주를 내가 나의 중독 행위를 내 의지로 조절할 수 있다는 증거로 착각했었던 것이다. 그래서 그때는 나 자신에게 이런 말을 했던 것으로 기억된다. "이봐, 나는 약물을 조절할 수 있어, 그러니 약을 조금만 하는 것인데 뭐가 위험하겠니?"

중독성 성격을 치유하기 위해
나는 정직해야만 하고
중독을 자기 의지적 접근법으로는
절대로 통하지 않는다는 사실을 나는 인정해야만 한다.

중독성 성격을 치유하기 위해서 우리는 중독 행위 너머를 볼 필요가 있다. 비록 특정 중독 행위가 선한 의도에서 당분간 중단이 된다고 할지라도 중독성 성격의 이면에 숨어 있는 중독적인 사고방식이 다루어 지지 않는다면 정신적 고통은 계속된다. 그래서 이런 식의 변화는 기껏해야 단순한 "표면적 변화"에 지나지 않는다.

자기 비움 접근법 (Powerlessness Approach)

내가 중독에 사로잡혀 있을 때 나는 "나는 무력 합니다"라는 문구가 절대 마음에 들지 않았다. 그 이유는 그 말의 의미가 "나는 약하고 무능력한 희생자이다"라는 말과 동의어로 생각했기 때문이었다. 나의 이런 생각이 그동안 나에게 유용한 프로그램들을 회피해왔던 주된 이유였던 것이다. 나의 중독성 성격은 나를 수퍼맨으로 착각하게 만들었고 무력하다고 하는 것은 불쌍하고 쓸모없는 인간이 되는 것과 같다고 동일시하게 만들었다. 내가 나의 삶과 사고방식을 보다 더 정직하게 검토해 보았을 때 깊은 변화와 치유가 일어나려면 새로운 접근 방법이 필요하다는 사실을 깨닫게 되었다. 그리고 자기 의지적 접근법은 전혀 효과가 없다는 사실을 알아차리는 것이 선행되었어야 했다는 사실도 알게 되었다.

이것이 바로 중독성 성격이 미친 정신 상태에서 깨어날 때 경험하게 되는 첫 번째 변화이다. 변화에 관해 이야기를 할 때 똑 같은 방식을 계속적으로 고집하면서 결과는 전혀 다른 것을 기대할 때 우리는 이것을 '미친 정신'이라고 말한다. 중독성 성격은 우리가 이러한 간단한 사실로부터 깨어나기를 원하지 않는다. 왜냐하면 이것을 알게 되면 중독성 성격이 우리를 지배하고 있던 힘을 점차 내려놓아야 한다는 것을 의미하기 때문이다.

역설적이게도 나는 정말 엄격한 정직을 통해서 중독성 성격에 의해 철저히 패배를 당했다는 사실을 인정할 수 있게 되었을 때 나는 새로운 시작을 할 수 있었다. 이렇게 할 때 나에게 깊은 변화가 시작될 수 있었다.

엄격한 정직

대부분의 사람들에게 정직은 정말로 "정직한 빛"이다. "엄격한 정직"을 실천하지 않으면 중독성 성격의 이면에 깔려 있는 중독성 신념을 알아차리기도 어렵고 제대로 평가하기도 어렵다. 엄격한 정직을 통해서만이 진실을 제대로 볼 수 있을 뿐만 아니라 사실을 사실대로 말로 표현할 수 있다. 엄격한 정직은 생각을 할 때도, 말을 할 때도, 그리고 행동을 할 때도 일관성을 유지해야 한다. 엄격한 정직과 자기 비움 접근법이 조화를 잘 이루게 되면 깊은 변화를 이끌어 낼 수 있으며 이런 일들은 주로 위기를 맞이할 때 일어난다. 하지만, 치유와 성장은 바로 이런 시점에서부터 일어나기 시작한다. 이 시점에서 우리는 중독성 성격을 초월할 수 있게 되는데 진실에 기반을 둔 성격에 내재되어 있는 새로운 사고방식을 제대로 활용함으로써 이 일은 가능하다.

그러나 중독성 성격은 사생결단을 하는 단호함 없이는 좀처럼 사라지지 않는다는 사실을 명확히 기억하는 것이 매우 중요하다. 중독성 성격이 종종 사용하는 비장의 카드는 논리성을 따진다. 실제로 자기 의지적 접근법에서는 주로 상식을 중심으로 한다. 만약 당신이 통제 불능의 어떤 것을 변화시키고자 한다면 통제 가능한 접근법을 사용하는 것이 당연히 논리적으로 맞는 말이다. 어느 정도 이성적인 생각을 가지고 덤빌 때 나는 이 논쟁에 가장 많이 말려들었다. 그러나 내가 마침내 단호하게 정직하기로 마음을 먹게 되자 이 접근법이 전혀 효과가 없다는 것을 깨닫게 되었다. 엄격한 정직을 실천하려면 다음의 질문들에 스스로 답을 해 보기 바란다.

- 중독적인 관계 속에 빠져 있는 수많은 사람들이 서로 갈라선 후에도 왜 그런 중독적인 관계를 계속하면서 반복하는 것일까?

- 그렇게 많이 학대를 경험한 사람들이 계속해서 무방비로 학대에 노출되어 있거나 아니면 도리어 또 다른 학대자가 되는 것일까?
- 알코올 중독자 가족에서 성장한 사람들이 왜 그렇게 자주 또 다른 알코올 중독자와 결혼을 하거나 그들 자신이 알코올 중독자가 되는 것일까?
- 특정 행동에 의해 겪게 된 위험과 고통을 잘 알고 있음에도 불구하고 그들은 왜 그런 행동을 타인에게 하는 것일까?

논리와 상식은 우리에게 주장하기를 뇌의 절반만 가진 사람도 그런 짓은 하지 않을 거라고 당당하게 말한다. 그러나 당신이 잘 알다시피 아무리 똑똑한 사람에게도 중독 문제에 있어서는 논리와 상식은 쉽게 적용되기가 어렵다. 사실, 때때로 가장 똑똑한 사람들이 중독성 성격에 가장 깊이 말려 들 수 있는 사람들이다.

그래서 중독성 성격을 치유하는 것은 상당히 역설적인 것처럼 보인다. 그들은 스스로 통제 할 수 있다는 능력을 증명해 보이기 위해 다양한 행동들을 시도하면서 더 큰 의지력을 발휘하려는 자신들의 노력은 일단 중지가 되어야 하고 자기 비움 접근법을 사용하면서 엄격한 정직을 발휘해야 한다. 중독성 성격에 강력한 지배를 받게 되면 다른 사람들에게 해를 끼치는 것은 말할 것도 없이, 자신의 삶은 통제 불능이 될 것이고, 고통은 끊임없이 일어날 것이다. 자기 비움 접근법을 이용하여 엄격한 정직을 실천하려면 사고방식에 큰 변화가 필요하고 자신을 바라보는 방식에도 중요한 변화가 필요하다. 소극적인 사람 또는 헌신하지 않은 사람들에게는 이런 변화는 불가능하다. 내가 이루어 내야만 했던 가장 큰 변화는 잘못된 자존심의 자세에서 나 자신에 대한 보다 겸손한 태도로의 전환이었다. 내가 먼저 말하고 싶은 점은 중독성 성격에서 유발되는 자존심을 진실에 기반을 둔 성격에서 발로하는 겸손함으로의 전환이 누워서 떡 먹기처럼 그리 쉬운 것이 아니라는 것이다. 이러한 심오한 변화를 위해서는 종종 바닥치기가 필요하기도 하다.

바닥 치기

중독성 성격의 모토 중의 하나는 쉽게 "나는 할 수 있다."라고 주장하는 것이다. "나는 조절할 수 있다", "나는 이것을 바꿀 수 있다", "나는 이것을 내가 알아서 조종할 수 있다."는 식의 자세로 삶을 살아왔다. 이러한 말들은 매우 긍정적으로 들리지만, 나에게 있어서 이러한 생각들은 나의 중독성 사고 체계를 잘 돌아가게 만드는 윤활유였다. 이러한 얼핏 보기에는 긍정적인 생각들은 사실상 나의 무력함에 대한 두려움을 반영해 주는 것이다. "나는 무력해"라고 말하는 것이 두렵기 때문에 "나는 할 수 있다."라고 주장한다. 중독성 성격이 주장하는 "성공"은 중독적 행위를 가중시키고 영속시키는 방향으로 이끌어 간다. 그리고 "내가 알아서 할 수 있다."라는 모토는 여전히 절대적으로 중요하다.

대부분의 중독성 성격을 지닌 사람들처럼 나는 바닥을 치고 엄격한 정직을 실천하여 중독성 성격을 제대로 인식할 수 있기 전에는 중독의 악순환 고리를 끊어낼 수가 없었다. 나를 겸손하게 만든 그러한 사건들에 대해 지금은 감사한 마음을 가지고 있지만 막상 당시 바닥을 친 상태에서는 "오! 나의 중독성 성격을 정직하게 볼 수 있는 기회를 주셔서 감사합니다."라고 고백하지 못했다. 사실 당시에 느낀 것은 성장이나 긍정적인 변화보다는 상실감과 고통이 훨씬 더 컸다. 그러나 만약 내가 중독성 성격을 계속적으로 붙들고 있었다면 무력함을 인정함으로 더욱 강력한 힘을 얻게 되는 역설적인 힘이 나를 그냥 내버려 두지 않았을 것이라는 사실을 나는 알고 있었다. 내가 나의 중독성 성격이 하는 말을 계속해서 듣고 따르면서 생기는 고통이 그동안 내 삶의 문제를 해결하는 방식이나 사고방식에 근본적인 변화를 하려고 할 때 뒤따르는 고통 보다 더 크다는 사실을 정확하게 깨닫게 되면서 나에게 성장과 치유가 일어나기 시작했다.

나도 당신에게 내 개인적인 최악의 상황에서 겪었던 경험담들을 들려 줄 수는 있겠지만 여기서는 하지 않겠다. 나의 중독성 성격은 생존을 위해 다른 것들과 비교하려는 유혹을 아주 잘 받는 경향이 있기 때문이다. 내 경험담을 듣고는 여러분들이 소유하고 있는 중독성 성격이 쉽게 "이런, 저 사람 이야기를 듣고 보니 나는 별로 심각하지 않구먼! 꼭 내가 끊을 필요 까지는 없겠구먼!" 이라고 말하거나 또는 완전 반대로 적용하여 "나는 저 분보다 훨씬 더 심각한 사람이구나! 난 역시 희망이 없어!" 라고 느낄 수도 있을 것이다. 내가 바닥을 쳤을 때 나의 세계는 완전히 뒤집혀졌다는 것은 명백한 사실이다. 그러나 사실 그것은 하나의 선물이었다. 그것은 내가 나 자신을 어떻게 보고 있는지에 대한 새로운 관점을 제공해 주는 기회였고 그리고 내가 지속적으로 겪고 있던 불필요한 고통을 끝낼 수 있는 변화를 가져다 줄 수 있는 기회이기도 하였다. 즉, 중독성 성격을 치유하는 것에 관한 한 나 자신을 포함한 우리 중 일부는 실제 직접적인 경험을 해야만 교정이 일어나는 사람들이라는 사실을 고백해야 한다. 실망스럽게 들릴지 모르지만 우리의 중독성 성격이 두려움에 기초한 여러 가지 방식들을 버리고 새로운 변화의 패러다임의 전환을 하기에 앞서 심각한 몇 번의 바닥치기를 경험할 수도 있다.

진실에 기반을 둔 성격이 어떻게 기회와 기적을 창조하는가?

"그저 긍정적으로 생각하라. 그러면 풍요로운 삶은 당신의 것이 될 것이다." 라는 식은 주장은 불필요하며 이것 역시 내가 제안하는 바도 아니다. 내가 주장하는 것은 엄격한 정직, 인식된 본질적 가치, 무력함을 인정함으로 얻게 되는 힘, 그리고 이완 호흡법 등을 실천하면 생활 속에서 완전하고 충만한 느낌, 부족함이 없는 순간, 온전한 일체감, 행복, 그리고 새로운 기회 등을 경험할 수 있는 삶의 순간들을 창조해 낼 수 있다는 것이다. 비록 그러한 순간들이 일시적일 수도 있지만, 중독성 성격이 갖고 있는 신념과 습성들의 한계를 자발적으로 깨고 극복해 보는 경험을 한다는 측면에서는 충분히 만족할 만하다. 이를 통해서 항상 우리에게 열려 있는 모든 가능성을 알아차릴 수 있게 되는데 나는 이것을 '인식된 기회'라고 표현한다. 우리가 원하는 바를 절대적으로 명확하게 표현함으로써 우리는 이러한 자발적인 돌파구를 경험하는 빈도와 지속 시간을 늘릴 수 있다.

무엇보다도 마음의 평화가 내가 원하는 바이다.
지금 이 순간 나의 어떤 잘못으로도

손상을 입거나 망가지는 법이 없는
나의 본질적인 가치를
명확하게 인식할 수 있기를 소망한다.

내가 이미 가지고 있는 것을 요구하는데
어찌 내가 원하는 바를 얻지 못하겠는가!

몇 년 전에 나로서는 어찌할 방도가 없는 세균성 폐렴을 진단 받은 적이 있다. 이것은 성인으로서 내가 겪었던 여러 번의 신체적 시련 중 세 번째에 해당하는 것이었다.(첫 번째는 내 청력에 손상을 준 자가면역 질환이었고, 두 번째는 전립선 질환이었다.) 물론 의사들 사이에서는 이 병이 뇌에 영향을 미칠 수 있다는 우려들이 나돌고 있었다. 당시 생각하기에 그동안 식이조절과 운동을 상당히 성실히 해 왔음에도 불구하고 이런 신강상의 어려움을 겪는 것이 불공평하다고 느꼈고 또 하나의 장애나 또는 심지어 죽음까지도 직면해야 하겠다는 느낌이 들면서 마음이 막막해지고 처량한 생각이 들었다. 안개가 자욱하게 낀 겨울날이었고 나는 고열로 힘겨워 하고 있었다. 한 전문의가 와서 보고는 상황이 아주 좋지 않다고 하였다. 그렇게 몇 주를 보내고 있었는데 섬망에 빠져 헤매던 동안 어떤 생각이 갑자기 떠올랐다. 그 생각은 '너의 몸뚱아리를 초월하여 보라. 병 그 자체를 너머서 이런 일들이 일어나는 목적이 무엇일까 주시해 보라'는 것이었다. 나에겐 여전히 많은 수액 줄이 달려 있었고 나는 산소 호흡기에 그리고 40도에 가까운 고열이 나고 있었지만 무언가 변화가 일어나고 있었다. 마침내 나에게 일어난 그런 일들에 대해 감사할 수 있는 마음이 생겨났다. 이런 일들이 목적하는 바는 나를 가장 아꼈던 사람들로부터 더 많은 사랑을 받는 것을 배우는 것이었다. 내가 이러한 고통 속에서 배운 것이 무엇인지 명확하게 알게 되었을 때 치유의 자각이 일어났다. 내가 그 순간에는 집중하여 당시 경험하고 있는 것이 정확히 무엇인지를 제대로 알아차리는 것 외에는 아무것도 할 것이 없었다. 그것은 나에게 기적 같은 일이였다.

기적은 우리 지각의 변화를 통해서 일어난다.
불과 얼마 전에는 우리에게 고통을 초래했던 생각이나 신념을
우리에게 평화와 감사의 마음을 가져다주는 것으로 변화시킬 때
기적은 일어나게 되는 것이다.

방어는 항상 무언가에 대항하려고 했던 그것을 오히려 더 불러들이게 되지만 기적은 항상 새로운 가능성에 대한 자각을 불러온다. 내가 당신에게 제안하는 것은 기적은 가능하다는 것을 믿으라는 것이다.

반대로 중독성 성격은 어떤 것이 행복을 가져오게 할 수 있을까에 늘 자신의 한계에 갇혀 염려한다. 그리고 이런 식의 염려는 늘 어떤 생각의 틀에 빠지게 한다. 어떤 틀을 갖추고 있다는 말의 뜻은 중독성 성격은 우리가 더 많은 것을 가질 때 행복해 진다고 주장하면서 더 많은 것을 얻으려면 더 많은 것을 해야 한다는 식의 주장을 하는 것이다. 중독성 성격은 우리가 가진 것만으로는 절대 충분치 않다고 믿게 만든다. 일단 우리가 필요한 것을 가지게 되면 우리는 그것을 보호하는데 에너지를 쓰게 되고 그리고는 더 많은 것을 얻기 위해 에너지를 소모하게 되는 것이다.

중독성 성격이 이해하는 풍요함이란 물질적인 부, "완벽한" 관계, 그리고 사회적으로 높은 지위 등에 달려 있다고 믿는다. 중독성 성격은 일단 이러한 것들을 손에 넣게 되면 그것들을 잃을지도 모른다는 두려움에 빠진다. 중독성 성격은 당신이 가치 있게 여기는 어떤 것이라도 남에게 주면 나중에 그것을 더 가질 기회가 없어진다는 생각을 강화시킨다. 슬프게도 이런 '거짓된 풍요함'에 대한 가치관은 우리의 문화가 존재하는 근간으로 작동하고 있으며 중독적인 생활을 더욱 촉진시키는 연료 역할을 하고 있다. 반대로 진실에 기반을 둔 성격의 참다운 풍요함의 가치관이란 가치 있는 것은 시간이 지나도 줄어드는 것이 아니라는 인식을 갖고 있으며 이것을 억지로 보호해야 한다는 생각도 하지 않는다. 오히려 진정으로 가치 있는 것은 남에게 나누어 줄때 더욱 풍성해 진다고 믿는다. 우리가 진실에 기반을 둔 성격의 관점에서 풍요함을 이해한다면 풍요함을 결핍에 대한 위장된 신념일 뿐이라고 여기는 중독성 성격의 눈으로 세상을 바라볼 때와는 완전히 다른 방식으로 가치 있는 것에 대한 기준을 설정할 수 있다.

변화를 다루는 대부분의 접근법들이 그것이 종교적이든, 영성적이든, 심리적 또는 정치적이든지 간에 우리의 가치 체계를 다룬다는 것을 알 수 있을 것이다. 문제는 심지어 전문가들조차도 간과하기도 하는 것이 있는데 바로 수많은 우리의 가치 체계들이 중독성 성격에 기초한 전술을 그대로 가져다 사용한다는 점이다. 중독성 성격이 사용하는 전술들이 모두 처음에는 다소 혼란을 초래하기 때문에 다음에 제시되는 것들을 이용하면 어떤 것이 진정한 가치가 있는 것인지를 가려내는데 도움을 받을 수 있으며 이러한 실제적인 방법들을 따르면 진정한 기회와 풍요함을 불러올 수 있을 것이다.

기회와 풍요함를 창조하는 법: 가치 있는 것이란 무엇이며 그렇지 않는 것은 무엇인가?

- 나누어 줄 때 더 풍성해 진다면 그것은 정말 가치 있는 것이다. 예를 들어 인식된 본질적 가치(REV), 사랑, 친절, 열정, 그리고 돌봄 등, 이 모든 것들은 다른 사람과 함께 나눌 때 더 많이 풍성해 진다.
- 가치 있는 것은 시간이 지나간다고 해서 그 가치가 줄어들지 않는다.
- 중독성 성격은 "자존감과 평화를 경험하기 위해서는 내가 뭔가 다른 것을 해야만 한다"라고 말한다. 반면 진실에 기반을 둔 성격은 "평온한 마음에서 평화와 자기 가치가 드러나게 된다"라고 말한다.
- 가치가 있는 것은 방어를 필요로 하지 않는다.
- 당신이 가치를 두는 것은 자신이 가치 부여하기로 선택한 것이다. 사랑은 그 자체로 끌리게 되어 있다. 이와 같이 공격은 공격을 불러들인다. 자신에게 도움이 되는 선택을 할 것인지 그 반대를 선택할 것인지는 바로 당신 자신에게 달려 있다.
- 치유의 열쇠는 당신이 필요하다고 생각하는 것을 더 가지려고 노력하는 대신에 당신이 이미 가지고 있는 것을 다른 사람에게 나

누어 주는 것이다.

- 진정한 풍요함과 가능성은 '나는 인식된 본질적 가치로는 충분하지 않다'라는 생각으로 부터 자신을 자유하게 해 준다.
- 진정한 풍요와 가능성은 두려움에 별 영향을 받지 않는다. 왜냐하면 진정한 풍요는 '가치가 있는 것은 상실될 수 없다'는 사실을 잘 알고 있기 때문이다.
- 당신 내면에 사랑이 있다는 것을 알게 되면 당신이 가지고 있는 것, 즉 사랑을 함께 나누는 것 말고 달리 원할 것이 무엇이겠는가?
- 진정한 풍요는 '너도 좋고 나도 좋은' 상황을 추구한다. 그러나 거짓 풍요는 '나는 좋고 너에게는 나쁜' 상황을 더 추구한다.

진정한 풍요함에 대한 신화(Myth)

나는 우리 시대의 위대한 스승이었던 테레사 수녀와 함께 인도에서 함께 시간을 보낼 수 있는 행운을 누렸던 적이 있다. 그녀는 새로운 사업을 시작할 때마다 결코 부족한 관점에서 생각하지 않았다. 그래서 그녀는 "우리는 예산이 부족하니 이 일은 할 수 없어요."라는 말을 하지 않았다. 테레사 수녀는 사랑과 친절이 진정으로 중요한 모든 것이라는 사실을 잘 알고 있었다. 비록 그녀가 이러한 단어들을 사용하지는 않았지만 그녀와 함께 있는 동안 그녀가 계속해서 인식된 본질적 가치를 실천하는 것을 나는 목격할 수 있었다. 그녀가 죽어가는 사람을 돌보면서 그녀는 그 죽어가는 사람의 노쇠한 몸뚱아리를 초월하여 그분의 내면에서 빛나는 영혼의 본질적 가치에 주목하였다. 테레사 수녀는 굶주린 아이에게 뭔가를 먹일 때는 굶주려 손을 뻗는 그 아이에게서, 그리고 감사함으로 가득 찬 어린 눈망울에서 그 아이 내면에 존재하는 본질적인 가치에 집중하였다. 그녀의 삶을 통해서 분명하게 우리들에게 보여준 것이 있다. 그것은 우리가 다른 살아있는 생명체에서 본질적인 가치에 집중하겠다고 선택을 한다면 당신은 더 이상 그들을 무시할 수 없게 된다는 것이다. 당신이 남들을 무시하기를 중단하고 오히려 사랑하기를 선택할 때 치유는 시작되는 것이다.

중독성 성격은 모든 상황에서 만나게 되는
장애물에 초점을 두고 있으며
생길 손실을 미리 계산한다.
진실에 기반을 둔 성격은 모든 상황에서
배울 수도 있고, 주고받을 수 있는 기회에 주목한다.

중독성 성격은 두려움이 우리를 지켜줄 것이라는
비합리적인 신념 때문에 두려움에 집착한다.
진실에 기반을 둔 성격은 두려움을 초월하여 볼 수 있다.
그 이유는 두려움이 우리를 지켜주는 것이 아니고
도리어 두려워할수록 더욱 두려움을 느끼게 된다는
사실을 잘 알고 있기 때문이다.

중독성 성격은 원한과 죄책감에 사로잡혀
부정적인 과거에 머무르게 한다.

진실에 기반을 둔 성격은
지금 이 순간 본질적 가치를 발견하고
과거를 흘러 보내면서 치유를 경험하게 된다.

중독성 성격은 자신의 생각과 말과 행동으로부터
책임을 회피하기 위해서
부족한 점, 비난, 그리고 무가치함을 이용한다.
진실에 기반을 둔 성격은
인식된 본질적 가치를 실천함으로써
책임을 수용한다.

중독성 성격은 비난하는 것을 치유와 동일시한다.
진실에 기반을 둔 성격은 사랑을 치유와 동일시한다.

중독성 성격은
상황이 바라는 대로 되지 않기 때문에 화를 내고
통제할 수 없는 일이 생길까봐
화를 낸다고 말한다.

진실에 기반을 둔 성격은
상황을 인식하는 방식 때문에 화를 내게 된다고 말한다.
그리고 가장 강력한 치유의 힘은
용서를 하는 것이라고 말한다.

5장 진실에 기반을 둔 성격의 13가지 핵심 신념

지금 까지 살펴 본바와 같이, 진실에 기반을 둔 성격은 사랑, 지금 이 순간(present moment), 수용(acceptance), 그리고 풍요함(abundance) 등을 기반으로 하여 만들어 진다. 진실에 기반을 둔 성격은 다음의 핵심 신념들을 통해서 치유와 행복을 불러온다.

진실에 기반을 둔 신념 1: *내가 다른 사람들에게서 발견하는 것은 나의 마음 상태를 반영해 준다. 나는 나는 지금 이 순간 행복함과 감사함을 느끼고 가치있는 사람이 되기 위해서 아무것도 부족한 것이 없다. 모든 생명에는 근본적인 공통의 속성(unity)이 존재한다.*

여기서 말하는 '진실(truth)'이라는 용어는 우리의 반응(reaction)은 우리 자신의 마음 상태가 외부로 투사되어 나타난다는 점을 강조한다. 그렇게 때문에 우리가 상황들을 바라보는 방식과 그 상황에 대한 우리의 반응에 대해서 최종적인 책임이 우리에게 있다는 것을 인정해야 한다. 우리는 항상 자신의 생각과 신념의 필터를 통해서 사물이나 상황을 바라본다. 그 결과 다른 사람과 상황들을 바라보는 고유한 자기 방식이 결정되는 것이다. 나는 지금까지 30년 동안 이 진실을 명심하며 살고 있지만 언제나 쉬운 일 만은 아니다. 우리는 중독성 성격이 펼치는 게임에 훨씬 더 쉽게 말려들고 있는데 중독성 성격은 우리로 하여금 끊임없이 다른 사람들을 비난하고 세상이 우리를 힘들게 한다고 생각하게 만든다. 진실에 기반을 둔 성격은 비난게임을 하기 보다는 모든 상황을 성장과 배움의 기회로 바라본다. 최선을 다해 나 자신에게 정직해 지는 훈련을 해 오면서 알게 된 것은 내가 '책임감이 강한 창조자' 이기 보다는 습관적으로 '남을 비난하는 희생자' 역할을 충실히 하는 사람이라는 것이다. 이러한 습관은 지금도 계속되고 있는데 그 이유는 긍정적인 변화를 하는 것보다는 이런 식으로 생활하는 것이 더 쉽고 편하기 때문이다.

진실에 기반을 둔 성격은 우리가 다른 사람과 단절되어 있는 것이 아니라 실제로는 사랑의 줄에 의해 서로 연결되어있다는 사실을 잘 인식하고 있다. 어떤 이들은 독방에 갇힌 전쟁포로처럼 고립되어 살면서 살아갈 의지를 포기하기도 하고 또 어떤 이들은 제 정신을 놓아버리기도 한다. 또 어떤 사람들은 정신적으로나 정서적으로 힘든 상황을 잘 버텨 내는 사람도 있다. 생존자들의 공통점은 그들이 고립되어 있었음에도 불구하고 혼자가 아니라고 인식할 수 있었다는 점이다. 어떤 이들은 그들의 가족을 떠올렸고 그들에게 사랑을 전했으며 또 어떤 이들은 가족들이 보낸 사랑을 느끼기도 했다. 그들은 감옥에서의 구금 생활을 한다고 해서 가족으로부터의 사랑을 막을 수 없다고 믿었다. 그들은 어떤 경계나 통제로 사랑을 막을 수는 없다는 점을 잘 이해하고 있었기 때문에 살아남을 수 있었던 것이다.

어떤 생존자들은 다른 수감자들과 정신적으로 하나 되는 경험을 하기도 했다. 그들은 힘과 자비심을 기원하는 무언의 메시지를 보냈고 다른 사람들도 자신들을 위해 똑같이 그렇게 하고 있을 것이라고 믿었다. 그들은 절망을 뛰어 넘어 설 수 있는 힘을 다른 동료 수감자들이 그들에게 보내주고 있다는 것을 느낄 수 있었다. 그리고 사람들은 그들 자신보다 위대한 힘과의 관계를 맺음으로서 힘든 시련을 극복하면서 생존할 수 있었다.

내 생각에는 감금 생활을 하게 된 그들은 심각한 정서적 문제들을 경험하고 모든 삶의 목적과 소망을 잃어버리게 되었고 자신들은 철저히 혼자라는 생각을 했을 거라고 여겨진다. 그러나 생존자들의 경험을 통해서 알 수 있듯이 우리 모두는 서로 친밀하고 깊게 연결되어 있다는 것을 알고 있을 때 인간 정신의 강력한 힘이 발휘 된다는 것을 알 수 있다. 사랑은 결코 우리를 포기하지 않는다. 사랑을 포기하고 사랑을 외면하기로 마음먹는 것은 바로 우리 자신이다.

진실에 기반을 둔 신념 2:
나의 안전은 방어적인 태도를 모두 내려놓을 때 가능하다. 왜냐하면 사랑은 아무런 방어를 필요로 하지 않으며 받아들임이 마음의 평화를 가져오기 때문이다.

여러 해 동안 나의 중독성 성격은 분노나 죄책감으로부터 스스로를 방어 하면 안정감을 느끼게 해 줄 것이라고 속삭였지만 그것은 결국 더욱 깊은 고립감과 두려움에 빠져들게 했다. 마침내 나는 벽을 만들어 그 뒤에 숨으면 숨을수록 안정감을 느끼기는 불가능 하다는 사실을 깨닫게 되었다.

안정감, 성공, 그리고 평온함은 두려움이 아닌
사랑이 가져다주는 선물이다.

이것을 진실로 받아들이고 안정과 성공, 그리고 평온함을 원한다면, 중독성 성격이 늘어놓는 두려움에 귀를 기울이지 말아야 한다. 나 자신 이외의 주변을 바꾸려는 노력을 중단하고 대신에 내 생각의 변화에 초점을 맞추어야 일상의 변화가 찾아오게 된다. 이런 노력의 댓가로 자비심과 사랑의 힘을 신뢰할 수 있고 그 능력을 키울 수 있다.

일단 중지 한다

신뢰는 기쁨의 상태이며 존재하는 것들을 있는 그대로 받아들이는 것이다.

이러한 신뢰 속에서 우리는 자유를 발견할 수 있고
이 자유를 나누어 줌으로써 치유도 경험할 수 있다.

항상 무엇인가 더 해 내려고 애쓰는 것을 일단 중지할 수 있다.
모든 것은 이미 우리 안에 있기 때문이다.

남을 통제하고 조종하려는 노력을 일단 중지 할 수 있다.
모든 상황에서 우리는 무엇인가를 배울 수 있기 때문이다.

어딘가에 도달하기를 갈망하는 마음을 일단 중지할 수 있다.
우리는 지금 여기에 온전히 존재하겠다는 선택을 할 수 있기 때문이다.

다른 사람을 변화시키려는 노력을 일단 중지할 수 있다.
우리는 그들이 누구인지에 대한 진실을 잘 이해할 수 있기 때문이다.

두려움에 사로잡히는 것을 일단 중지할 수 있다.
우리는 사랑을 믿기 때문이다.

우리가 방어적으로 행동할 때, 우리는 더욱 불안해지고 두려움에 갇혀 다른 사람들로부터 멀어진다. 직장과 가정에서 또는 연인관계에서 내가 발견하게 된 것은 그들과 덜 방어적으로 소통을 하게 되면 그 결과 친밀감은 증가되고 훨씬 더 많은 신뢰감과 자기효능감, 그리고 관계에 대한 믿음 등을 경험할 수 있게 된다는 것이다.

나의 대인관계 경험에 비추어 볼 때, 두려움을 숨기고 방어하는 것

보다 오히려 그 두려움을 인정하고 고백하는 것이 나에게 더 큰 안정감을 주고 다른 사람들을 더 잘 이해할 수 있는 기회가 된다는 것을 알게 되었다.

진실에 기반을 둔 신념 3:
사랑은 조건부가 아니다. 내 자신의 가치는 외적인 기준에 달려 있지 않다.

나는 어렸을 때 부모님이나 선생님이 원하는 대로 행동하면 칭찬을 받는다는 것을 알게 되었다. 반대로 그들의 말을 따르지 않을 때에는 무시 받거나 벌을 받았다. 우리 가족처럼 내면보다 겉으로 보여 지는 것을 더 중요시 여기는 가족 환경에서 자라난 아이들은 조금이라도 완벽하지 못하면 '실패자' 라는 느낌을 갖고 성장하게 된다. 나는 열심히 해야 하는가 아니면 포기해버려야 하는가를 망설이며 여러 해를 보냈다. 왜냐하면 달성하기 힘든 목표를 달성한 뒤의 기쁨은 잠시였고 순간적인 만족에 그쳤기 때문이다. 나는 내가 이루어 낸 것이 아무리 대단한 것이라고 할지라도 언제나 만족스럽지 못했던 것 같다.

자신의 가치가
외적인 기준이나 업무 수행 정도에 따라 결정된다고 믿는다면
우리가 얼마나 일을 잘 하는지와는 상관없이
부족하다는 느낌은 끝없이 따라 다닐 것이다.

대부분의 부모들은 그들의 자녀들이 최고가 되기를 원한다. 그러나 우리가 자녀에게 주는 메시지에 주의를 기울여야 할 필요가 있다. 요즘 아이들은 불필요한 스트레스를 너무 많이 받고 있으며 과도한 기대 속에서 자라난다. 내가 이 책을 쓰고 있을 때 큰 딸은 SAT시험을 준비하는 중이었다. 나는 딸에게 최선을 다하기만 하면 된다고 자주 이야기했다. 그리고 이 시험은 단지 대학 입학을 위한 절차일 뿐이며 사람으로서의 가치를 측정하는 것은 아니라고 말해 주었다.

정반대로 Kathy 라는 내담자는 어릴 때부터 어머니의 긍정적인 관심을 받기 위해서는 완벽하게 자기 할 일을 잘 해야 한다고 배웠다. Kathy가 성적표에 다섯 개의 A와 한 개의 B+를 받아오자, 어머니는 그녀에게 “왜 너는 올 A를 받지 못했느냐? 이렇게 해서 스탠포드 대학에 갈 수 있겠니?” 라고 물었다. 결국 Kathy는 열심히 노력하여 많은 장학금을 받고 스탠포드에 갔다. 그녀의 성공에도 불구하고 그녀는 종종 자다가 잠을 깨고 토하기도 했다. 그녀는 항상 A학점을 받아야 한다는 생각에 사로잡혔다. 졸업 후에도 Kathy는 완벽주의적인 생활 방식을 계속해서 유지했고 27세 때에는 억대 연봉을 받는 큰 컴퓨터회사의 팀장이 되었다. 그러나 Kathy는 여전히 실패에 대한 잔인한 두려움에 여전히 고통 받고 있었다.

Andy는 Kathy와 비슷한 가정환경에서 성장했다. 그러나 그는 자신의 부적절한 느낌을 Kathy와는 다르게 처리했다. Andy는 학교공부를 못했으며 대학에 가지 못했고 제대로 된 직업도 가질 수 없었다. 그는 매우 머리가 좋음에도 불구하고 결코 노력을 하지 않았다. 어린 시절부터 그의 부모의 끊임없는 잔소리를 들으면서 Andy는 “내가 무엇을 하든지 결코 만족할 수는 없을 거야. 그러니 왜 고생을 해? 만일 내가 시도조차 하지 않는다면 실패도 없겠지" 라는 식의 태도를 보였다.

나는 두가지 면을 모두 가지고 있었다. 왜냐하면 나 자신의 가치가 외부의 기준에 달려있다고 믿었기 때문에 나는 학업과 운동을 성공적으로 잘 해 내기도 했지만 또 한편으로는 내 감정을 무디게 만드는 약물 중독자의 삶을 살기도 했다. 바깥으로 항상 드러나는 것은 아니지만 내 내면에서는 낮은 자존감의 진자 끝이 어느 쪽으로 흔들리는가에 따라 나는 스타가 되는 것 같기도 하고 완전한 패배자가가 되는 것 같은 느낌을 받았다. 어느 쪽이 되든지 나는 계속해서 두려움과 무가치한 느낌을 피할 수는 없었다.

Kathy와 Andy, 그리고 나 사이의 공통적인 연결점이 있는데 그것은 우리들 각자가 가지고 있는 중독성 성격의 신념이다. 다시 말하면 우리 세 사람 모두는 우리의 행위와 업무 수행 능력이 인간으로서의 값어치를 결정한다는 것을 믿고 있었다. 치유과정에서 우리가 꼭 다루어야 하는 것은 우리가 이러한 중독성 신념을 내려놓는 것이다. 중독적인 행위의 순환을 끊어내기 위해서는 우리가 외부에서 부여된 어떤 기준을 충족시켜야만 사랑을 얻을 수 있고 자신의 가치가 올라가는 것이 아님을 깨달아야 한다.

우리는 모두는 이 세상에 태어났다.
충분히 가치 있는 존재로,
충분히 사랑스런 존재로.
한 점 부끄럼 없이 이 세상에 왔다.

개인뿐만 아니라 사회 문화적인 치유와 회복을 통해
이러한 우리의 순수한 본성을 다시 회복시켜야하는 거룩한 임무를
우리는 안고 있다.

진실에 기반을 둔 신념 4:
엄격한 정직을 동반한 용서를 통해서 평온함을 경험한다.

아인슈타인은 인류가 핵의 시대에서 살아남으려면 사고방식을 변화시켜야 한다고 주장했다. 그는 가장 강력한 힘은 외부에 있는 것이 아니라 우리 자신의 마음이라는 사실을 잘 알고 있었던 것이다.

방어적인 태도와 공격하기는 중독성 성격이 잘 사용하는 사고방식이다. 우리가 대인관계에서든 국가간 외교에서든 안정과 평화를 원한다면, 우리는 공격하기나 방어하기 보다는 실천적인 용서를 통해서 우리의 사고방식을 변화시켜야 한다. 용서는 우리의 사고와 행동에 대해 책임감을 가질 때 시작된다. 첫 번째 단계는 용서를 올바르게 이해하는 것이다. 용서는 관점의 변화에서부터 시작된다. 그것은 과거에 기준을 두면서 생기는 차이점에 초점을 맞추기 보다는 지금 이 순간에 발견할 수 있는 공통점에 초점을 맞추는 것을 의미한다. 다른 말로 하자면 용서의 마음이 결핍 되면 자기 방식은 절대 잘못된 것이 없다고 믿게 되어 어떤 공통의 입장을 찾으려고도 하지 않으면서 그동안 자신이 일을 어떻게 처리해 왔는지 그리고 자신이 어떻게 부당한 대우를 받아 왔는지 만을 강조하려 든다. 중독성 성격은 용서를 하지 않는 것이 자신을 안전하게 지키는 것이라고 주장하지만 실제적으로는 용서를 하

지 않는 것은 독은 자신이 삼키면서 다른 사람이 죽기를 바라는 것과 같은 것이다.

다음의 내용은 나의 저서 '이유 없이 웃으라(Smile for No Good Reason, Hampton Roads Publishing, 2000)'에서 인용한 것이다.

용서 실천 연습하기(Forgiveness Practice Session)

어제 아침 나는 쓰레기를 밖에 있는 쓰레기통에 갖다 버리기가 귀찮아서 쓰레기 봉지를 발로 억지로 밟고 있었다. 그러다가 신발에 지난밤 먹다 남은 음식물 쓰레기가 묻고 나서야 고작 2분 정도 밖에 걸리지 않는 거리에 있는 큰 쓰레기통에 갖다 버리지 않은 것을 후회를 했다.

이처럼 쓰레기를 억지로 쓰레기통에 밀어 넣는 과정은 중독성 성격이 작동하는 방식과 아주 유사하다. 나는 나 자신과 다른 사람들에 대해 갖게 되는 부정적인 낡은 생각을 쌓아 두기만 할 뿐 그런 부정적인 생각들을 내다버리는 시간을 가지지 못했다. 이렇게 계속해서 분노, 시기, 질투 또는 복수심과 같은 괴롭고 냄새나는 것들을 처리하지 않고 방치해 둔다면 항상 나는 내 신발에 더러운 오물을 묻히게 될 것이고 결국은 엉망진창이 될 것이다. 단지 하루에 몇 분씩만 투자하면 훨씬 더 쉬운 삶을 살게 해주는 용서를 실천할 수 있다. 용서는 쓰레기를 내다 버리는 것과 유사하다. 그래서 용서의 기적을 직접 경험하고 싶다면 용서를 규칙적으로 연습해 보기 바란다.

나는 삶속에서 용서를 실천하는 연습을 통해서 내 마음에 평온함을 깨뜨리는 생각들을 청소하는데 큰 도움을 얻었다. 나는 당신에게 오늘부터 시작해서 하루에 한 번, 5분 정도 용서하는 연습을 해 보기를 제안한다. 이 시간 동안에 자신뿐만 아니라 주변의 사람들을 의식적으로 떠올려 보라. 그리고 그들의 행동 너머를 주시하면서 그들이 진정으로 누구인지를 알아차리려는 연습을 해 보라. 그들의(또는 당신 자신의) 행동을 바다 표면에 일어나는 파도의 흰 물결과 같다고 상상해 보라. 비록 날씨가 흐리고 파도가 친다하더라도 바다 깊숙한 곳을 떠올리고 그곳을 집중해 보라. 그리고 그들 마음속에 존재하는 빛을 상상해 보라. 심지어 그들 자신도 잘 인식하지 못하는, 보이지는 않지만 존재하는 그들의 온화한 미소를 그려내 보라. 이와 같이 당신 자신에게도 똑같이 연습해 보라. 이런 연습을 거듭할 수록 이 빛은 더욱 빛나게 될 것이며 당신의 미소는 더 퍼져 나갈 것이다. 이 연습을 통해서 당신은 한층 마음이 가벼워질 것이고 더 행복해 질 것이다. 당신 주변의 사람들 또한 당신의 이러한 변화를 알아차리게 될 것이다.

용서는 당신이 다른 사람들의 모든 행동을
관대히 눈감아 주는 것을 의미하는 것은 아니다.
그리고 용서는 다른 사람들이 자신들의 행동에 대한 책임을
면하게 해 주는 것도 아니다.

용서는 어떤 행동을 했느냐를 뛰어 넘어서
당신 자신뿐만 아니라 모든 사람들 안에 있는
본질적인 가치를 바라봐 주는 것을 의미한다.

과거가 아니라 지금 이 순간에 존재하는 자신과 다른 사람들을
있는 그대로 바라보게 될 때, 용서는 가능해 진다.
용서는 치유와 행복, 그리고 새로운 기회를 위한 토대가 된다.

또한 용서에 대한 올바른 이해가 필요하다. 중독성 성격은 용서를 하지 않으려는 수많은 이유들을 찾아낸다. 중독성 성격은 용서란 높은 위치에 있는 사람이 누군가를 판단하는 것이라고 주장한다. 중독성 성격은 용서 자체를 부정(denial)하게 만들지만 용서에 대한 개념도 잘 왜곡시킨다. 중독성 성격이 용서할 수 없다고 이야기 할 때 그것에 귀를 기울이지 않도록 조심하고 다음의 사실을 기억하기 바란다.

당신이 누군가를 용서하는 것은
그 사람 내면의 본질적 가치에 주목하는 것이다.
용서가 어려운 것은 그들의 본질적인 가치가
그들의 잘못된 행동에 의해 가려지기 때문이다.

다음과 같은 질문을 자기 자신에게 정직하게 물어보라.
화를 계속 내고 방어와 공격에 몰두하면서
당신의 마음 속에 평화가 찾아 오던가?

만약 당신이 마음의 평온함과 새로운 기회를 원한다면
용서의 힘을 직접 경험해 보기를 바란다.

진실에 기반을 둔 신념 5:
오직 지금 이 순간만이 실제이다. 과거는 이미 지나갔고 미래는 아직 오지 않았다.

이 단순한 생각을 받아들이는 것은 우리에게 기회와 행복을 향한 마음 문을 열게 하고 두려움과 걱정의 문은 닫게 된다.

많은 이들과 마찬가지로 나도 미래에 대해 걱정을 하면서 꽤나 많은 시간을 보냈다. 나는 아침에 일어나면서부터 그날 있을 일에 대해 걱정을 하곤 했다. 그리고 밤에는 내일은 더 나쁠 것이라고 걱정을 하면서 잠자리에 들곤 했다. 나는 하루 종일 나의 업무 수행 능력을 비판하면서 좀 더 달리 잘하지 못한 것을 아쉬워하곤 했다.

내가 진행하는 워크샵에 참가하는 많은 사람들이 걱정–비판–걱정 패턴을 보이는 것을 발견하게 되었다. 대부분의 사람들은 집단치료 시간에 자신의 이야기를 고백해야 하는데 일부 몇명을 제외하고 대부분의 사람들은 이 경험이 불편하다고 말한다. 나는 참가자들에게 자기소개와 함께 집단에서 기대하는 점이나 원하는 것이 있으면 말로 표현해 보도록 한다. 그런데 참가자들은 자기가 이야기해야 될 차례가 다가올수록 다른 사람이 지금 이야기하고 있는 것을 잘 듣지 않게 된다는 것을 알게 되었다. 대신에 그들은 무슨 말을 해야 할지 미리 준비하느라 조급한 마음이 생긴다. 그들은 자기 차례가 되어도 지금 여기에 충분히 집중하지 못하게 되는데 그 이유는 다른 사람들과 자신들이 이룬 업적들을 비교, 평가하느라 정신이 없기 때문이다. 각자 소개하는 시간이 끝나면 앞으로 어떤 말을 할까 걱정하느라 온통 정신이 팔린다. 이렇게 산만해진 정신 때문에 지금 이 순간에 어떤 일이 일어나고 있는지에 대해 주의를 기울일 시간을 전혀 갖지 못하게 된다.

일상에서 우리는 이런 사고방식에 자주 빠져들게 되고 결국은 우리 삶에서 어떤 일들이 일어나고 있는지에 대해서 놓치고 살아가게 된다. 다시 한 번 더 강조하지만 미리 걱정하고, 비난하고, 미래를 걱정하는 중독적인 순환 때문에 많은 기회들을 놓치게 된다는 것을 기억하라.

운전을 하다가 지난 과거의 일에
너무 몰두한 나머지 길을 지나친 경험이 있지 않는가?
이미 지나간 일에 정신을 빼앗겨 집착하기 때문에
아직 일어나지도 않은 일을 걱정하면서
정신이 그곳에 나가 있는 바람에
얼마나 많은 기회들을 놓치고 있는지 한번 생각해 보라!

해결책은 의식적으로 우리의 초점을 바로 지금 여기(here and now)로 되돌려 놓는 것이다. 그런데 이것은 처음에는 쉬워 보이지만 계속해서 집중하기가 쉽지 않다는 것을 알게 될 것이다. 사람들과 워크샵을 진행하면서 나는 참가자들에게 의식적으로 지금 이 순간에 집중하도록 하고 남의 말에 경청하도록 하면서 걱정-비판-걱정의 습관에 빠지는 것을 알아차리는 연습을 하도록 한다.

진실에 기반을 둔 신념 6:
새로운 변화를 경험하고 싶다면 먼저 생각하는 방식을 바꾸어야 한다.

진실에 기반을 둔 성격은 타인의 결점을 찾아내어 불평하고 비난하기 보다는 마음을 다잡아 자신의 생각이나 태도에 주의를 기울인다. 여기서 중요한 부분은 '마음을 올바른 방향으로 잡는다.'라는 개념이다. 당신이 행복하다고 느끼지 못한다면, 습관적으로 원망하고, 걱정하고, 비난하기 전에 자신의 생각들을 들여다보고 올바른 방향으로 바꾸어야 한다.

모든 상황 속에서 우리는 마음의 방향을 결정할 기회들을 마주하게 된다. 이러한 선택은 우리가 살아있는 한 끝나지 않는다. 우리의 마음이 평온함을 향하게 노력하는 것은 현재의 어려운 상황을 회피 하는 것이라고 생각해서는 안된다. 도리어 이러한 연습을 통해서 우리가 만나게 되는 모든 상황에서 효율적으로 대처할 수 있는 능력을 키울 수 있게 된다. 나는 이것을 '평온한 인내심(peaceful persistence)'이라고 부른다. 달라이라마나 혹은 테레사 수녀 같은 사람이라면 당신이 겪은 최근의 어려운 일들에 어떻게 대처했을까를 한번 상상해 보라. 이러한 '평온한 인내심'은 불교에서 말하는 마음 깊은 자비심으로 타인의 이야기에 귀를 기울이는 것과도 비슷하다. 요즈음 나는 이것을 다시 연습하면서 배우고 있는 중이다. 최근에 집의 일부가 홍수로 인해 피해를 입었다. 그런데 보험회사는 처음부터 내가 요구한대로 보상을 해 주지 않았다. 이때 당시 나는 무력감과 분노 감정으로 밤잠을 이루지 못하였다. 나는 내 마음의 평온함이 깨지게 된 근본 원인이 내 자신의 마음을 보지 않으려고 교묘하게 머리 굴리며 문제에서 회피할 방법을 찾고 있었기 때문이었음을 문득 깨닫게 되었다. 이것은 비난게임의 한 형태로서 책임을 다른 사람에게 전가시키고 그들의 죄책감을 더 증폭 시키고 있었던 것이다. 이와는 반대로, 진실에 기반으로 둔 성격은 분노-남탓-죄책감의 악순환에서 벗어나 사태의 본질을 바라보게 한다. 결국 중독성 성격은 다른 사람이 우리를 화나게 하는 행동을 했기 때문에 그들은 당연히 처벌을 받아야 한다고 이야기 한다. 이러한 어리석은 주장에 대한 평화로운 대안은 우리가 종종 우리 자신에게 가장 유익한 한 것은 마음이 제대로 인식하지 못할 수 있다는 불완전함을 먼저 받아들이는 것이다. 중독성 성격이 이번 기회에 보험회사를 정신 차리게 해 주겠다는 생각을 갖게 한다는 사실을 깨닫게 되자 평온한 인내심이 찾아왔고 덕분에 나의 문제 상황을 잘 처리할 수 있었다. 그 이후 흥미롭게도, 보험사 직원은 내가 화를 내고 공격적으로 대처했을 때 보다 훨씬 긍정적으로 응대했다.

진실에 기반을 둔 신념 7:
실수를 통해 배우고 성장한다. 비난과 처벌은 성장에 불필요한 것이다.

나의 내성적이고 민감한 성격 때문에 내 삶은 마치 롤러코스터 타는 것 같았다. 어른이 되어서야 나는 이러한 성격을 잘 다룰 수 있었고 사람들과 원만한 관계를 유지할 수 있었다. 그러나 내가 어렸을 때는 이러한 성격으로 어떻게 살아야 할지 잘 알지 못했다. 내가 사소한 실수를 해도 마치 세상이 끝난 것 같은 느낌을 받았다. 나는 10대 때 부모님으로부터 칭찬을 받아본 기억이 전혀 없다. 부모님은 온통 내 잘못만을 찾으려고 눈에 불을 켜고 다니는 사람처럼 보였다. 나는 당시 분명히 나에게 뭔가 문제가 있는 것이 틀림없다고 느꼈다.

성장해가면서 어떤 실수를 저지를 때마다 지속적으로 자신에게 심한 비난을 가했다. 아내가 이혼을 요구했을 때, 나는 '어떻게 이혼을 한단 말인가? 우리는 완벽한 결혼생활을 하고 있었는데!'라고 생각했던 기억이 있다. 우리의 결혼생활이 그다지 완벽하지 않았으며 나는 은근히 아내를 비난하는 행동을 자주 했다는 사실을 깨닫는데 많은 시간이 걸렸다. 내가 그 실수를 인정했을 때, 나는 내 자신에 대해 낙심하고 괴로워 어쩔 줄을 몰라 했다. 나는 스스로를 좋은 인간관계를 누릴만한 가치가 없는 존재로 여기게 되었다. 나의 내면에는 나를 비난하는 부모가 있었다. 지속적으로 스스로를 처벌 하는 동안 나는 수치감 속에서 꼼짝 할 수가 없게 되었다. 물론 이러한 결과로 건강한 대인관계는 불가능했고 결국은 내 신념이 맞았다는 증명을 스스로 해 보인 셈이 되였다.

오랜 시간이 지나고 나서야 이혼도 처벌이 아니라 배움의 기회였다는 사실을 받아들이게 되었다. 그리고 나는 이혼의 결과를 가져왔던 나의 내면을 두려워하거나 회피하는 일 없이 면밀히 탐색해 보는 시간을 가지게 되었다. 나는 스스로를 비난하는 것을 멈추고 그동안 내가 한 일들에 대해서 책임을 지겠다는 용기를 내었다. 처벌은 계속해서 나를 과거에 묶이게 만든다. 본질적 가치를 발견하고 용서를 실천함으로써 나는 더욱 스스로를 성장시켜 나갈 수 있었다.

배움에 대한 가장 큰 장애물은
자기 비난, 과거에 집착하기, 끝없는 처벌 등이다.
내가 나 자신을 괴롭히는 것을 멈추어야
내 마음의 능력을 무한대로 발휘할 수 있다.
자기 비난의 감옥으로부터 벗어날 때
창의적인 힘과 수많은 기회들을 자연스럽게 만나게 된다.

진실에 기반을 둔 신념 8:
오로지 사랑만이 참된 것이다. 참된 사랑만이 어떤 위협에도 흔들림이 없다.

우선 다음 문장들을 명심하자.
오로지 당신의 본질적인 가치만이 참된 것이다.
그리고 당신의 본질적인 가치는 사랑이다.
참된 가치인 사랑은 어떤 위협에도 전혀 흔들림이 없다.

중독성 성격이 작동하는 동안에는 우리는 항상 위협감을 느낀다. 위협 속에서 마음의 평온함과 최상의 능력을 발휘하는 것은 불가능한 일이다. 중독성 성격은 거짓된 신념을 기초로 한 허구라는 점을 진실에 기반을 둔 성격은 잘 알고 있다. 무조건적인 사랑의 실천을 통해 발견된 본질적 가치는 적을 만들지 않으며 사라질 수 있다는 두려움도 갖고 있지 않다. 인식된 본질적 가치는 어디에나 존재하며 모든 것들이 인식된 본질적 가치(REV)를 품고 있다. 참된 가치인 사랑을 막을 수 있는 것은 아무것도 없다. 그래서 어떤 방어도 불필요한 것이다.

진실에 기반을 둔 신념 9:
나는 내 삶에 대해 책임이 있다. 왜냐하면 내가 경험하는 느낌도 내가 원하는 방향으로 선택할 수 있으며 어떤 목표를 달성할지도 내가 결정할 수 있기 때문이다.

이런 신념에 기초하여 우리는 다른 사람들과 논쟁을 벌이거나 다른 사람을 비난하는 것을 일단 중지할 수 있다. 그리고 우리 자신의 삶을 책임지는 선택도 가능해 진다. 우리의 마음에 한 가지 목표를 정할 때 마음의 평온함을 경험하게 되고 그렇게 될 때 그 목표는 성취하기가 쉽다. 예를 들어 우리가 다른 사람의 잘못을 밝혀내고 싶은 목표를 마음에 품고 있으면서 동시에 행복과 평온함을 원하는 것은 불가능하다. 즉, 서로 대립되는 목표들을 갖고 있으면 갈등으로부터 오는 고통은 불가피하다.

사람들은 자신만의 고유한 시각을 가지고 세상을 이해하고 동일한 정보로부터 각기 다른 결론들을 도출해 낸다. 우리는 사람들에게 몇 가지 질문을 던져주고 그에 대한 대답을 통해 그들의 시각을 알 수 있다.

만약 우리가 초록색 안경을 통해서 세상을 보면 우리는 초록색 세계를 보게 되는 것이고 빨간색 안경을 통해서 보면 우리는 빨간 빛깔의 세상을 보게 되는 것이다. 중독성 성격을 통해서 세상을 보게 되면 분노, 시기, 죄책감 그리고 수치감을 느끼게 되고 세상의 공격으로부터 방어적인 태도를 취하게 된다. 우리가 진실에 기반을 둔 성격을 통해서 세상을 바라보면 사랑이라는 본질적 가치를 확장시키고 이해와 배려를 실천하는 세상을 경험하게 된다. 우리가 두 가지 성격 중 어떤 성격을 발전시킬 것인지에 따라 두 가지 다른 경험을 할 수 있다.

당신의 의도가 중요하다. 그 의도가 무엇이냐에 따라 결과는 달라진다. 다음의 질문들을 자기 자신에게 해 보면 어떤 상황에서든지 당신의 의도와 목적을 분명히 하는데 많은 도움이 될 것이다.

나는 이 상황을 통해서 진정 무엇을 원하고 있는가?
그리고 이 상황이 나에게 의도하는 바는 무엇일까?

이러한 질문에 중독성 성격과 진실에 기반을 둔 성격은 전혀 다른 답을 내 놓는다. 인생은 당신이 살아가는 것이니 당신이 직접 선택하라. 그리고 기억하라. 중독성 성격은 늘 당신에게 공격에 대해 방어하라고 그럴듯하게 속삭일 것이라는 사실과 늘 불평하고 남 탓을 하게 만들 것이라는 사실도 기억하라. 반면에 진실에 기반을 둔 성격은 당신 스스로가 경험을 만들어내는 주체가 될 수 있고 당신은 이 세상에 기여할 것이 있는 가치 있는 사람임을 강조할 것이다. 그리고 진실에 기반을 둔 이 성격은 당신으로 하여금 애초에 가졌던 자신의 의도를 놓치지 않도록 인도해 나갈 것이다. 물론 당신의 선택을 묻는 질문에 답을 할 때는 외적인 상황이나 결과물에 과도하게 신경을 쓰지 않도록 해야 한다. '당신은 어떤 사람이 되고 싶고 어떻게 성장하고 싶은가? 그리고 왜 그렇게 해야 하는가?' 라는 질문에 대한 답이 우선되어야 한다.

우리는 사랑을 배우고자 하는 자신의 의도나 목적을 분명하게 하지 않기 때문에 우리 중 많은 사람들이 정말로 자신이 원하는 삶을 살아가지 못하고 있다. 우리가 삶의 목적을 명확히 하지 않을 때 우리는 생활 속으로 끊임없는 갈등의 먹구름과 삶의 황폐함을 초대하는 꼴이 되며 결국에는 제멋대로 구는 중독성 성격을 불러들이게 되는 것이다. 만약 당신이 불평을 많이 하고 있다거나 자신이 피해자 같은 느낌이 든다면 앞서 언급한 목적과 관련된 두 가지 질문에 정직하게 답을 해 보아야 할 것이다.

진실에 기반을 둔 신념 10:
나는 내가 가진 것을 나누어 줌으로써 내가 원하는 바를 얻을 수 있다. 이러한 풍요함(abundance)의 순환은 계속되며 주변 상황에 제약을 받지 않는다.

중독성 성격의 관점으로는 자신은 남들에게 나누어 줄 것은 없다고 생각하며 남들의 잘못을 발견하게 되면 수단을 가리지 않고 비난과 흠집 내기를 해야 한다고 느낀다. 더구나 우리가 다른 사람을 이기려면 반드시 누군가는 져야 한다고 믿게 되는데 이것이 중독성 성격의 특징 중 하나인 결핍의 법칙이 작동하는 원리이다.

무엇이 지속적인 성공과 최고의 성과를 가져 오는지에 대한 연구들이 심리학, 생리학, 그리고 경제학 분야에서 계속해서 이루어지고 있다. 이러한 연구를 바탕으로 나의 동료인 Goewey와 Meyer는 ProAttitude라고 불리는 프로그램을 개발하였다. 그들은 '마음의 역동적인 평화(dynamic peace of mind)' 상태에서 마음이 가장 잘 기능 할 수 있는 높은 단계라는 것을 발견했다. 마음의 역동적 평화 단계는 스트레스를 느끼지 않고 주변과 활발히 상호작용 하는 내적 상태를 말한다. 이 상태에서 우리는 언제 어디서나 무언가를 다시 만들어내는 법을 배울 수 있게 된다. Goewey와 Meyer은 우리가 바라는 바를 얻는 가장 효과적인 방법은 받은 것을 그 대상에게 그것이 가족이든, 공동체이든 심지어 이 지구이든 다시 되돌려 주는 것 이라고 주장한다. ProAttitude에 의해서 새로 만들어진 용어인 '두려움 없는 자기 확신'은 우리를 최고의 상태로 이끌어 주며 이런 존재 상태에서는 스트레스가 마음에 영향을 미치지 못하게 된다. 이러한 본질적인 태도를 갖게 될 때 우리는 어떤 외부환경보다 더 큰 존재가 될 수 있다. 그 공식은 다음과 같이 간단하다.

평화를 얻고 싶으면, 평화를 주라.
기회를 창조하고 싶으면, 기회를 제공해라.
당신이 원하는 것을 더 많이 갖고 싶다면
당신이 가지고 있는 것을 나누어 주라

나는 이것을 '온 마음으로 베풀기(centered giving)'라고 부른다. 이러한 베품은 우리가 온전한 존재이고 다른 사람들과 함께 나누기를 원하고 있다는 사실을 분명하게 인식할 때 가능해 진다. 이것은 베품과 관련하여 중독성 성격이 가지고 있는 관점과는 정반대의 것이다. 중독성 성격의 경우에 베품이란 다른 사람을 통제하고 조종하려는 욕구에 의한 행동이다. 진실에 기반을 둔 성격의 관점으로 보면 손해 본다는 개념 자체가 존재하지 않는다. 그래서 진정한 기회는 특정한 이유 때문에 생기는 것이 아니라 매 순간 누구에게나 열려있다.

진실에 기반을 둔 신념 11:
나는 지금 이 순간 완전한 존재이다.

중독성 성격은 당신이 바로 지금 이 순간 완전한 존재라는 사실을 잊게 한다. 왜냐하면 당신이 이것을 알게 되면 중독 행위를 향한 갈망이 사라질 것에 대한 두려움 때문이다. 당신이 찾고 있는 것을 이미 가지고 있다는 사실을 당신이 깨닫게 될 때, 당신은 안도감을 경험할 뿐만 아니라 기쁨도 함께 경험할 것이다. 이런 경험은 당신이 선글라스를 애타게 찾고 있는데 알고 보니 이미 쓰고 있었다는 사실을 알게 될 때 느끼는 안도감과 유사하다.

내가 처음으로 단약과 단주를 시작했을 때, 나는 인생의 중대한 몇 가지 질문들에 대한 해답을 찾고 있는 중이었다. 나는 규칙적으로 명상을 하고 있었고 수많은 책을 읽어보고, 영적인 스승을 만나보고, 수련회, 입원치료 등도 시도해 보았다. 비록 이런 활동들이 나에게 효과가 있었고 일정 기간 평온함을 가져다 준 것은 사실이지만 결국에는 여전히 나는 무엇인가를 찾고 있었다. 나는 저 건너편 어딘가에서 발견해야만 할 대상이나 깨달음이 있을 거라고 믿었다. 나는 그 무엇인가, 그 누군가를 찾지 못해서 불안했고 찾아야만 내가 완전해 질 수 있을 거라고 생각했다.

답을 찾아 헤매는 것은 문제를 더 악화시킬 수 있다.
답을 찾아 헤매는 일을 일단 멈추는 것이
문제의 해결책이 될 수도 있다.

이러한 말들이 익숙하게 들리는가? 나는 종종 자동차 키를 찾기 위해 온 집안 구석구석을 찾아다닌다. 그때마다 장롱 서랍을 마구 헤집기도 하고 내 책상에 쌓여 있는 서류 더미 밑을 뒤지기도 하며 아이들에게 물어 보기도 하면서 상당히 흥분하곤 한다. 마침내 나는 이미 뒤져 본 셔츠 호주머니에서 그 열쇠를 찾아낸다.

우리가 진실에 기반을 둔 성격을 성장시킬 때에도 이와 유사하지만 이보다는 훨씬 심오한 수준의 경험을 하게 된다. 우리가 계속해서 찾아 헤맸던 사랑과 평온함은 늘 우리 곁에 있어서 언제든지 발견할 수 있었다는 사실을 우리는 불현듯 깨닫게 된다. 우리는 지금 여기가 아닌 다른 특별한 곳에 가야 찾을 수 있는 것이라고 생각하며 방황했었다. 우리가 찾는 사랑과 평온함은 우리가 차분히 마음을 가라앉히고 내면을 들여다보기만 하면 경험할 수 있는 것이다.

진실에 기반을 둔 신념 12:
나의 자존감은 내면으로부터 온다. 나는 오늘의 나 자신을 사랑하고 받아들인다.

낮은 자존감을 가지고 있는 우리들은 자주 '다른 사람들의 비위를 맞추는 기쁨조'가 되려고 노력한다. 그 이유는 우리가 누군가를 기분 좋게 해 주고 혹은 다른 사람들로부터 인정을 받아야 자신에 대하여 좀 더 나은 느낌을 갖게 된다고 생각하기 때문이다. 문제는 우리가 다른 사람들을 즐겁게 해 주지 못하거나 그들로부터 지속적인 인정을 받지 못했을 때 우리는 결코 평온함을 느끼지 못한다는 것이다.

우리는 우리의 내적 상태를 외부로 투사하기 때문에, 우리가 먼저 자신을 사랑하고 받아들이지 않으면 진실로 다른 사람들을 있는 그대로 받아들이고 사랑할 수 없다. 이러한 예는 육아과정에서 찾아볼 수 있다. 자녀를 학대하는 많은 부모들은 자신들이 실제로 어떤 식으로 자녀들을 돌보고 있는지를 알게 되면 자신들도 많이 놀라게 될 것이다. 만일 어떤 엄마가 자기 자신을 사랑하고 있는 그대로 받아들이지 못하는 사람이라면 그녀가 아무리 열심히 하고자 해도 좋은 엄마가 되기는 어려울 것이다. 이런 경우에는 그녀의 선한 의도에도 불구하고 아이에게 감정적으로 적절히 돌보기는 어려울 것이고 신체적으로도 학대를 가할 수 있을 것이다.

처음에는 중독성 성격의 행동들을 멈추는 것이 너무 힘들어 절망감을 느낄 수도 있다는 사실을 명심하기 바란다. 그러나 사고방식의 전환을 지속적으로 연습하라. 그러면 곧 치유와 회복이 뒤따르게 된다는 사실도 함께 기억하기 바란다.

진실에 기반을 둔 신념 13:
나는 다른 사람들을 변화시킬 수 없다, 그러나 내가 그들을 어떻게 이해할 것인지는 내가 변화시킬 수 있다. 따라서 그들에게 내가 어떻게 반응할 지도 선택할 수 있다.

이 신념 속에는 우리가 소유하고 있지 않은 힘뿐만 아니라 우리가 소유하고 있는 힘이 어떤 것인지를 잘 설명해 주고 있다. 모든 노력에도 불구하고 중독성 성격은 통제가 안되는 것처럼 느껴지기도 하고 당신이 원하는 것과는 반대로 행동하려 할 것이다. 그래서 다른 사람이 우리가 싫어하는 행동을 할 때, 그들의 행동이 두려움에서 나온 것이라는 사실을 아는 것은 매우 중요하다. 두려움은 분노, 질투, 방어, 그리고 원망 등의 여러 가지 다른 방식으로 표현된다. 누군가가 두려움에 빠져 있는 것을 알게 된다면 이때 당신의 이해심과 자비심을 마음껏 발휘할 수 있다. 물론 중독성 성격은 이 사실을 알고 분노의 감정을 불러일으킬 수 있다. 중독성 성격에 빠져있는 사람은 두려움에 떨고 있는 사람들을 더욱 통제하고 비난하면서 그들을 변화시켜서 문제를 해결하려 한다.

이해심과 자비심을 발휘할 때 기억해야 할 사항은 당신이 수동적으로 굴거나 손해를 보는 입장이라는 생각을 해서는 안 된다는 점이다. 진실에 기반을 둔 성격을 가진 사람은 폭력과 억압 앞에서도 침묵하는 것이 아니라 자신의 느낌을 정직하게 표현 할 수 있다. 그러면서 우리는 자신과 다른 사람들 안에 존재하는 본질적 가치를 알아차리도록 노력해야 한다. 일곱 살 난 아들이 학교에서 다른 아이와 싸워서 귀가 조치를 받고 집에 돌아왔을 때 그의 아빠가 어떻게 반응할지를 한번 상상해 보라. 아들의 행동은 어느 누구에게도 도움이 되지 않는 것은 사실이다. 하지만 그 아이의 진짜 욕구는 무엇일까? 이 아이의 아빠는 부모의 지도가 필요하다고 보고 이 아이를 훈육해야만 할 것인가? 아니면 아들의 그러한 행동을 도움을 청하는 것이나 관심을 받고 싶어서 그런 행동을 한 것으로 이해를 하는 것이 더 적절한 것일까? 아빠는 어떻게 반응을 하는 것이 좋을까? 아빠의 반응이 사랑과 자비심에서 그리고 아이의 학교생활을 이해하려는 마음에서 나온 것이어야만 하는가? 아니면 아들의 행동을 교정시키기 위해 아빠는 실망감을 표현하고 화를 내야 하는가?

아빠가 사랑으로 반응을 한다는 말이 아들의 공격성을 눈감아 주는 것을 의미하는가? 물론 그렇지 않다. 아들의 공격적인 행동이 반복된다면 적절한 훈계도 필요할 것이다. 그러나 그 결과가 어떠하든지 진실에 기반을 둔 성격은 아이의 두려움을 알아주고 사랑으로 반응한다.

만약에 우리의 목표가 다른 사람들을 조종하고 통제하는 것이라면 우리가 중독성 성격에 사로잡히게 되는 것은 뻔한 일이다. 본질적 가치를 알아봐 주고 서로를 이해하며 제대로 소통하는 것이 우리의 주요 목표가 될 때 우리는 진실에 기반을 둔 성격을 통해서 살아가는 삶이 될 가능성이 훨씬 높아질 것이다.

중독성 성격과 진실에 기반을 둔 성격의 핵심 믿음들

다음에 정리한 내용을 보면 두 가지 성격의 차이점을 비교해서 볼 수 있을 것이다. 자신이 중독적 사고방식에 말려들었음을 알아차리게 될 때 이 목록들을 토대로 자기 점검을 해 보기 바란다. 소개되는 목록들을 이용하여 당신은 주로 어떤 중독성 신념에 걸려드는지 점검해 보라. 그리고 이러한 중독성 신념들과 상응하는 진실에 기반을 둔 신념들은 어떤 것들이 있는지 그 다음 페이지에서 확인해 보라. 당신에게는 이 두 가지 신념에 대한 선택권이 있다는 사실과 더불어 자신의 마음을 변화시킬 수 있다는 점을 명심하기 바란다.

중독성 성격의 신념들

1. 나는 모든 이들로부터 단절되어 있다. 나는 험난하고 잔인한 이 세상에서 외톨이 일 뿐이다.
2. 나의 안정과 성공을 확보하기 위해 다른 사람을 비난해야 하고 스스로를 방어해야 한다.
3. 내 관점과 방식은 항상 정확하고 옳다. 자존심을 지키기 위해서 나는 항상 완벽해야만 한다.
4. 공격과 방어는 나의 안정을 위한 유일한 길이다.
5. 과거와 미래는 실제 하는 현실이며 반드시 걱정을 해야 한다.
6. 과거는 실제 하는 현실이기 때문에 죄책감은 피할 수 없다.
7. 실수를 하면 비난과 처벌을 반드시 받게 된다. 실수는 배움과 변화의 기회를 상실하게 만든다.

8. 두려움은 실제 하는 현실이다. 그 두려움에 더 이상 의문을 제기하지 말라.
9. 내 기분이 상하고 실패하는 원인은 모두 다른 사람들과 상황 탓이다.
10. 다른 사람의 패배는 곧 나의 승리이다. 성공은 최고를 목표로 다른 사람들과의 경쟁에서 이길 때 주어지는 것이다.
11. 내가 완벽하려면 누군가 혹은 다른 무엇인가를 필요로 한다.
12. 나의 자존감은 남들을 얼마나 만족시키는가에 달려있다.
13. 내 주변의 모든 사람과 상황을 통제해야 한다.

다음에 소개되는 이 목록들을 잘 활용한다면 매일 아침 자신을 점검하고 하루를 제대로 시작하는데 역시 도움이 될 것이다.

진실에 기반을 둔 성격의 신념들

1. 내가 다른 사람들에게서 발견하는 것은 나의 마음 상태를 반영해준다. 나는 지금 이 순간 행복함과 감사함을 느끼고 가치있는 사람이 되기 위해서 아무것도 부족한 것이 없다. 모든 생명에는 근본적인 공통의 속성(unity)이 존재한다.
2. 나의 안전은 방어적인 태도를 모두 내려놓을 때 가능하다. 왜냐하면 사랑은 아무런 방어를 필요로 하지 않으며 받아들임이 마음의 평화를 가져오기 때문이다.
3. 사랑은 조건부가 아니다. 내 자신의 가치는 외적인 기준에 달려

있지 않다.

4. 엄격한 정직을 동반한 용서를 통해서 평온함을 경험한다.
5. 오직 지금 이 순간만이 실제이다. 과거는 이미 지나갔고 미래는 아직 오지 않았다.
6. 새로운 변화를 경험하고 싶다면 먼저 생각하는 방식을 바꾸어야 한다.
7. 실수를 통해 배우고 성장한다. 비난과 처벌은 성장에 불필요한 것이다.
8. 오로지 사랑만이 참된 것이다. 참된 사랑만이 어떤 위협에도 흔들림이 없다.
9. 나는 내 삶에 대해 책임이 있다. 왜냐하면 내가 경험하는 느낌도 내가 원하는 방향으로 선택할 수 있으며 어떤 목표를 달성할지도 내가 결정할 수 있기 때문이다.
10. 나는 내가 가진 것을 나누어 줌으로써 내가 원하는 바를 얻을 수 있다. 이러한 풍요함(abundance)의 순환은 계속되며 주변 상황에 제약을 받지 않는다.
11. 나는 지금 이 순간 완전한 존재이다.
12. 나의 자존감은 내면으로부터 온다. 나는 오늘의 나 자신을 사랑하고 받아들인다.
13. 나는 다른 사람들을 변화시킬 수 없다, 그러나 내가 그들을 어떻게 이해할 것인지는 내가 변화시킬 수 있다. 따라서 그들에게 내가 어떻게 반응할 지도 선택할 수 있다.

용서는 마음의 평온함으로 향하는 길이다. 이러한 메세지를 '기적수업'(A Course in Miracles) 책에서 매우 감명적으로 묘사하고 있다:

용서가 줄 수 없는 것이 무엇이 있겠는가?

평화를 원하는가?
용서하면 평화를 누릴 수 있다.

행복, 평온함, 삶의 목표, 그리고
세상을 초월하는 가치를 깨닫기를 원하는가?

돌봄과 안정을 원하는가?
그리고 항상 든든한 보호를 받고 싶은가?

그 무엇에 의해서도 방해받지 않는 고요함을 원하는가?
그리고 결코 상처 받지 않는 관대함을 원하는가?
깊고 지속적인 편안함을 원하는가?
화내지 않고 평화로운 마음을 갖기 원하는가?

용서는 이 모든 것들을 가능하게 해 준다.

6장 중독성 성격과 친밀감에 대한 두려움 (Fear of Intimacy)

일반적으로 많은 사람들은 친밀감을 성적인 관계에 대한 또 하나의 다른 표현이라 생각한다. "당신은 친밀한가?"라는 질문은 직접적으로 표현하지는 않지만, 완곡하게 성적인 관계에 대한 의미를 내포하고 있다. 비록 친밀감이 성적인 관계의 일부라고 할 수 있을지라도, 반드시 그 의미가 연애 관계에만 국한되지는 않는다. 진정한 친밀감은 개방적이고, 진정성 있고, 경계심을 허물게 하는 충만한 감정이다. 그러나 중독성 성격에서는 이와 같은 좋은 의미로 사용되지는 않는다.

내가 처음 물질 중독과 관련된 분야에서 일을 시작했을 때, 대부분의 상담은 물질중독환자를 대상으로만 하였다. 친구, 가족 구성원, 그리고 환자의 연인은 상담에서 배제 되었다. 나는 여러 해 동안 사람들이 타인과의 관계에서 자신들의 잠재력을 제대로 발휘하지 못할 뿐만 아니라 관계에 실패하는 환자들도 많이 목격했다. 그들이 과거의 부정적인 감정들 즉, 낮은 자존감, 지난 일에 대한 죄책감, 부끄러움 등을 느끼게 되면, 다시 음주나 약물 사용, 또는 다른 중독 행위에 빠지게 되면서, 과거의 대인 관계 방식이 반복되는 것을 알게 되었다. 그들은 종종 가까운 관계에서 경험했던 고통이나 좌절감의 반작용으로 그리고 스스로에게 엄격한 정직을 실행해야만 하는 상황을 모면하기 위해서 다시 이전에 잘 사용하던 비난하기, 분노하기, 공격하기로 되돌아 가 버린다. 나는 아주 심한 고립감에 쌓인 중독자들과 상담하는 것은 거의 효과가 없다는 것도 알게 되었다. 사실은 때로는 심각한 결과를 낳기도 하지만 물질 의존자나 또는 다른 유형의 의존자들이 활동하는 반경은 결국 다른 사람들과의 관계로 귀결된다. 그러나 긍적적인 측면에서 보면 관계는 또한 회복으로 이끄는 매개체가 될 수도 있다.

나는 가족 및 다른 그룹의 사람들이 함께 치료할 수 있다는 것을 경험하였다. 나는 이런 믿음을 기초로 하여 책을 쓰거나 강연회를 해 왔다. 나는 비록 큰 저항에 부딪치는 경우가 종종 있었지만, 가족 구성원의 참여를 필요로 하는 프로그램을 오랫동안 지속해 왔다. 몇몇 가족들은 문제가 환자의 중독행위에 있기 때문에 중독자들이 중독 행동을 변화시키거나, 아니면 아예 중독행위를 중단하기만 하면 모든 것이 정상으로 되돌아 갈 것이라는 신념을 드러내기도 했다.

불행하게도 그들 가족에게 정상이란 고작 임시적으로만 원만한 관계에 머무르는 순간이고, 거의 대부분은 원한, 죄책감, 그리고 재발에 대한 두려움에 빠져있는 상태이다. 내가 그 가족들을 상담하면서 프로그램에 참여하게 되었을 때 놀랄만한 변화가 있었다. 부모, 자녀들, 형제들, 배우자 모두 그 동안 감추고 있었던 고립감, 원한, 절망감 등을 드러낼 수 있었다. 회복에 있어 혼자서가 아니라 다른 사람들과 함께 감정을 공유할 때 더 잘 회복된다는 사실을 알게 되고서는 모두들 깜짝 놀란다. 시간이 지날수록 우리가 힘겨워 하는 많은 문제들에는 공통점이 있다는 것도 확실하게 드러났는데 그것은 바로 친밀감과 신뢰에 대해서 모두가 두려움을 느끼고 있다는 것이었다.

자유와 속박 사이에서 겪는 혼란

나는 최근에 울타리 없이 마당에서 강아지를 기를 수 있도록 도와주는 상품을 선전하는 광고를 보면서 중독성 성격과 관련된 생각이 떠올랐다. 그 강아지는 마당의 경계에 가까이 가면 경고음을 내는 목걸이를 착용하고 있었다. 마당의 경계에 도달하게 되면 강아지는 전기 충격을 받게 된다. 전압은 강아지에게 상처를 줄 정도는 아니지만, 강아지는 경계심을 갖게 되고 마당의 경계에 대한 주의를 배우게 된다. 사실상, 대부분의 강아지들은 경고음이 나기 전 또는 경고음이 날 때 곧바로 행동을 멈추게 된다. 강아지들은 더 나감으로 인해 생기는 위험을 원하지 않기 때문이다.

중독성 성격은 과거의 경험을 강아지의 충격 목걸이와 유사한 의미로 받아들인다. 중독성 성격은 우리가 사랑을 하면 두려움을 느끼게 만들며 우리를 중독성 성격의 핵심 신념이 제한하는 특정 영역을 벗어나지 못하게 만든다. 조심성이 있는 강아지가 전기 충격을 예상하듯이, 중독성 성격도 통증 가능성에 대한 경고 신호에 과도하게 반응을 한다. 그로 인해 우리가 원하는 사랑을 얻기가 너무 위험 하다는 생각을 갖게 된다. 더 이상 마당을 넘어 가고자 하는 꿈을 포기한 강아지처럼, 우리는 시간이 지남에 따라 무엇을 갈망해 왔는지에 대한 의식조차도 하지 못하게 된다. 우리는 중독에 둘러싸인 작은 공간에 갇힌 채, 가끔 오랫동안 접근도 해보지 않은 울타리 너머를 그리워 할 뿐이다.

고통과 괴로움으로부터의 자유를 원하지 않는 사람은 없다. 그러나 중독성 성격은 일반적으로 자유와 속박의 경계를 모호하게 만든다. 아마도 당신은 어린 나이에 감옥에 수감되었다가 풀려난 수감자에 대한 이야기를 들어 본 적이 있을 것이다. 그에게 다시 찾아온 자유는 낯설기도 하고 어떻게 사용해야 할지 잘 몰라서, 그는 익숙하고 안전한 구속 상태를 자처하면서 다른 범죄를 곧바로 저지르게 된다. 중독성 성격을 다루는 우리들에게도 이와 매우 비슷한 경험이 있다. 우리는 단주 상태나 관계의 회복과 같은 긍정적인 환경을 만들었다가도, 익숙하고 편안한 과거의 생활 방식으로 돌아가기 위해 이전 생활 방식으로 회귀함으로서 애써 만든 긍정적인 환경을 스스로 망치는 경우를 자주 목격한다.

정직을 실천하는 과정을 통해 지금에서야 깨달은 사실이 하나가 있는데 그것은 내가 이전에 약물에 재발했던 이유가 바로 이 출소한 죄수와 같았던 것이었다. 나는 단약을 하고 난 뒤 찾은 낯선 자유를 어떻게 다뤄야 할지 몰라서 진실, 지혜, 그리고 진정한 자유를 추구해 나가야 한다는 생각조차도 하지 못했지만 회복 과정에서 경험하게 되는 불편감을 처리하는 과정에서 지연된 만족감을 선택하기 보다는 약물이 주는 임시방편의 즉각적인 '자유'를 선택했던 것 이었다.

친밀감에 대한 두려움은 사랑에 대한 두려움이며, 이것은 최근 우리 사회에 전염병처럼 퍼져 있다. 많은 사람들은 자신이 만든 감옥에 살고 있지만 그 사실 조차도 알지 못한다. 나 또한 몇 년 동안 나 자신을 다른 사람으로부터 방어해야 한다는 나만의 가상 세계를 만들어 놓고서는 현실에서는 친밀감을 느낄 수 있는 세상에서 살고 싶어 했다. 나는 열심히 내 마음 주위에 담장을 쌓았다. 나는 그 담장 뒤에 나 자신을 감금시키고 있었다는 사실을 알지 못하였다.

나는 어느 정도 내가 상당히 괜찮은 사람이고 싶었고 스스로에 대해 긍정적인 느낌을 갖고 싶어서 나는 이루고 싶어 했던 것들을 성취하려고 노력했을 뿐만 아니라 새로운 목표들을 더 많이 세우게 되었다. 나는 13살부터 20대 중반까지 물질에 중독되어 있었다. 나는 약이나 술에 취했을 때는 삼시나마 자유, 무한한 힘, 그리고 전지전능함을 느꼈다. 그러나 그 댓가는 마치 부메랑처럼 더 큰 외로움과 절망감을 경험해야만 했다.

자유, 진실, 그리고 지혜

외로움을 잊기 위해 온갖 수단과 방법을 다 동원해 보았다.
그러는 동안 나는 나 자신이 누구인지를 잃어버렸다.
그리고 나는 이것을 자유라고 생각했다.

맑았던 물이 세파에 혼탁해진 것 같이
나는 두려움에 휩싸여 이리저리 끌려 다녔다.
이럴 땐 나의 가슴에선 사랑이라고는 전혀 남아있지 않았다.
그리고 나는 이것을 진실이라고 믿었다.

나는 점차 더 두터운 방어로 나의 두려움을 숨겼다.
이렇게 두려움을 감출수록 사랑도 멀어져갔다.
내가 사랑을 제대로 알기 전까진 이것을 지혜라고 믿었다.

무엇이든지 잘 하려고 했고 누구에게든지 잘 보이려고 하면서
나의 방어는 더욱 단단해져갔다.
그러나 나를 방어하기 위한 껍질을 더 단단하게 하는데
한계에 부딪힐 수밖에 없었다.
그래서 나는 껍질을 깨기 시작했고
껍질을 하나씩 하나씩 벗고 또 벗기면서
그제야 내가 누구였는지 알게 되었다.

그리곤 깨달았다.
진정한 자유가 무언지, 진정한 진실이 무엇인지
그리고 진정한 지혜가 무엇인지를.

나는 부모님이 나를 사랑한다고 느끼긴 했지만, 부모님으로부터 많은 혼란된 메시지를 받았다. 아버지는 지금은 회복된 알코올 중독자이시지만, 나의 어린 시절에는 지속적으로 음주를 하셨다. 그래서 나는 우리 집 상황이 늘 불행하다고 느꼈고, 일도 많이 했으며, 부당한 처벌을 받고 있다고 느꼈다. 나의 어머니 또한 알코올 중독자였지만, 어머니 나름대로 최선을 다해 헌신적으로 나를 양육하신 것 같다. 그러나 우리 가족은 평화로움과는 거리가 멀었다. 나의 부모님은 자주 싸우셨고, 나는 이들의 싸움에 신경쓰고 싶지 않아서 집안 내에서 나만의 역할을 만들어 내어야만 했다. 나는 그렇게 하는 것이 전혀 마음에 들지는 않았지만, 다른 방법을 알지 못하였다. 나는 고독과 외로움이 싫었지만, 누군가를 신뢰하는 것이 불안하여 친밀해지는 것을 두려워하였다. 나는 주위 환경을 통제하고 가족 구성원으로부터 관심 받고 싶어서 항상 어딘가 아픈 것처럼 꾀병 행세를 하였다.

내가 13살 때 어머니의 사무실을 찾아가서 허리 통증을 호소하였다. 이전 경험상 나는 신체적으로 아픈 척을 하면 적어도 일시적이긴 하지만 어머니의 관심을 받을 수 있다는 것을 알고 있었다. 나는 실제로 신체적인 불편감이 있었는지는 기억이 나지 않는다. 그러나 이후의 사건은 나의 사춘기 시절을 약물 중독으로 보내게 되는 서막이 되었던 것이다. 나는 응급실에 가게 되었고, 강력한 진통효과가 있는 주사를 맞았다. 몇 분 이내에 비밀스럽게 감추어둔 감정적 고통이 해결되는 경험을 하였는데 이 경험은 난 생 처음으로 이전엔 한 번도 경험하지 못힌 경험이었다. 그 약물은 내가 당시 그 시점까지 살아오면서 처음으로 내게 완전무결한 느낌을 가져다주었다. 나는 병원에 입원한 후 신체 발육상의 문제로 척추 주변이 서서히 퇴행하는 것을 특징으로 하는 진행성 질병이 있다는 진단을 받았다. X-ray상 척추가 뜯겨 나간 것처럼 보였다. 이것은 마치 어린 시절 조각난 나의 감정적 상태를 보여주는 것처럼 느껴졌다.

내 생각에는 고통이 느껴져야 하는데 문제는 실제로 나는 신체적 고통이 없었다는 것이다. 그래서 나는 진통제 주사를 맞기 위해 거짓으로 통증을 호소해야 했다. 그 주사들은 고통이라는 사막에서 만난 오아시스처럼 나에게 위안이 되었다. 내가 약에 취해있는 동안, 그리고 내가 병원의 통제된 환경에 있을 때, 나는 내가 무엇인가를 통제하고 있다는 느낌이 들었다. 나는 온 가족의 관심을 받았다. 나에게 병실의 침대는 마치 명령을 내리는 작전 본부와 같았고 약물은 무기와 갑옷처럼 사용되었다. 그 당시에 다른 사람을 조종하고자 하는 욕구는 무의식적인 것이었다. 단지 나는 열세 살이었고, 병이 평생 계속되는 것은 아닌지 두렵고 혼란스러웠다.

몇 주에 걸쳐 나의 갑옷은 점점 두꺼워지고 단단해져 나의 온 몸을 둘러싸기 시작하였고, 내가 이러다가 정말 정신이 나가는 것은 아닌가 걱정하기 시작하였다. 비록 그 상황들이 이상하게 편안하다고 느꼈을지라도 나는 이것이 정상은 아니라는 것을 알 수 있었다. 나는 내가 생각하는 그런 사랑을 더 잘 느끼고 싶어서 가족이 면회를 올 때 진통제 주사를 맞았다. 이러한 방식은 수십 번의 입원으로 이어졌다. 어떻게 보면 병원 침대가 진통제와 함께하는 나의 집이었다. 나는 병원에서 침대, 약, 보호구, 텔레비전 등 내가 필요한 모든 것을 얻을 수 있었으므로 점점 병실을 떠나는 것이 두려워 졌다. 나는 나 자신을 스스로 병실에 감금시킨 상태임에도 불구하고 나는 묘한 자유를 느꼈다. 그때로부터 40년이 지나서 이 글을 쓰고 있는 지금, 나는 그 당시의 혼돈과 단절에 대한 느낌을 선명하게 회상해 볼 수 있다. 시간이 지나면서 나의 약물에 대한 의존은 증가되었고, 반면에 안전에 대한 효과는 점점 감소하였다. 나는 내 자신을 방어하려고 하면 할수록, 점점 우울해지고 불안해졌다. 나는 그 어느 때보다도 외로웠고, 그것이 탄로 날까봐 두려웠다. 나는 점점 더 나의 고통을 숨기는데 머리가 귀신같이 잘 돌아갔다.

우리가 살아온 삶을 있는 그대로 받아들이기

나의 15세에 경험한 일들을 회상해 보면, 내가 얼마나 친밀감을 두려워하면서도 한편으로는 그것을 열망하였는지를 잘 알 수 있다. 그때 나는 여전히 큰 신체 보호대를 차고 있었다. 두껍고 차가운 보호대는 엉덩이부터 머리까지 감싸고 있었다. 나는 침대에 누워 있었고, 무거운 추가 허리, 목, 턱 등을 끌어당기고 있었다. 나는 여러 주 동안 4시간 마다 진통제 주사를 맞고 있었다. 나의 병원 침대는 작전 본부가 되었고, 감정은 깁스 아래 감추어져 있었고, 약물이라는 안개로 덮어져 버렸다. 무거운 추가 나를 계속 당기고 있어서 나는 거의 입을 열고 말을 할 수도 없었다.

하루는 침대에서 움직이지 못하고 있을 때, 무균실에 살고 있는 한 여자아이에 대한 뉴스를 TV에서 보았다. 그녀는 면역 결핍상태였고, 그녀의 부모님도 두꺼운 장갑을 착용하고 그녀를 만져볼 수 있었다. 그녀가 처해있는 비극적인 상황이 마침내 내가 스스로 만든 요새의 벽을 뚫었고, 여자아이의 이야기를 보면서 흐느껴 울기 시작하였다. 나는 그때나 지금이나 그 아이의 아픈 가슴을 너무 잘 느낄 수 있었다.

내가 스무 살이 되면서 입원 횟수는 점차 감소하였지만, 여전히 코카인과 술을 함께 사용하고 있었다. 나는 때때로 약을 끊어보기도 하였지만, 누군가와 가까워지면 다시 약물을 사용하게 되었다. 약물은 나에게 타인과 일정한 거리를 유지하게 하면서도 굉장히 친밀해졌다는 거짓 느낌을 주었다. 나는 결국은 이러한 외줄타기 식의 중독적인 삶에 갇혀 버리게 되었다. 사실 이러한 삶의 방식은 어린 시절 주변 사람들로 부터 약간의 관심만을 필요로 했던 나 자신이 스스로 만들어 낸 것이었다.

약물을 사용한지 수십 년이 지났다. 뒤돌아보면, 나는 나의 삶을 다른 누구와도 이야기 하지 않았다. 오늘에 이르러서야, 나는 진정한 자유가 무엇인지를 당신에게 말할 수 있고, 나는 중독성 성격으로 되돌아가지 않고도 깊은 감정적 경험을 할 수 있게 되었다. 삶의 경험을 통해 나는 중독에 대해 다양한 배움을 얻었고, 나를 있는 모습 그대로 사랑하고 사랑받을 수 있다는 가능성을 발견하게 되었다. 나의 경험을 통해서 보면 세상을 살아가는데 두 가지 방식이 있다는 것을 알게 되었다. 하나는 두려움을 기반으로 해서 살아가는 삶이고 다른 하나는 사랑의 마음으로 살아가는 삶이다. 오늘날 나는 내가 경험한 삶을 가슴으로 받아들이며 이런 삶을 통해 배운 다양한 교훈들을 감사히 여기며 그리고 이제는 사랑을 느끼고 표현하는 삶을 살고자 다짐한다.

자신의 시간을 가장 멋지게 낭비하는 방법은
과거에 미련을 버리지 못하고 아쉬워만 하고 앉아 있는 것이다.
바로 지금 이 순간부터 새로운 것을 받아들이고,
배우고, 창조할 수 있도록 최선을 다하라.

책임감을 통하여 자유와 기회를 발견하기

우리가 어렸을 때는 어떤 역할을 할 것인지 의식적으로 선택하지 않는다. 가정 내에서 우리 중 일부는 내성적이거나 주눅 든 성격이 되었을 수 있고, 그래서 다른 사람이 우리의 존재에 대해서도 잘 알지 못하는 경우도 있다. 또한 우리 중 일부는 많은 것을 성취하는 유명인사가 될 수도 있다. 우리 중 일부는 가족들의 고통을 다 떠맡는 '예민한(sensitive)' 아이로 성장 할 수도 있다. 또 다른 경우는 타인의 관심을 끄는 익살꾼이 되어 자신의 진짜 감정이나 고통스런 현실을 회피하는 아이도 있을 수 있다. 우리가 어린 시절 선택한 역할 중 지금도 이용하고 있는 것이 무엇인지 아는 것은 매우 중요하다. 그런 것들이 기회를 놓치게 만들고 행복감을 느끼지 못하게 방해 한다. 하지만 중요한 것은, 우리는 어른이 되어서 우리가 원하지 않았던 역할과 시대에 뒤떨어진 역할들을 평가하고 변화시킬 수 있다는 사실을 우리는 간과해서는 안 된다.

나는 내가 살아가면서 맡게 되는 역할도 선택할 수 있다.
나는 내가 경험하는 감정도 선택할 수 있다.

중독성 성격을 회복하는 과정에서, 우리는 사고의 유연성, 우리 역할에 대한 정체성을 분명히 하고, 우리 자신과 세상에 대해 이해하는 방식이나 관점을 변화시킬 수 있는 능력을 발전시켜야 한다. 우리가 익숙한 습관을 버리고, 성인으로서 새로운 선택을 의식적으로 할 수 있다는 것은 매우 중요한 것이다. 이것이 바로 우리 자신의 삶에 대한 책임을 진다는 말의 의미이다. 뿐만 아니라, 이렇게 함으로서 새로운 가능성의 기회들을 찾을 수도 있는 것이다.

나는 책임이라는 단어에 대해 달갑지 않게 생각했던 시기가 있었다. 나에게 책임이란 내가 원하지 않아도 해야 하는 것이라 여겼다. 아니면 마지못해서라도 해야만 하는 것이 책임이라고 생각하였다. 나는 책임을 바라보는 또 다른 관점을 깨닫게 되었다. 그것은 진정한 책임을 질 때 자유가 찾아온다는 것을 나는 믿게 되었다. 내가 내 자신의 삶을 책임지고, 다른 사람을 탓하는 강박적인 행동을 멈추겠다고 마음먹었을 때 나는 책임지기를 실천하는 것이었다. 그러면서 나는 비로소 다른 사람과의 분명한 차이를 나타내는 나만의 삶을 선택할 수 있었다. 책임감을 갖는 것이 바로 중독성 성격을 치유하는 또 하나의 방법이었다.

과거의 관습에서 벗어나기 위해
새로운 선택을 하면서 매 상황에 대처하라
책임감이란 반응 할 수 있는 능력이다.
이것을 통해 우리는 자유를 얻게 된다.

심각한 오해(big myth): "나는 내가 마음에 들지 않아."

중독성 약물만이 내가 도망갈 수 있는 유일한 방법은 아니었다. 나는 나 자신에 대해 매우 거창한 목표를 설정해 놓고, 그 목표를 추구하면서 내 자신을 숨겼다는 사실 또한 깨닫게 되었다. 나의 성공에 대한 집착은 내가 약물에 중독된 것과 별다른 차이가 없었다. 둘 다 나의 불편한 감정으로부터 일정한 거리를 두는 방식이었다. 많은 경우 이 두 가지는 서로 뒤엉켜 있었다. 즉 나는 어떤 목표를 이루려고 안간힘을 다했고, 이러한 목표를 추구하는 과정에서 생기는 스트레스를 해결하기 위해 약물을 이용하였다. 많은 미국인들이 이런 식으로 살아가고 있다.

다른 청소년들처럼 나도 내가 누구인지 혼란스러운 상태로 고등학교를 졸업했다. 처음 Oregon 대학에 진학한지 몇 주 동안은 무척 우울했었다. 나는 내가 해야 할 일을 하지 못할 정도로 우울했다. 그래서 나는 공부에 매달리기 시작하였다. 공부에 과도하게 집착을 하는 것이 약물을 복용하는 것보다는 더 나아 보였지만, 그것 또한 나에게는 중독과 동일한 역할을 했다. 몇 년 후 나는 집 가까이 있는 대학으로 전학을 했다. 나는 학교를 옮기면 행복해 질것이라는 중독성 성격이 주는 신념을 갖고 있었지만, 지리적인 이동 자체가 우울증을 치료해 주지 않는 다는 것을 나는 깨닫게 되었다. 우리는 어디에 가든지 우리의 생각과 신념을 데리고 다니는 것이다.

나는 내가 누구인지, 목표가 무엇인지에 대해 아무 생각 없이 살았지만, 학업 성적은 굉장히 좋았고 배우는 것에도 총기가 있었다. 나는 학교에서 독보적인 존재였으며, 4년간의 학사 학위 과정을 우수한 성적으로 끝낼 수 있었다. 그래서 나는 19세에 대학을 졸업하였다.

중독성 성격은 내가 누구인가에 대한 것은 전혀 고려하지 않고, 내가 무엇을 하는가에 대해서만 강조를 한다. 나의 가족들은 일을 많이 하고 열심히 하는 것이 옳다고 믿었다. 아버지는 보통 하루에 12시간

정도 일을 하였다. 나에게도 같은 방식으로 일하도록 지시하였다. 나는 내가 하고 있는 일이 잘 풀리는 것처럼 보였을 때는 내가 어떤 사람인지는 몰라도 별 상관이 없다는 착각에 빠져 있었다. 이런 식으로 생각에 오류가 생기면 그것이 곧 중독성 성격의 초석이 된다. 이러한 문제로 인해 일 중독에 빠지게 되고 심지어 이러한 문제는 사업상 또는 정치적으로 윤리적 범죄를 저지르는 것과도 관련이 있다.

목표에 대한 오용

대부분 사람들은 목표가 있는 것이 긍정적이라는 것에 동의할 것이다. 그러나 냉정하게 생각해 보면 나에게 있어 목표는 내 삶의 긍정적인 힘이 되지는 않았다. 나는 부모님이 원하시는 삶을 위하여 열심히 살아가는 기계와 같았다. 이룰 수도 없는 목표를 도달해야 주어질 그 보상을 위해서 죽을 힘을 다하는 동안, 나는 나의 수치심, 죄책감, 낮은 자기-가치감에 대해서는 다룰 필요성을 느끼지 못했다. 나의 목표에 온통 집중을 하면서 마치 기계적으로 생활한 결과 목표에는 점점 더 가까이 갈 수 있었다. 마침내 기존의 목표가 달성될 즈음 기계 같은 내 삶은 그 목표는 마감 포장을 하여 출하를 하고 상당히 힘겨운, 당장은 이룰 수 없는 새로운 목표를 오더 받았다. 목표를 위해 기계적인 삶을 살아가는 나는 성능이 뛰어난 오디오 기능을 장착하고 있었다. 내가 힘겨운 목표를 성취하자 주어지는 보상으로 겨우 몸을 추스르며 일어나자 주변에서 보내오는 환호 소리는 좋은 오디오 기능 덕분에 잘 들을 수 있었다. 그러나 그것은 최소한의 일시적인 만족감은 내가 느낄 수 있었으나 그때 뿐 이었다. 시간이 지날수록 나의 기계적인 삶은 점점 더 빨리 돌아갔고 어느 날, 더 이상 그 속도를 따라 잡을 수 없어 나의 기계적인 삶은 고장이 났고 나는 그 자리에서 외롭게 혼자 쓰러져 버렸다. 급기야 "수리불능" 이라는 딱지가 나붙게 되자 그때는 더 이상 나를 응원해주는 사람은 하나도 없었고, 나홀로 눈물을 흘리고 있을 뿐 이었다. 내가 눈물을 흘린 이유는 더 이상 도달하기 어려운 목표를 추구하는 것으로는 더 이상 나 자신을 숨길 곳이 없다는 사실을 알았기 때문이었다. 나는 두려움 속에 혼자 누워 있었다. 나는 내가 누구인지도 모르고 끝없는 목표를 추구해 왔다는 점에 절망감을 느끼게 되었고, 서서히 본질적인 가치(essential value)를 인식하게 되었다.

공격과 방어의 악순환 멈추기

단절과 결핍에 기초하여 돌아가는 이 세상에서는 공격과 방어가 생존을 위한 적절한 도구라고 여겨진다. '우리는 관계는 하지만 사랑은 하지 않는다' 라는 잘못된 신념 때문에 공격과 방어는 계속된다. 만약 우리가 인식된 본질적 가치(Recognized Essential Value)를 실천한다면, 결코 공격이 필요치 않을 것이다. 그러나 만약 우리의 재산으로 또는 우리의 업적으로 우리의 자존감을 평가한다면, 당연히 우리가 가진 것이 언제 빼앗기게 될지, 그리고 우리가 하고 있는 이 일이 언제 중단될지에 대해서 자연스럽게 두려움을 가지게 될 것이다. 내가 세상을 '좋은 사람'과 '나쁜 사람'으로 나눈다고 한다면, 우리의 구분이 옳음을 증명하는 방법을 찾아야 한다. 그렇다면 우리는 하루에도 수백 번씩 판결을 내리고 형을 선고할 것이다. 또한 우리는 위협이 올까봐 늘 방어하며 살게 될 것이다. 이 시나리오는 우리가 자신을 있는 모습 그대로 받아들이지 못하는 잘못된 신념체계에 기반하고 있다. 그래서 우리는 다음과 같은 진실을 계속해서 상기해야만 한다.

우리의 본질적 가치는 방어를 필요로 하지 않는다.

중독성 성격은 방어가 우리의 안전을 보장하는 핵심이라고 주장한다. 지금부터 방어가 어떤 결과를 가져오게 되는지 정직하게 살펴보자.

전 세계 나라들은 다른 나라와의 경계를 분명히 하기 위해 국경을 만들어 왔다. 또한 각 나라들은 다른 나라를 '친구'로 할지 '적'으로 할지를 결정해 왔다. 물론 최근에는 적이 친구가 되기도 하고, 반대로 친구가 적이 되기도 한다. 우리는 내 편은 언제나 좋고, 언제나 옳다고 생각하는 경향이 있다. 일단 경계가 설정이 되고 나면 우리의 경계 밖에 있는 다른 나라는 언제 우리 영토를 침공해 올지도 모른다는 생각을 하게 된다. 그래서 '자기-방어'와 관련된 지도자의 두려움이 생기는 것은 자연스러운 일이다. 그러나 중독성 성격 때문에 깨닫지 못하는 진실 하나가 있다.

우리의 방어는 적으로부터 지키고 보호하려 했던 것을 오히려 망치게 만든다.

요즘의 국제 정세에서도 볼 수 있듯이, 우리는 앞으로 일어날 공격을 피하기 위해 더욱 확실한 방어를 구축하려고 한다. 그러나 우리는 이를 통해 안정감을 느끼기는커녕 새로운 무기들의 출현으로 더욱 불안을 느끼게 되었다. 전쟁에 대한 가능성은 우발적 군사적 충돌과 국가 안보에 대한 두려움의 증가로 점점 증폭되어 가고 있고, 이에 따라 각 나라들은 무기 생산에 열을 올리고 있다.

이와 유사한 과정이 개인적 차원에서도 일어나고 있다. 중독성 성격은 강박적으로 방어적인 태도를 만들고, 이는 갈등이 일어날 가능성을 증폭시킨다. 이것은 참 안타까운 일이며 결국은 아주 좋지 않은 결과를 낳게 만드는 사이클을 만들어 낸다. 우리가 불안을 느끼면서 방어를 하고, 그러면서 우리는 더욱 불안해한다.

공격과 방어가 주기적으로 맞물려 악순환이 되면 안정감과 친밀감을 얻기는 실제적으로 불가능하게 된다.

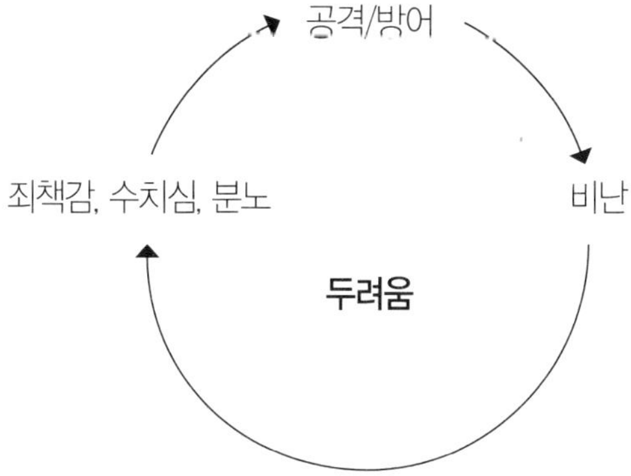

두려움의 끝없는 악순환의 고리

진실에 기반을 둔 생활방식

우리가 중독성 성격에서 회복을 해 나가면서, 이전과는 다른 방식으로 세상을 살아가고, 상황에 대처하게 된다는 것을 알게 될 것이다. 중독성 성격은 관계를 끝없이 분석하고 비판하면서 더 상황을 복잡하게 만드는 반면 진실에 기반을 둔 성격은 우회적이거나 애매해 질 수 있는 경우는 가능한 배제를 시키면서 상호 소통을 통해서 본질적인 가치를 놓치지 않으려고 한다. 사실 소통 방식은 크게 두 가지로 나뉘게 된다. 심리학자로서 이 생각이 나에게 처음으로 들었을 때, 그 동안 내가 소통에 대한 다양한 견해들이 한꺼번에 정리가 되는 느낌이었다. 나는 의사소통에 관한 다양한 관점과 문제점들에 대해 수많은 책들을 다 읽었다고 생각했다. 단지 두 가지 의사소통 형태가 있다는 관점은 지나친 단순화만은 아니라고 생각한다. 중독성 성격이 의사소통에 대한 이해와 접근 방식은 과거를 현재와 미래에 투사한다. 반면에 진실에 기반을 둔 성격은 지금 이 순간에서부터 인식된 본질적 가치(REV)를 알아차릴 수 있도록 의식을 확장시켜 나간다.

사람들이 자신에 대해 기분이 안 좋거나, 위협감을 느끼거나, 두려울 때 그들이 차분한 목소리로 "당신이 저의 본질적인 가치를 알아봐 주시면 정말 감사하겠습니다." 라고 말한다는 것은 쉽지 않을 것이다. 오히려 방어적인 또는 공격적인 행동을 하는 것이 일반적인 현상이다. 인식된 본질적 가치(REV)로부터 나오는 온화하고 용서의 눈길로 상대방과 당신 자신을 바라본다면 다른 사람과의 관계에 얼마나 다른 결과가 생길지를 한번 상상해 보라. 진실 중심의 관점으로 세상을 본다는 것은 공격과 방어가 아닌 수용과 확장을 의미하는 것이며, 비판이 아닌 용서하는 것이다.

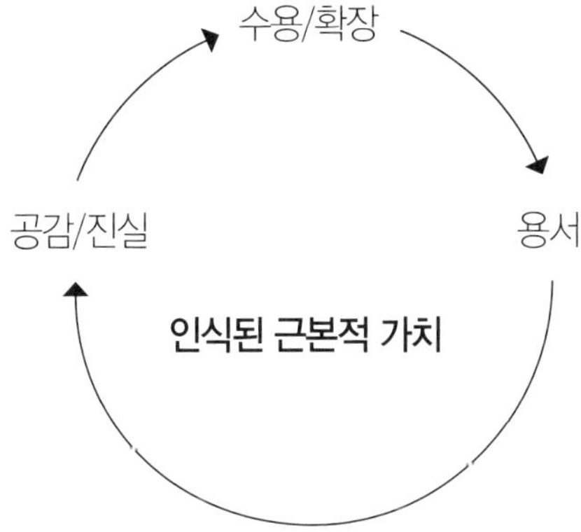

사랑의 끝없는 선순환 고리

분노, 죄책감, 공격 그리고 방어에 대한 진실

나는 다른 사람이 내가 기대한 대로 살 지 않을 때 화가 난다. 중독성 성격은 '반드시 해야 한다.' 그리고 '당연히 해야 한다.'라는 마음으로 가득 차 있고, 그 결과 화를 내고 분개한다. 이것은 '나의 기대를 당신이 채워 준다면 나는 당신을 받아들일 것이다.' 또는 '만약 당신이 ---한다면, 나는 행복해질 것이다.' 라는 신념을 가지고 관계를 맺는 것이다. 우리 마음의 평온함이 다른 사람의 행동에 의해 결정될 때, 우리는 얼마 지나지 않아 실망하게 될 것이다. 만약 우리가 중독성 성격을 따르게 된다면, 실망에 대한 일반적인 반응으로 분노하거나 원망할 것이다. 어떤 사람은 분노하고 스스로를 고립시키며 "다시는 상처받기를 원치 않는다."라고 말하거나 사과를 표현할 수도 있을 것이다. 일부의 사람들은 "내가 행복하지 않은 것은 당신 때문이다."라는 말을 하면서 다른 사람을 공격하거나 원망하기도 할 것이다. 이처럼 우리는 다른 사람으로부터 행복이 온다는 비합리적인 중독성 신념에 따라 항상 다른 사람들이 우리가 원하는 대로 행동하기를 바라게 된다. 이와 달리 진실에 기반을 둔 성격은 다음과 같은 행복에 대한 단순한 원칙을 따른다.

나는 나의 행복을 책임진다.
기회를 알아차리는 것은 나의 책임이다.

- **내가 다른 사람에게 화를 내거나 공격을 할 때, 나의 숨겨진 의도는 상대방이 죄책감을 느끼도록 하기 위함이다.** 중독성 성격에서는 다음과 같은 불합리한 신념이 존재한다.

• 내가 어떤 느낌을 느끼게 되는 것은 다른 사람에게 책임이 있다.
• 다른 사람이 저지른 일에 대해 그들이 직접 죄책감을 느끼도록 해야 내 기분이 풀릴 것이다.

다음과 같은 물음을 정직하게 스스로에게 해 보라. 다른 사람을 탓하면서 행복감이 지속된 적이 있었는가? 다른 사람을 탓하는 것이 나에게 새로운 기회를 주었는가? 간디(Mahatma Gandhi)가 남긴 '당신이 손가락 하나로 다른 사람을 지적하고 원망하면, 나머지 손가락 세 개는 당신 자신을 향하게 되어있다.'라는 말을 마음 깊이 새기자.

- **공격과 방어는 나의 본질적 가치, 즉 사랑을 인식하지 못하기 때문에 생기는 현상이다.** 내가 타인을 말로서 공격하거나 조종하려고 할 때, 나 자신에 대해 좋은 느낌을 갖지 못했다. 내가 갈망하는 것은 조건 없는 사랑과 친밀감이었지만, 나는 방어만 하느라 결코 이러한 가치를 경험할 수 없었다. 공격과 방어의 악순환에 빠져 있을 때, 자기 자신에게 '내가 무엇을 방어 하는 것인가? 인식된 본질적 가치를 실천할 수 있을까?'를 물어보는 것은 많은 도움이 된다. 진실에 기반을 둔 성격은 다음 내용을 정확히 인식하고 있다.

나의 내면에도, 그리고 당신의 내면에도,
본질적인 가치가 살아있다.
그 이외의 것에 대해서는 내가 꼭 알아야 할 필요는 없다.

- **투사는 나의 공격을 정당화하기 위한 수단이다.** 우리는 종종 대인관계에서 다른 사람에게서 그동안 우리 자신이 원치 않는 그리고 그동안 부정해 온 우리 자신의 모습이 발견되는 것을 경험한다. 이것이 투사이다. 중독성 성격은 타인을 공격하는 것을 정

당화하기 위해 '투사'라는 방어 기제를 사용한다. 우리가 자신의 참 모습에 대해 점차 알아가면서, 우리안에 억압되어 있던 부분을 마주해야 한다. 나는 이것을 '투사를 인정하는 것'이라고 부른다. 이런 과정을 통해 우리는 다른 사람을 바라보는 시각을 정화할 수 있고, 결국에는 자신을 보는 시각 또한 변화를 맞이하게 된다. 진실에 기반을 둔 성격은 다음 내용을 잘 인식하고 있다.:

투사는 중독성 성격이 공격의 정당성을 얻기 위해 사용하는 수단이다.
그러나 공격은 결코 정당화 될 수 없다.
확장(extension)이란 진실에 기반을 둔 성격이
나 자신을 정확히 알아차릴 수 있도록 하기 위해 사용하는 수단이다.

- **방어는 당신이 막고자 했던 것을 오히려 더 가까이 불러들인다.** 중독성 성격은 방어가 우리를 안전하게 해준다고 말하지만, 실제로 방어는 그들이 멀리하고자 하는 것을 자석처럼 끌어당긴다. 만약 내가 "분홍색 코끼리에 대해 생각하지 마세요."라고 말한다면 당신의 마음에서는 어떤 일이 일어나는가? 분홍색 코끼리에 대해 생각하지 않을 수가 없다. 방어는 이와 유사하게 작동한다.

- 우리는 타인을 공격할 때마다, 우리 자신에게 상처를 준다.
- 우리가 방어적인 태도를 취할 때마다, 우리는 자신과 타인에 대한 본질적 가치를 인식 할 수 있는 기회를 놓치게 된다.

• 방어는 우리로 하여금 계속해서 단절과 고립감을 느끼게 한다.
• 우리가 공격과 방어를 계속해서 이어나가는 한, 우리는 중독에서 벗어날 수 없다.

공격은 방어의 한 형태이고, 방어는 곧 그것이 막고자 하는 대상을 더 가까이 불러들인다. 우리가 다른 사람을 공격하는 것은 지금 이 순간에 존재하는 본질적 가치를 인식하기보다는 과거에서 기인된 투사를 하는 것이며 이것은 곧 자신에게 상처를 입히는 것과 같다.

거울 속에 비친 당신의 모습을 향해 주먹질을 날리면 당신 손만 다칠 뿐이다.

■ **분노, 죄책감, 공격, 그리고 방어는 결코 우리가 진정으로 원하는 것을 얻지 못하게 하며, 언제나 갈등을 일으킨다.** 만약 당신이 행복해지길 원하고 삶의 다양한 기회를 갖고 싶다면, 분노나 죄책감, 공격, 그리고 방어는 결국 갈등을 초래한다는 것을 먼저 깨달아야 한다. 계속적인 방어의 필요성을 주장하는 중독성 성격의 논리에 항상 의문을 제기하라. 우리의 안전은 우리가 방어를 내려놓을 때 얻어 지는 것임을 잊지 말라.

중독성 성격으로부터의 회복은 사고 방식의 변화가 요구되는 쉽지 않은 길이다. 당신이 곧 실천에 옮기게 될 매일의 교훈들은 무엇을 해야 하거나 또는 하지 말아야하는 특별한 규칙이나 신조가 아니다. 규칙이나 신조들은 따라 하기에 그리 어렵지는 않지만 진정한 변화를 일으키는 데는 한계가 있다. 이 책에서 나는 당신에게 더욱 많은 것을 요구할 것이다. '기적수업(A Course in Miracles)'이라는 책에 '만약 당신이 평온함을 원한다면, 갈등을 가져오는 그 어떤 생각들도 모두 버려야 한다.'라는 말이 나온다. 다른 말로 하자면, 당신이 진실에 기반을 둔 성격이 가져다주는 평온함을 원한다면, 당신은 중독성 성격을 완전히 포기해야 한다는 뜻이다. 이것은 결코 쉬운 일이 아니다. '기적 수업'이라는 책의 또 다른 페이지에서는 '잊어버렸으면, 다시 시도 하라. 한 동안 하지 않았더라도, 다시 하라. 기억할 때마다, 다시 하라.'라고 알려주고 있다. 다음의 두개의 단순한 문장은 내가 진실에 기반을 둔 성격의 삶을 살아가도록 도와준다.

방어는 두려움을 불러들인다.
방어를 내려놓을 때 사랑을 불러일으킨다.

- **공격과 방어는 죄책감에서 벗어나지 못하게 하고, 두려움을 증폭시킨다.** 죄책감과 두려움은 중독성 성격이라는 수레바퀴를 계속 굴러가게 하는 원동력이다. 중독성 성격은 우리에게 두려움은 실제이고 우리는 늘 위험에 처해 있다고 말한다. 우리는 마치 시한폭탄을 주고받기를 하는 것처럼, 우리의 죄책감을 다른 사람에게 재빨리 던져 버리고는 그 죄책감으로부터 벗어났다고 여긴다.

만약 내가 행복해지고 싶다면,

나의 죄책감을 남에게 떠넘긴다고 해서
그 죄책감으로부터 우리가 벗어날 수 있는 것은 아니다.

■ **공격과 방어가 발동하려 안달 할 때 그때가 바로 우리 자신과 타인에 대한 본질적 가치를 알아차려야 할 때이다.** 나는 지금까지 부자와 가난한 사람, 최고 경영자와 노숙자, 전과자와 정치가, 조직폭력배와 성직자 등 다양한 사람들을 만나왔다. 나는 그들을 통해 한 가지 공통점을 발견했다. 사랑을 경험하고 싶지 않는 사람은 아무도 없었다는 것이다. 문제는 중독성 성격이 우리를 혼란스럽게 만들고 자신을 보호한다는 이유로 실제로는 사랑과 거리가 멀어지고 두려움 속에서 살아가게 만든다는 것이다. 누군가 방어적으로 행동한다는 것은 사실은 도움을 요청하고 있는 것을 의미한다. 만약 당신이 본질적 가치를 인식하고 실행할 때, 이 악순환의 고리는 결국 끊어지고 말 것이다.

두려움에 대한 유일한 해답은 사랑이다.

■ **용서가 행복의 열쇠이다.** 내 친구인 McNeff는 영성 수련을 30년간 집중적으로 경험하였다. 그 후 그가 사람들을 만나면 크게 두 가지 반응을 보인다고 했다. 어떤 사람은 자기를 보고 '무언가를 깨우친 것 같다.'고 말하거나 아니면 '배우는 속도가 매우 느린 사람이다.'라고 말한다는 것이다. 나도 그녀처럼 두 번째 반응에 해당하는 사람이라고 느끼며 그리고 제대로 배우는 데는

시간이 걸린다는 것이 진실이라고 생각한다. 치유와 성장은 우리가 받아들이거나 아니면 회피하고 있는 그 진실로부터 생겨나는 것이다.

당신의 경험과 행동에 대한 책임을 기꺼이 받아들이라.
그리고 제대로 된 길을 가기 위해서는
용서하는 삶을 살아가라.

이것은 단지 규칙이나 교의(dogma)를 준수하는 것 보다 그리고 단순히 긍정적인 말들을 반복적으로 되새기는 것보다 훨씬 어려운 일이다. 행복과 새로운 기회는 세상과 자신에 대한 시각을 변화하는 것에서부터 시작된다. 용서는 너그러운 마음으로 지나간 과거를 놓아주는 것이다. 그리고 지금 이 순간 명료한 시각으로 세상과 자신을 바라보는 것이다. 그러면서 우리는 용서할 것인가 아니면 공격과 방어를 되풀이할 것인가에 대한 선택을 계속적으로 해야 한다.

마음의 평온함을 얻기 위한 유일한 방법은
바로 용서하는 것이다.

신뢰의 두 가지 유형(Trust vs trust)

앞서 여러 가지에 대해 논의 하였지만, 우리는 여전히 부정직하고, 무자비하고, 폭력적이고 학대적인 사람이나 상황을 경험하고 있을 수 있다. 그리고 우리는 이들을 통제하고 싶기도 하지만 용서하기는 너무 어렵게 느껴질 것이다. 이러한 모순을 해결하기 위해서 신뢰의 다양한 측면을 논의할 필요가 있다.

실제적으로 신뢰에는 두 가지 유형이 있다. 그것을 나는 대문자 T로 시작하는 '신뢰(Trust)'와, 소문자 t로 시작하는 '신뢰(trust)'로 나눠서 설명한다. 대문자 신뢰는 인식된 본질적 가치(REV)에 기초를 두고 있다. 이 신뢰는 타인으로부터 어떤 행동에 대해 인정받거나 용납받지 않아도 우리 스스로가 사랑이라는 가치를 발견할 수 있다는 것을 아는 것에서 생겨난다. 이렇게 생각하면 우리는 타인의 행동을 조종할 필요가 없게 된다. 또 하나의 신뢰는 행동의 일관성에 기초를 두는 소문자 신뢰 이다. 사람들은 타인에게 자신들은 믿을만한 사람이라는 것을 보이기 위해 올바른 행동을 하려고 한다. 더욱이 우리는 사람들 각자 내면에 본질적 가치를 품고 있다는 사실을 인식할 수 있게 되었고 이러한 본질적 가치가 그들 행동에 긍정적인 영향을 미칠 것이라고 생각한다. 그래서 다른 사람이 어떤 행동을 할까봐 두려워서 우리가 사랑을 버리고 자신을 방어할 필요는 없는 것이다. 우리가 이러한 더 높은 차원에서 타인과 관계할 때, 우리는 '대문자 신뢰'를 경험하게 되는 것이다. 용서는 이런 신뢰의 자연스러운 확장의 결과라고 말할 수 있다. 즉, 그들의 행동 너머에 있는 그 사람의 마음을 바라보는 것이다. 그래서 다음 사항들을 함께 기억하자:

• 나는 타인의 행동과 상관없이 그들의 본질적 가치를 늘 인식할 수 있다. 이것이 진정한 신뢰이며 여기서부터 용서가 시작된다.

- 타인의 행동은 그들에 관한 것이지 나에 관한 것이 아니다. 내가 나의 감정과 행동에 책임이 있듯이, 그들 또한 그들 자신의 행동에 그들 스스로가 책임을 지도록 하라.
- 나는 다른 사람의 행동을 통제하거나 예측할 수 없다. 나는 내 마음의 방어벽을 치고 살아갈 것인지 아니면 다른 사람과 나 자신에게서 사랑이라는 본질적 가치를 주시하며 살아갈 것인지를 내가 선택하기만 하면 되는 것이다.

7장 본질적 가치를 인식하는 법

본질적인 가치를 인식하는 방법을 배운다는 것은 곧 자기 자신을 사랑하는 방법을 배우는 것이다. 이것이야 말로 중독성 성격으로부터 유발되는 고통의 사슬로 부터 벗어나기 위한 전환점이 된다. 당신은 두 가지 상반되는 가치들 추구하면서 동시에 행복해지기를 기대할 수는 없다. (아마도 이렇게 되면 미쳐버리게 될 것이다.) 본질적인 가치를 찾고자 하면서 강박적으로 자기 외부에서 그것을 구하고자 한다면 그것은 당연히 불가능한 일이 아닐 수 없다. 즉, 이는 곧 자신을 진정으로 사랑하는 것과 중독적인 삶을 살아가는 것과는 어떤 면에서도 공존할 수 없다는 의미이다. 만약 당신이 자기 자신을 충분히 사랑하지 않는다면, 당신은 당신 자신의 행복을 경험할 수도 없고 새로운 삶의 기회를 자기 것으로 만들 수도 없을 것이다. 우리는 이러한 사실을 진심으로 받아들이지 않기 때문에 중독적인 행위가 지속되고, 적당히 타협하고자 하는 중독성 성격이 사라지지 않는 것이다. 우리는 여전히 타인을 통제하려하고, 요구하고, 비난하고, 방어적이고, 공격적인 태도로 살아가기 때문에 중독 게임을 지속하게 되는 것이다. 우리는 고통의 악순환을 바라보지 못한 채, 그 속에서 계속 살고 있으며, 그 악순환이 우리를 행복하고 안전하게 해 줄 것이라는 환상 속에 머물게 되는 것이다.

이미 중독은 우리 자신을 숨길 수 있는 벽이 되었고 우리는 그 벽 뒤에서 숨어 지내고 있다는 것은 엄연한 사실이다. 결국에 우리는 중독의 벽을 너무 높이 쌓은 나머지 우리 자신을 단순히 중독의 벽 뒤에서 숨어 지내는 것에서 더 나아가 이젠 스스로 중독의 감옥 속의 죄수가 되어 버렸다. 중독성 성격의 불합리한 신념들은 감옥의 창살이 되고, 우리는 어둡고 고독한 감옥의 차가운 바닥에 주저앉아 더 이상 탈출구는 그 어디에도 없다고 믿으며 자포자기 하고 살아간다.

중독성 성격을 치유하고 회복의 길로 나아가기 위해 그리고 우리의 본질적인 가치를 제대로 인식하기 위해서는 우리는 우선 우리를 중독에 머물게 하는 불합리한 신념을 먼저 발견해 내야 한다.

중독성 성격이 당신에게 바라는 것이 무엇인가?

■ **나의 자존감은 항상 다른 모든 이들의 인정(approval)에 달려 있다.** 타인들로부터 만장일치의 인정을 얻는 것은 거의 불가능하기 때문에, 이런 신념은 중독성 성격의 악순환들을 불러온다.

• 내가 다른 사람들을 즐겁게 해 주면 나도 기분이 좋아질 것이다.

- 나 자신이 모든 사람을 항상 기쁘게 할 수는 없기 때문에, 결국 나는 실패할 것이다. 실패는 죄책감을 불러오고, 그 죄책감은 낮은 자기 가치감을 불러온다.
- 낮은 자존감의 느낌을 보완하기 위해, 나는 더 많은 사람들의 비위를 맞추려 노력한다.

진실에 기반을 둔 성격을 통해서 나는 다음과 같은 사실을 깨닫게 된다.

- 나의 자존감은 나의 본질적인 가치를 인식함으로써 생겨나며, 다른 사람들을 즐겁게 하는 것에 의존하지 않는다.
- 타인의 인정을 갈구하는 것은 진정한 내 모습으로 부터 나를 더욱 멀어지게 만든다.
- 본질적인 가치를 인식하게 되면 내가 누구인지를 알 수 있다.

■ **내가 나 자신을 가치 있는 존재로 여기려면, 나는 남들보다 뛰어나야 하며, 모든 노력과 방법을 동원하여 나의 능력을 보여주어야 한다.** 이런 신념이 중독으로 이어진다는 사실이 놀랍지 않은가? 이러한 신념은 당신이 잠시라도 방어를 내려놓았다가는 뒤통수를 얻어맞거나 무능한 사람이라는 비난을 받을 것이라는 두려움에 기반을 두고 있다. 무능한 거짓말쟁이로 확인되는 것에 대한 두려움은 우리 사회에서 너무 널리 퍼져 있다. 몇 년 전 나 는 흥미로운 연구 결과를 읽게 되었는데, 그것은 나의 가장

깊은 곳에 숨겨진 두려움들에 관한 것이었다. 연구 결과에 따르면 전문직 종사자 중 상당수가 자신이 자신의 직무를 수행할 자질이 없다고 느끼며 결국 엉터리라는 것이 드러날까 봐 두려워하고 있다는 것이다. 그들은 이러한 부적절한 느낌들을 숨기기 위해 큰 고통을 겪고 있었다. 이러한 내용은 내가 살아온 인생에 비추어 볼 때 많은 부분이 나와 닮아 있었다. 그러나 진실에 기반을 둔 성격은 우리가 누구인지에 대한 진실을 다음과 같이 제대로 말해 주고 있다.

나의 가치는 오로지 내가 하는 일이나 성취한 것에만 근거하지는 않는다.
나는 지금의 나 자신으로 충분히 가치 있는 존재이다.

- **내 인생에서 잘못된 모든 일들은 다른 사람들 때문에 생긴 것이다.** 그래서 그들이 비난을 받아야 하고 처벌을 받아야 한다. 우리 내면 깊이 자리 잡고 있는 부적절한 느낌을 회피하기 위해서 우리는 다른 사람들에게 비난을 돌린다. 우리는 통제 불능한 상황에서 비난과 처벌이 어떻게든 질서를 회복시킬 것이라는 비합리적인 생각을 한다. 이때 우리는 다른 누군가가 우리를 먼저 선수 치면서 비난하기 전에 우리가 먼저 타인을 비난한다. 우리는 이러한 두려움 때문에 문제의 핵심을 바라보지 못하게 된다. 중독성 성격의 비합리적인 신념과는 대조적으로 진실에 기반을 둔 성격은 다음과 같이 주장한다.

치유는 내 마음속에서 시작되어야 한다.
타인을 비난하고 무자비하게 처벌한다면 문제를 더욱 지속시킬 뿐이다

- **내 삶의 외부 상황이 내가 원하는 대로 잘 돌아가지 않는다면, 나는 분명히 스트레스를 받고, 끝없이 걱정하며 언젠가는 감당할 수 없는 재앙이 닥칠 것이라고 생각한다.** 우리가 스스로를 되돌아보고 자신의 신념 체계를 제대로 인식하지 못하게 되는 가장 큰 이유는, 우리가 주변의 혼란스러운 상황에 완전히 사로잡히게 되기 때문이다. 이제 우리는 주변 상황이 우리의 경험을 결정짓지 못한다는 사실을 알고 있기는 하지만, 우리는 상황이 예상대로 흘러갈 때 행복하다고 느끼는 것에 익숙해져 있기 때문에, 그렇지 않은 경우에는 불행하다고 느끼게 될 것이다. 나는 자유의지를 가졌고 내 자신의 고유한 마음을 소유한 존재로서가 아닌, 모든 상황에서 이미 프로그램화 된 반응을 보이는 로봇처럼 행동했다. 나는 나의 외부 상황과 관계를 통제하려고 너무 애쓴 나머지, 정작 내면의 삶에 대해서는 등한시 했다. 외부 상황을 통제하려는 강박적인 욕구는 지속적인 마음의 평화도 그리고 삶의 다양한 기회들도 상실하게 만든다.

나는 지난 몇 년 동안 취미로 도예 수업을 들었는데 상당히 재미있었다. 우선 찰흙을 물레위에 올려놓고 찰흙의 중심을 잘 잡으려면 적절한 손의 압력이 필요하다. 일단 찰흙이 가운데에 자리를 잡고 도자기 모양이 어느 정도 드러나게 되면 힘을 살짝 풀어 원심력을 이용하면서

다시 힘을 주기를 반복하면서 점차 더 도자기 모양을 갖추어 간다. 우리가 외부 세계를 통제하려고 시도하는 것도 이와 비슷하다. 모든 상황을 통제하려는 노력은 결코 끝나지 않는 일이며 늘 공든 탑이 다 무너지기 일보직전인 것만 같이 느껴진다. 잠시라도 긴장을 풀면 모든 것이 무너질 것 같고, 통제해야 할 또 다른 상황들을 끊임없이 만나게 된다. 그러나 우리가 자신이 누구인지에 관한 진실을 더 많이 알게 되면, 외부 세계를 통제할 필요성은 줄어들게 된다.

이것을 마치 '당신 자신 이외에는 그 어떤 것에 대해서도 바꾸려고 하지 말라'라는 말로 오해 하지 말라. 단지 '강박적으로 통제해야 효과적이다'라는 신념을 강화 시키는 것은 바로 중독성 성격이 하는 일이라는 사실을 꼭 명심해야 한다. 사실 나는 세상을 바꾸고자 헌신하는 삶을 옹호하는데, 이것은 세상을 조종하거나 통제하려는 것이 아닌 세상을 향한 자비심과 온정에서 기인하는 것이다. 이 책의 초점이 우리의 생각을 변화시키고자 하는 것이라고 해서, 세상에서 무슨 일이 일어나고 있는지 전혀 신경 쓰지 말라고 제안하는 것은 아니다. 나는 무엇이 선(先)이고 무엇이 후(後)인지를 명확히 해야 하다는 것을 강조하고 있는 것이다.

내 삶을 바꾸고 싶다면, 먼저 내 마음을 바꾸어야 한다.
내가 경험하는 것은 내 생각과 내 신념에 근거한다.
내가 세상에 줄 수 있는 것은 통제보다는 따뜻한 자비심이다.

■ **과거에 어떤 부정적인 일이 발생했다면, 미래에도 부정적인 일이**

반복될까봐 매우 염려스럽다. 우리 중 많은 사람들은 시간에 관한 세 가지 단순한 사실을 놓치고 살아간다. 다시 말해서 과거는 과거다. 미래는 미래다. 현재는 현재다. 과거가 반복될 것이라는 법칙이 있는 것도 아닌데, 아직도 많은 사람들은 이러한 전제를 두고 그들의 삶을 살아가고 있으며 이것은 곧 신뢰와 안정감의 결핍으로 이어진다. 그리고 과거에 대해 너무 염려하다 보면 현재의 기회를 보지 못하게 된다. 이런 사실은 이미 과학적으로도 증명된 사실로서 '실험자 편향(experimenter bias)'이라 불리는 현상이 생긴다. 실험자가 어떤 특정 결과가 일어나기를 기대한다면, 그 결과는 종종 실제로 실험자의 기대대로 나오게 되며, 적어도 동시에 발생하는 다른 데이터를 통해서라도 관찰되는 것으로 입증되었다. 이처럼 내 삶 속에서도 걱정과 염려가 끝없는 악순환의 고리를 반복하게 만들며, 부정적인 예측이 결국에는 실제 재앙으로 이어지는 것을 경험할 수 있다.

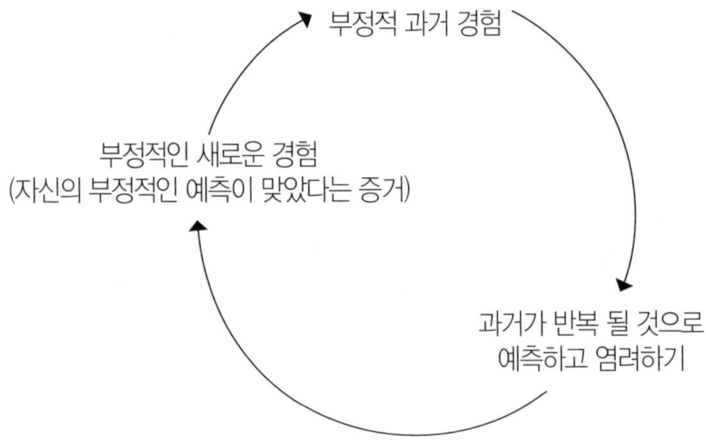

과도한 걱정은 유익보다는 해가 훨씬 더 크다. 이런 현상은 정신 건강 분야의 광범위한 연구에서 입증되었다. 건강에 문제가 생길까봐 지나치게 두려워하는 사람들의 염려는 실제로 건강에 문제를 발생시킬 위험을 증가시킨다. 마음가짐이 신체 건강과 질병 및 부상 회복에서 중요한 역할을 한다는 것을 부인할 의료 전문가는 아마 없을 것이다. 수동적이고 두려움에 갇힌 희생자가 되기보다는 적극적인 도전으로 희망을 찾아 나서는 것이 나의 주 관심 분야이며 다음 책의 주제이기도 하다.

생각의 힘으로 우리는 삶의 에너지를 얻는다.
이 힘은 우리의 삶에 긍정적인 영향을 줄 수도 있고
부정적인 경험을 하게 할 수도 있다.
선택은 우리의 것이다.

■ **나는 안전과 행복을 위해 고통스러운 문제를 회피하고 감정을 억압해야한다. 나는 안전하고 행복할 것이다.** 우리는 물질에 의존하여 분노와 무가치한 느낌, 그리고 수치감 등 우리의 불편한 느낌과 감정을 억제하려고 애쓴다. 우리의 중독성 성격을 직면함으로써 중독적인 행위를 중단할 때, 억압된 고통과 실존적인 절망조차도 표면으로 드러날 수 있다. 우리는 친구, 치료자, 후원자, 상담사 등의 도움을 통해 이러한 과정 동안에 생기는 고통을 극복하고 성장하고자 하는 용기를 얻게 될 때 우리는 우리 자신의 감정에 마음을 열고 결국은 진정한 인간이 될 수 있다. 이러한 과정을 주저하거나 회피하는 것은 간접적으로 '나는 나 자신과 나의 직관을 신뢰할 수 없다. 그리고 내 삶은 앞으로 더 나아 질 수도 없다.'라고 말하는 것과 마찬가지이다. 고통은 어떤 방향으로든 움직이는 것을 두려워하여 우리를 꼼짝 못하게 만든다. 우리가 더욱 무시워하면 할수록, 우리는 더 많이 미루게 된다. 그리고 미루면 미룰수록 우리는 감정을 더 회피하고 우리 자신을 싫어하게 될 이유들을 더 많이 만들어 내면서 중독적인 존재방식을 사용하려 한다.

중독성 성격은 주장하기를 : 회피+억압+투사
= 안전(safety)과+기회.
진실에 기반을 둔 성격은 주장하기를 : 용기+알아차림(awareness)+확장
= 안전과+기회.

- **나는 나약해서 누군가 또는 다른 무언가에 의존해야 한다.** 만약 당신이 자신을 약하거나 불완전하거나 불충분하다고 느낀다면, 몇 시간 동안 혼자 있는 것조차도 당신에겐 불편할 수 있다. 음식, 술, 마약 또는 중독적인 행위로 일시적인 위안을 찾을 수 있으나, 불완전함의 느낌은 계속 더 깊이 파고들 것이다.

나는 어렸을 때 가족과 함께 퍼즐 맞추기를 즐겨했다. 때로는 퍼즐 한 조각이 없어서 아무리 찾아도 찾을 수가 없었던 때가 있는데, 원래부터 누락된 채로 만들어진 것이 아닌가 하는 농담을 하곤 했다. 이럴 때마다 나는 공장의 누군가가 장난삼아 한 두 조각을 빼놓고 포장을 했다고 점점 더 확신하게 되었다. 그러나 결국에는 누락된 퍼즐 조각은 항상 뒤늦게 찾게 되었다. 우리 중 어느 누구도 조각들이 빠진 퍼즐로 이 세상에 태어나지 않는다. 우리가 타고난 온전함을 재발견하는 데는 끈기와 인내가 필요하지만, 분명한 것은 우리 안에 온전함이 존재한다는 것이다. 이 진리를 마음에 품고 살아보라. 그리고 삶이 얼마나 달라지는지 느껴보라.

이 말은 성장은 하지 않으면서 다른 사람들과의 친밀감으로부터 유익을 누리라는 뜻은 아니다. 그러나 의존적인 입장에 있는 것이 친밀감을 대변하는 것은 아니다. 이것은 우리가 무엇인가 부족하다는 신념에 근거한 또 하나의 의존이다. 우리는 삶이 유지되기 위해서는 누군가가 꼭 있어야 한다고 생각하기 때문에 애정에 굶주리게 된다. 그 반대의 경우도 중요한 가치가 있는데 우리는 온전하다는 느낌을 경험할 필요성이 있다. 여기서 흔히 잘못 생각하기 쉬운 점은, 우리가 다른 사람을 만족시켜야 그들을 영원히 내 삶에 끌어 들이고 유지할 수 있다고 생각하는 것이다.

이런 문제에 대한 해결책은 우리의 온전함을 제대로 알아차리고 열린 마음과 진심어린 보살핌과 지지를 서로 주고받을 수 있어야 한다. 그래야만 우리는 진정으로 다른 사람들과 자신을 나눌 수 있으며 건강한 사람들과 함께하는 삶을 살 수 있다.

내면의 부족함을 발견하고 이를 매 꿀 목적으로 다른 사람을 찾지 말라.
내면의 부족함을 발견했다고 이를 만회하기 위해서
필요 이상으로 누군가에게 필요한 존재가 되려고도 애쓰지 말라.
당신은 이미 온전한 존재임을 알아차리고
마음을 열고 주고받으면, 놀라운 사람들을 만나게 될 것이고
새로운 기회들이 당신의 삶에 날아들 것이다.

- **나는 다른 사람들의 문제에 몹시 관여 하고 그들 문제로 인해 감정을 잘 조절하지 못한다.** 내가 심리학자라고 하면 사람들은 하루 종일 사람들의 문제를 듣고 우울하지 않은지 묻는다. 나는 타인의 문제나 고통을 직접 겪지 않고도 다른 사람들을 도울 수 있다고 대답한다. 내가 하루를 잘 보냈다면 그것은 내담자의 문제가 많지 않아서가 아니라, 그 날 인식된 본질적 가치(REV)를 잘 알아차리고 실천했기 때문이다. 이것이 중요한 차이점이다. 항상 우리는 다른 사람들의 삶에 연루되어 감정적으로 힘들어 할 수도, 아니면 그들의 진정한 가치를 알아차리고 그들에게 인식

된 본질적 가치를 실천할 수도 있는데 이것은 전적으로 당신의 선택에 달렸다. 후자는 항상 도움이 되는 반면, 전자는 도움이 되는 경우가 거의 없다.

우리 각자는 고통을 겪지 않고도, 사랑과 자비심을 함께 나눌 수 있다. 그런데 중독성 성격이 안내 하는 대로 따라가게 되면 누군가에게 도움이 되기 위해서 그 사람의 고통과 자기 자신을 과도하게 동일시할 가능성이 많아진다. 그들의 고통을 인식하는 것도 중요하지만, 그 사람에게 힘의 원천이 되기도 하는 그의 본질적인 가치를 알아차려 주는 것 또한 아주 중요한 일이다.

당신이 다른 사람에게 내재하는 능력과 온전함을 주시하게 될 때,
우리 모두는 온전함과 강인함, 그리고 활기를 느끼게 될 것이다.
당신이 다른 사람의 고통 그 자체에만 동일시 될 때,
우리 모두는 오로지 고통과 피폐함만을 경험하게 된다.

내가 대학원에 처음 입학했을 때, 나는 이러한 내용에 대해 전혀 알지 못했다. 사실 나의 중독성 성격은 내가 온전한 사람이 아니라는 느낌을 갖게 만들었고, 스스로에 대해 만족하고 자신감을 느끼기 위해서는 주변 상황이나 사람들을 바로 고쳐야 한다고 생각했다. 이럴 때 심리학자가 되는 것은 얼마나 좋은 방법인가! 적어도 부분적으로는 나는 자존감을 되찾고자 하는 방법으로 다른 사람들의 문제를 대신 해결해 주려고 노력했던 것이다. 그러나 이것은 또 다른 형태의 중독에 불과

했다. 다른 누군가에게 긍정적인 일을 행하는 것으로 나 자신의 온전함을 느낄 수 있을 것이라고 생각했다. 결국 내가 최고의 문제 해결사가 되어야한다는 생각을 버리고 나서야, 나는 나의 중독이 엄폐해 왔던 나의 수치심을 경험할 수 있었다. 본질적인 가치를 인식할 수 있는 진실에 기반을 둔 성격에 따라 계속 그 본질적 가치를 실천해 가면서 나는 마침내 진정한 섬김을 실천할 수 있게 되었다.

타인의 회복을 돕는다고 해서 그것이 곧 나를 고치고 회복시키는 것은 아니다.
당신의 진정한 힘과 능력을 먼저 인식할 수 있을때
당신과 내가 가지고 있는 그 능력을 더욱 강화시키는데 도움을 줄 수 있다.

- **세상을 보는 관점은 오로지 올바른 한 가지 관점만 존재할 뿐이다.** 우리의 주변을 둘러싼 부조리와 모순을 이해하기 위해 당신은 세상을 선과 악, 옳고 그른 것으로 이분법적으로만 인식함으로써 자기 자신을 방어하려 할지도 모른다. 이러한 신념의 기저에는 '내가 안전하기 위해서는 모든 것은 흑백이고, 중간의 회색지대는 없다는 점을 알아야 한다.'라는 생각이 깔려 있다. 세상에 대한 이러한 경직된 관점이 진실이 아님을 알아차리게 되면서 내재하고 있는 당신의 불안이 수면 위로 부상할 수도 있다. 그 이유는 당신이 이러한 경직된 관념을 포기할 수 있으려면 인생의 모호함을 받아 들여야 하기 때문이다.

가족 내의 사소한 말다툼에서부터 정치의 당파 싸움에 이르기까지,

갈등은 경직되고 닫힌 마음에서 시작한다. 우리가 세상을 바라보는 관점이 타인과의 친밀감이나 평온함, 안전함을 가져다주지 못하는 데도 불구하고, 우리는 그 관점에 중독되어 있을 수 있다. 당신이 갈등을 경험할 때마다 다음 사실을 기억하라.

이 상황을 바라보는 또 다른 시각은 언제나 존재한다.
세상이 늘 명확하게 흑백으로 이분되는 것은 아니다.
만약 내가 옳다는 것에만 고집을 부린다면,
나는 새로운 기회와 삶의 교훈으로 향하는 문을
뒤도 돌아보지 않고 닫아 버리는 꼴이 된다.

- **내가 할 수 있는 일, 내가 가질 수 있는 것, 그리고 내가 경험할 수 있는 행복에는 제약들이 따른다.** 인간의 한계는 불가피하다는 신념을 강화시켜주는 단어들이 많다. 실제 우리가 이런 단어들을 매일 사용한다면 우리의 마음이 기회를 창조하거나 그 기회를 인식할 능력조차도 상실하게 된다. 나는 이런 단어들을 '기회 차단제(opportunity blockers)'라고 부른다. '기회 차단제'는 두려움을 기반으로 하는 중독성 성격의 벽돌들을 서로 강하게 접착시키는 시멘트와 같은 역할을 한다. 만약 우리가 시멘트(기회 차단제)를 사용하지 않는다면, 벽돌들(두려움에 근거한 신념들)은 더 쉽게 무너지고 치유가 시작 될 것이다. 기회 차단제의 몇 가지 예들을 들어보고, 중독성 성격이 어떻게 이것들을 이용하는지 살펴보자.

"나는 내가 원하는 삶을 살 수 있을지 의문스럽다. 만약 시도하고 나서 실패하면 어떻게 해야 하지? 나는 무엇을 해야 하는지 알고는 있지만 내 인생은 너무 어렵고 고달프다. 실수할 바에는 차라리 애초에 시도를 하지 않는 것이 낫다. 게다가 아무도 그렇게 크게 성공할 수 있을 것 같아 보이지 않는다. 그리고 어떤 장애물들은 극복하는 것 자체가 불가능해 보인다. 그리고 나는 이전에 모든 것을 다 시도해 보았지만, 결국 하나도 할 수 없었다. 만약 지금 상황이 조금만 달라진다면, 또는 과거에 상황이 조금만 달랐더라면 좋았을 텐데. 나는 더 잘 해야 하는데, 지금 나에겐 이러한 제약들 때문에 더 발전하긴 틀렸어, 내가 하는 일은 늘 만족이 없어, 게다가 나는 그렇게 할 만한 충분한 시간이나 돈도 없어."

당신이 생각하고 대화 할 시, 조심해야 할 말들:

"나는 ... 할 수 있을지 의문이다."
"나는 ... 해야 한다."
"그러나, ... "
"---하는 것은 어렵다."
"나는 ... 해서는 안된다."
"---하는 것은 불가능하다."
"나는 이미 해 볼 것은 다 해보았다."
"나는 할 수 없다."
"...한다면 좋을 텐데..."

"나는 반드시 ... 해야 하다."
"늘 한계에 부딪힌다."
"---하고 싶지만 나에게는 개뿔도 없다."
"시간이나 돈이 충분치 않다."
"절대 만족할 수 없다."

우리는 자신도 모르는 사이에 이런 단어들을 사용하고 있다. 의식적인 노력을 통해서 우리는 생각과 말 속에서 이런 기회 차단제들을 사용하지 않을 수 있다. 그렇게 함으로써 우리는 중독성 성격을 치유하는 커다란 진전을 이룰 수 있다. Richard Bach는 '환상(Illusions)'이라는 그의 책에서 기회 차단제들에 대한 정확한 이해를 돕는 다음의 한 문장으로 표현하였다. '당신의 한계에 대해 따져보라. 그러면 확실히 그 한계는 당신이 설정해 놓은 것에 불과했다는 것을 알게 될 것이다.'

다음의 목록들은 중독성 성격의 비합리적인 신념들이다. 그리고 이러한 신념들에 대한 진실에 기반을 둔 성격이 제시하는 평화적인 해결책들이다. 당신이 갈등을 겪게 될 때 다음 목록들을 떠올려 보고, 진실에 기반을 둔 성격이 제안하는 그 메시지들을 읽으면서 자신의 생각을 검토하는데 도움을 받을 수 있기를 바란다.

중독성 성격의 불합리한 신념들

1. 나의 자존감은 항상 다른 모든 이들의 인정(approval)에 달려 있다.

2. 내가 나 자신을 가치 있는 존재로 여기려면, 나는 남들보다 뛰어나야 하며, 모든 노력과 방법을 동원하여 나의 능력을 보여주어야 한다.
3. 내 인생에서 잘못된 모든 일들은 다른 사람들에 의해 생긴 것이기에 그들이 비난받고 처벌 받아야 한다.
4. 내 삶의 외부 상황이 내가 원하는대로 잘 돌아가지 않는다면, 나는 분명히 스트레스를 받고, 끝없이 걱정하며 언젠가는 감당할 수 없는 재앙이 닥칠 것이라고 믿게 생각한다.
5. 과거에 어떤 부정적인 일이 발생했다면 미래에도 부정적인 일이 반복될까 봐 매우 염려스럽다.
6. 나는 안전과 행복을 위해 고통스러운 문제를 회피하고 감정을 억압해야 한다.
7. 나는 나약해서 누군가 또는 다른 무언가에 의존해야 한다.
8. 나는 다른 사람들의 문제에 몹시 관여 하고 그들 문제로 인해 감정을 잘 조절하지 못한다.
9. 세상을 보는 관점은 오로지 올바른 한 가지 관점만 존재할 뿐이다.
10. 내가 할 수 있는 일, 내가 가질 수 있는 것, 그리고 내가 경험할 수 있는 행복에는 제약들이 따른다.

진실에 기반을 둔 성격의 대안들

1. 나의 자존감은 나의 본질적인 가치를 인식함으로써 생겨난다.

나는 다른 사람들을 즐겁게 하는 것에 의존하지 않는다.

2. 나의 가치는 오로지 내가 하는 일이나 성취한 것에만 근거하지는 않는다.
   나는 지금의 나 자신으로 충분히 가치 있는 존재이다.
3. 치유는 내 마음속에서 시작되어야 한다.
   비난과 처벌은 문제를 영속시킬 뿐이다.
4. 내 삶을 바꾸고 싶다면, 먼저 내 마음을 바꾸어야 한다.
   나의 경험은 내 생각과 내 신념에 따라 달라질 수 있다.
5. 생각하는 능력을 활용함으로써 우리는 삶을 선택해 나아간다.
   이 능력은 우리의 삶에 긍정적인 영향을 줄 수도 있고 부정적인 경험을 하게 할 수도 있다.
6. 용기+알아차림+확장 = 안전과 행복
7. 나는 온전한 존재이며 나에게는 주고받을 수 있는 능력이 있다.
   그리고 나는 내 인생에서 놀라운 사람들을 만날 수 있다.
8. 내가 타인의 능력과 온전함을 바라볼 수 있을 때, 나는 온전함과 강인함, 그리고 활기를 경험할 수 있다.
   내가 누군가의 고통 그 자체에만 동일시 될 때, 나는 오로지 그의 고통과 피폐함만을 경험하게 될 것이다.
9. 세상이 늘 명확하게 흑백으로 이분되는 것만은 아니다.
   만약 내가 옳은 쪽만 고집한다면, 새로운 기회와 삶의 교훈으로 향하는 문을 닫아버리는 꼴이 되고 만다.
10. 나는 한계들을 극복할 수 있다.

강박적으로 다른 사람에게 집착하는 문제

심리학 및 중독 분야에는 많은 용어와 개념들이 사용된다. 나의 저서인 '중독성 마음 치유하기'에서 나는 공동의존 개념을 감정, 신념 및 행동으로 이루어진 별자리를 비유하여 설명하였는데, 이것은 개인의 수치심, 열등감, 친밀감에 대한 두려움에 근거한 것이다. 그 이후로 나는 중독성 성격을 이해할 때에 진단에 초점을 맞추기 보다는 현상을 설명하는 것이 더 유용하다는 것을 알게 되었다. 나는 사람들이 자신의 사고 내용이 어떤 결과를 나타낼지 알아보고 그 다음에 뭔가 중요한 다른 차이를 낼 수 있는 그것을 하도록 하는 것이 훨씬 더 고무적인 일이라고 생각한다. 따라서 나는 더 이상 공동 의존이라는 단어를 그렇게 많이 사용하지 않는다. 대신에 나는 '강박적으로 다른 사람의 문제에 집착하는 것' 이라는 설명적인 문구를 더 선호한다. 이 문구는 중독성 성격이 통제에 대한 근본적인 신념을 유지하는 보편적인 방식을 잘 보여주고 있다.

결국에 통제는 실패로 돌아가고 만다. 일단 우리가 누군가에게 또는 어떤 것에 중독되면, 우리는 우리가 가진 대부분의 에너지를 그 중독 대상의 행동이나 제반 사항들을 통제하는데 다 소모하게 된다. 그 대신에 중독성 성격은 우리가 중독을 통제하고 있다는 느낌을 가지려고 '부정'이라는 방어기제를 사용한다. 따라서 중독과 중독을 통제할 수 있는 것처럼 보이기 위한 우리의 끊임없는 노력과 서로 깊이 맞물려 있기 때문에 마음의 평화를 경험하기란 불가능하게 된다.

당신이 다른 사람의 행동을 통제하려 할 때,
내면의 평온함이 지속되는 것은 불가능해진다.

만약 당신이 강박적으로 타인에게 집착한다면, 결승점에 도달하기도 전의 마라톤 선수처럼 완전히 탈진하게 될 것이다. 그 이유는 이제껏 엄청난 노력이 필요 했음에도 불구하고 겉으로 보기에는 전혀 힘들어 보이지 않도록 해야 하기 때문이다. 하지만 나중에 당신이 회복된 후 과거를 되돌아보면 당신이 괜찮아 보이기 위해 얼마나 많은 에너지를 소비했는지 알게 될 것이다.

몇 년 전 한 워크샵에서 중독성 성격과 강박적으로 타인에게 집착하는 것에 대해 강의를 한 적이 있는데 Anne라는 참가자가 나를 찾아왔다. 그녀는 강의 내용의 많은 부분에 동감을 했고, 그녀의 삶을 더 깊이 알고 싶어 했다. Ann은 42세로 일 중독자 가족에서 성장했으며 알코올 중독에서 회복중인 남편과 결혼했다. 그녀는 힘든 직장일도 하면서 두 자녀 양육에 책임을 다하는 여성이었다. 그녀는 다른 사람들을 돕는 데는 많은 시간을 투자했으나 자신을 돌보고 살피는 데는 소홀했다. 또 남편의 알코올 문제에 대해 항상 걱정하고 있었다. 우리는 상담이 진행됨에 따라 그녀의 자존감이 타인의 문제를 해결하고, 타인의 인정을 갈구하고, 타인의 고통을 해결해 주려는 것에 매달려 있다는 것을 알 수 있었다. 그녀는 언제나 자신보다는 타인의 요구와 감정을 우선적으로 생각했다. 그로 인해 그녀는 죄책감과 수치심이 그녀의 주된 감정이 되었고, 다른 사람을 통제하고 뒤에서 조종하는 것이 그녀의 주된 행동이 되어 버려 늘 외롭고 불행한 삶을 살고 있었다.

그녀는 이른 나이에 자신이 다른 사람의 감정에 책임이 있다고 느끼게 되었다. 그녀는 어렸을 적 자신의 부모가 화가 나면 그것은 자신의 책임이라 생각했다. 그녀는 부모님이 공공장소에서 술을 마시고 다투는 것을 보면서 이를 매우 수치스럽게 생각했다. 그리고 성인이 되었을 때는 그녀의 남편이 자신의 가치관과 다르게 생각하고 행동하는 것을 경험했을 때, 심지어 그녀의 남편이 실제로 하지 않은 일에 대해서도 수치심을 느꼈다. 하지만 그녀는 다른 사람의 반응이 두려워 자신의 이런 감정을 표현하지 못했다. 그녀는 이렇게 강박적으로 다른 사람에게 집착하는 것이 점차 심해졌고, 시간이 지남에 따라 그녀의 진짜 감정은 점차 인식되지도 못하게 되었다. 그녀가 처음 워크샵에 참여했을 때 그녀는 자신의 감정이 무엇인지 알아차리고 자신의 의견을 표현하는데 어려움을 겪고 있었다.

Ann은 자신의 감정을 느낀다거나, 자신의 삶을 누릴 수 있는 자격도 없다고 스스로 믿고 있었는데 바로 이러한 그녀의 신념에 문제의 핵심이 들어 있었다. 그녀는 자신에게 아무 이득이 없음에도 언제나 자신을 희생하며 다른 사람들을 우선적으로 생각했다. 가정에서 갈등이 생겼을 때 그녀는 마치 레이더와 같은 촉을 가지고 있어서 다른 가족들이 어떻게 반응할지를 알고 있었다. 그러나 문제는 그녀가 정작 자신의 감정이 어떠한지, 무엇이 필요한지에 대해서는 전혀 무지하다는 것이었다. 같이 상담을 하면서 그녀는 점점 자신의 문제를 인식하기 시작했다. 처음 몇 년 동안은 오랫동안 묻어둔 거절에 대한 두려움, 외로움, 그리고 수치심 해결에 초점을 두었다.

내가 Ann처럼 타인에게 강박적으로 집착하는 많은 환자들을 치료

하면서 알게 된 것은, 이것 또한 중독의 한 형태라는 것이다. 이후에 나오는 목록들은 타인에게 강박적으로 집착하는 사람들이 가진 핵심 신념들이다.

강박적으로 다른 사람에게 집착하는 사람들의 10가지 핵심 신념

1. **신념:** 나는 다른 사람의 감정과 행동에 책임을 져야한다. 다른 사람의 행동은 내가 어떤 사람인지를 반영해 주기 때문이다.

   결과: 나는 많은 시간 동안 죄책감을 느끼게 된다. 나는 다른 사람들이 아무 문제가 없을 때 편안하게 느낀다.

2. **신념:** 다른 사람들의 감정과 생활이 나의 감정과 생활보다 더 중요하다.

   결과: 나 자신을 돌보는 것과 감정을 알아차리는데 어려움을 느낀다. 나는 자주 나의 감정이 어떤지 모르고, 쉽게 거절을 못하며, 거절을 했을 경우에는 죄책감을 느끼게 된다.

3. **신념:** 내가 사랑 받는다고 느끼고 내가 가치 있는 사람이라고 느끼려면 타인이 나를 필요로 해야 한다.

   결과: 다른 사람을 돌볼 수 있는 관계를 추구하지만 정작 그 관계에서 내가 얻는 것은 없다. 타인의 필요와 욕구가 최우선이다. 나 자신만을 위한 시간을 가지면 나는 죄책감을

느낀다. 내가 사랑을 받는 것인지 아니면 누군가의 필요만을 단지 채워 주는 존재인지 혼란스럽다. 나는 자신을 제외한 다른 모든 사람들을 위해 노력해야 한다. 때때로 나는 극도의 분노와 억울함을 느낀다.

4. **신념:** 나 자신의 의견과 가치보다 다른 사람의 의견과 가치가 더 중요하다.

결과: 나는 내가 무엇을 원하는지 알지 못하고, 의견이 있어도 그것을 표현하는 것이 두렵다. 그리고 결정 하는 것도 어렵다. 나는 다른 사람의 느낌과 생각 그리고 가치관을 마치 스펀지처럼 잘 흡수한다. 나는 때때로 나 자신을 완전히 상실한 것 같은 느낌을 받는다. 나는 내가 누구인지, 내가 무엇을 원하는지 잘 모르겠다.

5. **신념:** 내 자신의 감정에 대한 권리가 나에게는 없다.

결과: 나는 내 감정과 행동에 대해서 다른 사람들이 어떤 반응을 보일까 두렵고, 특히 다른 사람이 화를 낼까봐 두렵다. 나는 강박적으로 남이 나를 어떻게 생각하는가에 대해 걱정을 많이 하게 된다. 나는 올바른 행동을 하려하지만, 나 자신에게 진정성, 신뢰감, 기쁨, 감사함 등을 느끼지 못한다. 나 자신이 한없이 외소하고 힘없이 느껴진다. 나는 종종 두렵고 화가 나기도 한다. 나는 남들에게 인정받기 위해서, 내 가치를 부정하고 감정을 억압한다. 나는 다른 사

람들이 내 이야기에 귀를 기울이지 않으면, 나를 인정하지 않는다고 여긴다.

6. **신념:** 내가 타인과 맺는 관계를 보면 내가 어떤 사람인지를 알 수 있다. 마찬가지로 그들이 나를 대하는 태도를 보면 내가 어떤 사람인지를 잘 반영해 준다.

   결과: 나는 거절에 대한 두려움이 있다. 그래서 그 이유로 타인들과 가까워지는 것이 어렵다. 만약 내가 다른 사람과의 관계가 좋다면, 그 동안은 나는 편안하게 느낀다. 그러나 만약 관계에 문제가 생기게 되면 나의 삶은 산산이 무너지는 것 같이 느낀다. 나는 누군가에게 충성을 다 한다는 것에 대해 혼란스러움을 느낀다. 그래서 나는 상대의 한 가지 결점에 충성을 다하게 된다. 이 말은 나에게 또는 다른 누군가에 게 해가 생긴다 할지라도 나는 그 결점을 보완해 주기 위해서 그에게 충성을 다한다.

7. **신념:** 나는 부끄러운 줄 알아야 한다.

   결과: 나는 무가치하다는 느낌과 열등감을 피하기 위해 자신의 감정을 최소화하고 다른 사람들을 기분 좋게 하려고 무척 애를 쓴다. 내가 누군지 알면 남들이 실망할 수 있기 때문에 나의 진짜 모습을 보이지 않으려고 노력한다. 다른 사람들은 언젠가는 내가 그들의 기대에 미치지 못하는 사람임을 알게 될 것이고, 그렇게 되면 나는 사랑을 받을만한

존재가 못된다고 믿는다.

8. **신념:** 나는 안정감과 행복감을 느끼기 위해서는 다른 사람들의 행동을 지시하고 관리하고 통제해야만 한다.

결과: 내 마음의 평온함은 다른 사람들의 행동에 따라 결정된다. 내 능력을 자각하고 인정하는데 어려움을 느낀다. 나는 어떤 희생을 감수하더라도 관계에서 발생하는 모든 갈등들을 극복하고 평화를 유지하기 위해 노력해야만 한다고 생각한다.

9. **신념:** 나는 무능한 사람이다.

결과: 나는 내 감정을 정당화 할 수 있어야만 한다. 내가 무엇을 하든지 나는 늘 만족하지 못한다. 나에게 불가능한 것이란 없다. 나는 사존감을 느끼기 위해 항상 어떤 과제에 도전을 한다. 나는 일 중독적인 경향이 강하다. 내가 느슨해지면 남들이 내가 무능하다는 것을 알아차릴까봐 걱정이 많이 된다.

10. **신념:** 나는 항상 완벽해야 한다.

결과: 나는 언제나 나의 생각과 행동을 주목하고 감시해야 한다. 나는 언제나 나의 말과 행동, 심지어는 생각에 대해서도 냉혹하게 비판을 해야 한다. 나는 나의 행동에 전혀 만족함을 느끼지 못한다. 따라서 나는 스스로를 비난만 하고

자신을 사랑하지 못한다.

당신 자신의 삶을 진실에 기반을 둔 성격에 기초하여 살아갈 것인가 그렇지 않을 것인가는 자신의 선택에 달려있다. 당신은 이 책을 읽으면서 여러 가지 주제들에 대해 생각해 보았을 것이다. 8장부터는 매일 매일 실천해 볼 수 있는 과제들이 제시되고 있는데 잘 활용해 볼 수 있기를 바란다. 다음에 제시되는 이 제안 사항들은 당신이 회복으로 가는 문을 열 수 있는 지금 당장 사용할 수 있는 방법들이다.

1. 기꺼이 하겠다는 용의와 열린 마음을 가져라. 그리고 당신 자신의 삶을 엄격한 정직을 통해 돌아보겠다는 열망을 품으라. 그리고 자신의 감정을 피하지 말고 충실하게 대면해 보라.
2. 매일 매일 다른 사람들이나 장소, 그리고 일어나는 상황들을 통제하고자 하는 욕구를 내려놓는 훈련을 해보라. 하루에도 많이 할수록 좋다.
3. 자신이 어떤 존재인지 분명하게 의식적으로 선포하라. 그리고 인식된 본질적인 가치를 실천하라.

용서를 통한 치유

우리는 이 책에서 용서의 중요성에 대해 여러 번 언급해 왔다. 중독성 성격은 우리로 하여금 용서의 힘을 자꾸 약화시키기 때문에, 우리는 용서의 중요성을 잊지 않도록 계속해서 각성해야 한다.

집 안에 있는 쓰레기를 치우지 않는다면 집안이 어떻게 될지 상상해 보라. 여러분 인생의 근심, 걱정, 부정적인 생각들이 당신의 삶 속에 쓰레기처럼 널려져 있다고 상상해 보라. 당신은 잠자리에 들기 전에 쓰레기통을 당신의 침대위에 쏟아 붓고, 당신은 쓰레기투성인 침실에 드는 것과 비슷하다. 잠이 깨면 다시 쓰레기를 쓰레기통에 수거하는 일상을 반복하고 있다고 상상해 보라.

이제 당신은 쓰레기통을 비워야 할 때임을 기억해야 한다. 당신의 진정한 집, 당신의 마음과 정신을 이제는 제대로 돌봐야 할 때이다. 이제 당신의 생각들 중에서 쓰레기 같은 생각들은 내다 버려야 할 때이다. 매일 이런 생각을 비워버리는 연습한다면 당신은 보다 더 자유롭고, 살아있음을 느끼게 되는 삶을 살게 될 것이다. 이를 위해 5장의 '용서 연습하기' 부분을 한 번 더 공부하기를 바란다.

내려놓기

우리는 '내려놓기'를 통해 어떤 결과를 만들어 내기 보다는 우리의 삶이 있는 모습 그대로 자연스럽게 드러나도록 하면서 배워할 지혜를 얻을 수 있다.

우리는 내려놓기를 통해 다른 사람들의 일에 참견하게 되는 것을 일단 중지할 수 있다. 오히려 내 잣대가 아닌 올바른 판단으로 그들의 진정한 본질을 발견하고, 진정한 배려의 마음으로 상대방을 대할 수 있을 것이다.

우리는 내려놓기를 통해 다른 사람의 행동을 바꿀 수는 없더라도, 우리가 다른 사람과 우리 자신을 인식하는 방식에는 변화를 줄 수 있다.

우리는 내려놓기를 통해 두려움에 초점을 맞추는 대신 사람들 속에 내재하는 본질적인 가치를 발견하고, 자신과 다른 사람들을 바라보는 관점을 새롭게 변화시킬 수는 있다.

우리는 내려놓기를 통해 다른 사람에게 원망을 쏟아 내는 것을 중지하고, 우리 자신을 죄책감으로부터 벗어나게 할 수 있다. 자신의 감정을 자유롭게 말하고, 남들도 그들의 감정을 솔직하게 표현할 수 있도록 하는 것이 가능해 진다.

우리는 통제의 욕구를 내려놓게 됨으로 죄책감을 남에게 투사하지 않고 더 많은 사랑을 할 수 있다. 이로써 우리는 우리가 통제할 수 없는 결과에 대해 얽매이지 않을 수 있다.

우리는 비난하기를 멈추면 우리 모두는 누구라도 실수를 할 수 있는 존재임을 알게 된다. 무언가를 비난하는 마음에는 평온한 마음이 자리할 여유 공간도 있을 수 없음을 우리는 알게 된다.

우리는 내려놓기를 통해 고통스러운 과거에 얽매이는 것을 중단할 수 있다.

우리는 내려놓기를 통해 더 이상 부정(denial)하는 방어를 멈추고, 모든 선한 것들이 드러날 수 있도록 협력할 수 있다.

우리는 내려놓기를 통해 스스로와 타인을 용서하게 되고, 그 동안 우리가 고통과 절망뿐이라고 생각했던 곳에서 새로운 기회를 희망할 수 있게 된다.

당신이 누구인지 분명하게 선포하기

우리는 의도치 않게 많은 시간을 우리의 중독성 성격을 강화하는 쪽으로 자기도 모르게 사용하게 된다. 자신의 부정적인 면만 이야기 하다보면 우리 마음속에 있는 긍정적인 면은 거의 놓치게 된다. 그러면서 우리는 왜 내가 원하는 풍족한 삶을 살지 못하는지 의문을 갖게 된다. 거울 앞에서 우리 자신을 바라볼 때, 본질적인 가치를 알아차리는 것 보다 자기의 단점을 보고 비난하는 것에 더 익숙해져 있다. 그러면서도 우리는 왜 아무도 우리가 원하는 식으로 자신을 사랑해 주지 않는지를 의아해 한다.

진정으로 내가 원하는 모습으로 발전해 나가는 것은 우리 각자에게 달려 있다. 다음의 내용들은 스스로에 대한 부정적인 자기대화에서 벗어나는데 도움이 되는 것들이다. 다음의 내용 중 하나를 선택해 매시간 마다 1분씩 반복하는 습관을 가져보자. (손목시계의 알람 설정 기능을 이용하는 것도 도움이 될 것이다.) 여기에 투자 되는 시간은 깨어있는 동안의 60분의 1에 불과하다. 당신은 이처럼 약간의 자투리 시간만 투자하면 된다.

당신의 본질적인 가치(=사랑)는 빛과 같은 특징을 갖고 있다. 어두운 방에 들어가서 램프를 켜면 어둠이 사라지고 빛이 방을 가득 채우는 것처럼, 당신이 누구인지를 알아차리게 되면 사랑의 빛이 당신의 의식을 가득 채우게 되는 경험을 하게 될 것이다.

다음의 내용은 강박적으로 타인에게 집착하는 특성을 가진 사람들을 위해 정리해 본 것들이지만, 그 이외의 모든 사람들에게도 도움이 되는 개념들이다.

나 자신에 관한 진실

1. 나에게는 많은 사랑과 기회가 제공되고 있다. 나는 안전하며 두려워할 것은 하나도 없다.
2. 나는 가치 있는 사람이고, 인생을 성공적으로 살아나갈 수 있다. 나 자신의 가치를 오늘 당장 증명할 필요는 없다.
3. 나의 감정과 존재감을 정당화할 필요는 없다. 오늘 나는 나의 감정을 느끼고, 건설적으로 나의 감정을 표현할 수 있다.
4. 나는 내가 가치 있는 사람임을 알기에 나 자신을 친절하게 대할 것이다. 자기 비난은 나에게 상처를 입힐 뿐이다.
5. 나는 내 생각 속에만 빠져 나 홀로 지내지 않을 것이다. 다른 긍정적인 사람들과 함께 나의 생각을 나누면서 변화를 만들어 나갈 수 있다.
6. 과거는 끝났다. 내려놓음을 통한 용서를 바탕으로 나의 삶 속에 새로운 기회를 초대하겠다.
7. 나는 나의 감정을 외면하지 않을 것이다. 나의 행복은 다른 사람, 장소, 상황에 의해 결정되지 않는다.
8. 나는 소중한 사람이다. 그래서 나는 죄책감을 가질 필요 없이 나 자신을 위한 시간을 낼 수 있다.
9. 마음의 평온함은 언제나 내 곁에 있다. 마음속에 갈등이 떠오르면 나는 마음을 바꾸어 먹기만 하면 된다.

10. 나에게 매일 기회가 주어질 것이며 그 기회가 주어질 때마다 감사하는 마음을 잊지 않을 것이고 매번 더 많은 기회를 더 잘 맞이할 것이다.

8장 관계 회복하기 : 타인과의 관계에서 성숙하게 중독성 성격 극복하기

이미 대인 관계에 관한 많은 좋은 책들이 있기에 이 짧은 장에서 그 책들을 대신하려고 하지 않겠다. 그러나 대인 관계의 치유에 필요한 어떤 요소들이 중독성 성격을 치유하는 데에도 동일하게 적용이 가능한 필수적인 것이라고 나는 믿는다.

나는 지난 몇 년간 직장 내 인간관계, 부부관계 등 여러 대인 관계 치료를 진행하였다. 그런데 내담자들이 각자가 자신이 진정 누구인지, 상대방은 어떤 사람인지, 대인관계의 목적이 무엇인지, 자신의 인생에서 무엇이 가장 중요한지를 모른다는 사실을 발견하게 되었다.

내담자들은 "나는 단지 상대가 내 말에 귀 기울이고 존중해 주기를 바랍니다." 라던가 "내가 한 일에 대해 끊임없는 불평이나 비난 하는 것 대신 단지 감사하다는 말 몇 마디만을 나는 원해요." 라는 말들을 하면서 그들이 원하는 것이 무엇인지를 잘 알고 있다고 늘 주장하곤 했다. 하지만 그들 대부분은 과거의 경험과 분노, 원망에 집착하고 있었고,

그들 자신과 상대방에 대한 현실 감각이 없이 무엇이 그들에게 진정 중요한 것인지 모르고 있었다. 어떤 관계는 공포, 죄책감, 방어와 공격, 심지어 폭력 등으로 인해 극단으로 악화되기도 한다.

우리가 중독성 성격에 지배를 받게 되면, 마치 미로에 갇힌 쥐와 비슷한 꼴이 된다. 당장 눈앞에 보이는 길은 긍정적인 결과를 약속하는 것 같지만, 실제 선택한 그 길은 더 깊은 혼란과 절망으로 이끌어 간다. 만약 당신이 긍정적인 관계를 원한다면, 당신은 중독성 성격을 넘어 완전히 다른 차원으로 나아가야 한다. 각각의 관계에는 그 관계의 목적이 있음을 깨달아야 한다. 그리고 그 목적은 당신 자신의 본성에 대해 더 많은 배움을 얻는 것이어야 한다. 당신은 철저한 정직을 바탕으로 두려움을 이겨낼 수 있고, 부적응적인 낡은 방식을 버리고 완전히 새로운 방식으로 자기 자신과 다른 사람들과의 관계를 맺을 수 있다.

나 자신의 과거 풍부한 경험뿐만 아니라 대인관계에 어려움을 겪고 있는 사람들의 이야기를 들어보면, 대부분의 사람들이 중독성 성격에 뿌리를 둔 매우 유사한 방식을 공통적으로 가지고 있다는 사실을 알 수 있다. 비록 우리는 각자의 문제들이 특별하고, 남들과는 다르다고 생각하겠지만, 사실은 그들 문제들은 동일하게 잘못된 사고방식에서 비롯된 것이다. 비록 이런 사실에 노출되는 것이 다소 체면을 구기는 일이긴 하지만, 실제 해결책을 찾기에는 더 낫다. 당신이 평온함과 개인적인 성장, 의사소통, 그리고 관계개선을 원한다면 다음의 내용들을 잘 살펴보기 바란다.

진실에 기반을 둔 대인관계의 6가지 핵심 진리들

1. **당신이 무엇을 배우고 싶은지를 분명히 알고 있어야 한다.**
   중독성 성격의 일정한 대인 관계 방식은 학습된 방식이 반복되는 것이므로, 그 방식을 새롭게 다시 배워야 한다. 우선 진실을 기반으로 한 성격에 관해 제대로 배우는 것이 필요하다.
2. **가능한 것이 무엇인지, 그리고 그것을 어떻게 끌어내고 명료화할 수 있는지 그 방법을 제대로 알고 있어야 한다.**
   본질적인 가치를 인식하고 실천함으로써 더 큰 사랑과 평화의 관계가 가능하다는 것을 알고 있어야 한다.
3. **모든 관계의 목적을 분명히 알고 있어야 한다.**
   관계의 목적은 고통스러운 과거를 반복하는 것이 아닌, 친절함과 자비심을 함께 나누는 것이다.
4. **행복과 의미있는 관계를 찾기위한 의식적인 노력이 필요하다.**
   다른 사람과 관계를 맺을 때 경험되는 자신의 두려움과 숨거진 생각들은 어떤 것들이 있는지를 알아차리려는 노력을 의식적으로 해야 한다. 중독성 성격이 마음속에서 일어나는 것을 알아차릴 수 있게 되면, 당신은 진실에 기반을 둔 성격을 더 잘 인식하고 이해하며 발전시켜 나갈 수 있게 된다.
5. **과거의 실수와 낡은 습관을 버리고, 원하는 것을 어떻게 선택할 것인지에 대해 분명히 알고 있어야 한다.**
   긍정적인 관계형성을 위해서 다음 세 가지 단어를 기억하고 실천해보라. '다시 선택해 보라.' 라는 문장은 당신이 이미 중독성 성격의 부정적인 악순환에 빠졌을 때 당신의 생각을 바꿀 수 있도록 도울 것이다. 당신이 아무리 방황하고 있을 때 일지라도, 당신은 마음을 바꾸어 먹을 수 있다. 예를 들어, 만약 당신이 분노의 악순환에 빠졌을 때, 마음을 다잡고 심호흡을 하면서 '다시 선택해 보라.' 라고 마음속으로 되뇌어보라. 이것은 중독성 성격으로부터 당신의 생각을 벗어나게 하고 타인과 친밀한 관계를 맺도록 하는데 도움이 될 것이다.

6. **무엇이 소중한 것인지 무엇이 소중한 것이 아닌지 분명히 알고 있어야 한다.**

   죄책감은 우리에게 도움이 되지 않음을 알아야 하고, 용서의 소중함을 깨달아야 한다. 용서하는 법을 배우고 실천하면서, 용서가 평온함에 이르는 길임을 기억하라.

위의 6가지 내용은 단순해 보이지만, 실제로 중독성 성격은 무수히 다양한 비합리적인 생각으로 대인 관계 속에서 그 모습을 드러낸다. 다음에 소개되는 다섯 가지 생각들은 성공적인 대인 관계를 가로막는 중독성 성격의 가장 일반적인 생각들이다. 그 다음에 제시되는 것들은 중독성 성격과 대비되는 진실에 기반을 둔 성격의 다섯 가지 생각들이다. 이 내용들은 친구, 가족, 연인, 직장동료를 포함한 모든 관계형성에 적용할 수 있다. 이것들이 전부는 아니기 때문에 당신 자신의 의견을 추가하여도 좋다.

갈등과 함정을 초래하는 중독성 성격의 사고방식

- 만약 내가 현재의 관계에 노력을 기울여야만 한다면, 뭔가 문제가 있다는 것이 확실하다.
- 의견의 불일치가 있을 때, 반드시 누군가는 틀린 사람이 있다. 나는 내 잘못이 아니라는 것을 증명하기 위해 최선을 다해야 한다. 또한 대부분의 시간 동안 내가 옳았다는 것을 상대방에게 확인시켜야 한다.
- 내가 아무 문제가 없는 척, 괜찮은 척 한다면, 문제는 크지 않을 것이다. 내가 문제도 감정도 모두 무시해 버리면 상황은 괜찮아질 것이다.
- 내가 다른 사람들에게 죄책감을 느낄 수 있도록 할 수 있다면, 내 기분은 더 나아질 것이다. 남을 비난하는 것은 언제나 훌륭한 전략이다.
- 내가 누군가에게 무언가를 베풀면, 나는 그에 대한 보상을 받아야 한다.

평온함과 기회를 불러오는 진실에 기반을 둔 성격의 사고방식

- 나는 다른 사람들로 부터 숨어버리지 않을 것이다. 나는 당신과 진정으로 함께하고 싶고, 진실한 사람이 되고 싶다.
- 우리가 상대의 실수나 잘못 너머를 바라볼 수 있다면, 성장의 기회가 되지 않는 상황은 없다.
- 내가 문제를 부인하고 회피할 때, 나는 당신을 통해 배울 기회도,

당신과의 깊은 관계를 발전시킬 기회도 모두 놓치게 된다.

- 나의 목표는 용서를 통해 죄책감을 극복하고, 이를 반복하지 않는 것이다.
- 베푸는 것이 곧 받는 것이다.

대인 관계는 마치 교실과도 같다. 바로 이러한 관계를 통해서 우리는 진실에 기반을 둔 성격을 갖고 살아가는 법을 배울 수 있는 가장 큰 기회를 얻게 된다. 나는 나의 관계 경험 속에서 이 진리를 확실히 깨달았다.

모든 관계를 통해서
우리는 배우고 성장하는 최선을 다해야 한다.

관계를 하면서 인식된 본질적인 가치(REV)를 실천함으로써
그리고 관계를 할 때마다 그 관계에서 진실을 추구해 나갈 때
모든 관계는 최상의 동기를 부여 받을 수 있다.

자신에 대한 이해가 깊어지고
자신을 더 잘 수용할 수 있게 되면서
우리가 누구를 만나더라도
모든 삶의 기회를 혼신의 힘을 다해 맞이할 수 있다.

상대를 이해하고 용서하겠다는 기꺼운 마음이
매일의 삶에서 우리가 마음의 평온함을 찾아 누릴 수 있는 방법이다.

당신은 혼자가 아니다: 매일의 교훈에 대한 소개

15년 전, 내가 처음으로 21개의 교훈에 대한 책을 냈을 때 10만 명 이상의 사람들이 이 방법을 이용할 것이라고는 결코 상상하지 못했다. 효과를 칭찬하는 많은 관대한 평가에도 불구하고, 더불어 21개의 교훈들을 보다 더 잘 다듬기를 바라는 의견들을 보내 주신 분들도 많았는데 깊은 감사드린다. 마지막까지 각 교훈들을 좀 더 효과적이고 실천 가능할 수 있도록 교정하는 작업을 했다. 모든 교훈들의 주제가 새롭고 그 내용들이 중독성 성격을 치유하는데 적용이 가능하지만 많은 중심 개념들은 '기적 수업' 책과 '중독성 마음 치유하기' 책에 소개된 것들이기도 하다.

중독성 성격을 치유하고, 진실에 기반을 둔 성격이 줄 수 있는 모든 좋은 것들을 누리고 있는 100만 명의 집단적 힘을 상상해보자. 나는 이 책과 함께 교훈을 실천하는 분들이 10만 명에서 100만 명으로 늘어나기를 기대하고 있다. 나는 그 이유를 두 가지만 제시하고자 한다. 첫째, 당신이 이 교훈들을 혼자서만 연습한다고 할지라도, 당신은 혼자가 아니다. 나는 당신이 도전하는 내내 겪을 수 있는 많은 도전들을 당신처럼 이러한 교훈들을 삶으로 적용하려고 함께 노력하고 있는 다른 사람들을 떠올리면서 스스로를 고양시키면서 잘 극복해 나갈 수 있기를 희망한다. 둘째, 자비심을 발휘하면서 이런 교훈들을 실천함으로 당신은 자신의 치유뿐만 아니라 훨씬 더 큰 전 세계적인 치유에 동참하고 있다는 것을 잊지 말았으면 한다. 이런 목표를 달성하는 것을 돕기 위해 나는 매일 지혜의 말씀을 제공하는 웹 사이트를 만들었으며, 이곳은 다른 사람들과 관계하면서 상호 지지할 수 있는 공간이기도 하다. 이 서비스는 모두 무료이며 웹 사이트 주소는 www.DrLeeJampolsky.com.이다.

다음 장에서는 중독성 성격으로부터 자유로운 삶을 살기 위한 체계적이고 실질적인 방안들이 제공될 것이다. 이 연습을 통해 중독성 성격을 치유할 수 있고, 진실에 기반을 둔 성격의 평온한 마음을 일관되게 경험할 수 있을 것이다. 여기에 제시된 모든 생각들을 반드시 믿어야만 하는 가에 대해서는 걱정하지 말라. 단순하게 마음을 열고 자기자신을 위해 하루 동안 만이라도 연습해 보고 어떤 경험이 일어나는지 체험해 보기를 바란다.

매일의 교훈과 그것에 대한 설명은 간단하고 실용적이며 직접적이다. 중요한 것은 이론이 아니라 경험이다. 최대한의 효과를 얻으려면, 다음과 같이 해보라. 매일 아침 일어나자마자, 그 날의 교훈과 그에 수반되는 내용을 학습한다. 첫 번째 교훈부터 시작하여, 하루에 하나씩 꾸준히 이어서 연습하라. 당신이 방해받지 않는 조용한 곳에서 연습하라. 이완을 하고, 신중하게 그날의 교훈과 내용을 읽으며 약 5 분을 보낸다. 그리고 그 매일의 교훈과 그 내용을 늘 생각하며 하루를 보내라. 연습 시간에는 교훈에 집중하고 원치 않는 생각이 집중을 방해한다면, 그 잡념의 존재를 인정하고 부드럽게 흘러가도록 내버려 두라.

하루 종일 천천히 그리고 신중하게 그 교훈 내용을 자신에게 반복하라. 이는 특히 갈등 상황 속에서 도움이 된다. 모든 사람과 만나는 모든 상황에 이 교훈들 모두를 적용하는 것은 적절하지 않을 수도 있지만, 의도적으로 예외를 만들지는 말라. 낮 시간에 정기적으로, 바람직하게는 매시간 마다, 잠시 몇 분 동안만이라도 오늘의 교훈을 복습하라. 책을 가지고 다니거나, 주머니나 지갑에 넣을 수 있는 플래쉬 카드를 만들어서라도 가지고 다니는 것이 좋다.

저녁시간에는, 바람직하게는 퇴근하기 바로 직전, 그 날의 교훈을 몇 분 동안 복습하는 시간을 가져라. 오늘 하루, 특정 상황이나 대인 관계에서 이 교훈의 내용을 어떻게 적용하였는지를 되돌아보라.

당신이 이런 식으로 21개의 교훈들을 모두 마치고 나면, 다시 한 번 더 전체 과정을 반복하는 것이 도움이 된다. 지속적인 연습을 통해 자연스럽고 일관되게 일상생활에 적용할 수 있도록 하는 것이 가장 중요하다.

일상생활에서의 실천은 크게 네 부분으로 이루어진다. 아침에 실천하기, 하루 중에 발생하는 스트레스 상황에 적용하기, 매 시간 복습 시간 갖기, 그리고 저녁 복습 시간 갖기이다.

매일의 교훈(Daily Lesson)

Lesson 1.

내가 경험하는 모든 일에는 내가 알아야 할 중요한 삶의 의미들이 반느시 들어 있다.

이 교훈은 중독성 성격의 핵심 신념과 완전히 반대되는 것이기 때문에 처음에는 혼란스러울 수 있다. 오늘의 교훈은 그 어떤 것에도 불변적 가치나 의미를 두지 말고, 어떤 사건이나 대상이나 사람도 당신의 행복을 결정짓도록 허용하지 말라는 것이다. 오직 당신만이 당신에게 무엇이 중요하고 중요하지 않은 것인지를 결정할 수 있다.

당신이 어떤 사람이나 어떤 대상에게 중독된다는 것은, 그것이 당신에게 행복을 가져다 줄 것이라고 믿고 오로지 그것에만 과도하게 몰두하기 때문이다. 당신은 강박적으로 그것을 추구하게 되고, 그렇게 할수록 당신은 허전함을 더 많이 느끼게 된다. 당신의 삶에 대한 진실은 이러하다.

내가 경험하는 모든 일에는 내가 알아야 할
삶의 중요한 의미들이 반드시 들어 있다는 것을 깨닫게 될 때
당신에게 진정한 행복과 기회를 제공해 줄 수 있는 진실한 선택이 가능해 진다.

오늘의 이 교훈을 이해하기 위해서는, 당신의 현재 상황을 머릿속으로 그려보라. 가까운 일에서부터 시작하여 당신 주변을 둘러싸고 있는 모든 상황에 오늘의 교훈을 적용해보라. 그것이 중요하건 사소하건, 사람에 관한 것이건 일에 관한 것이건, 긍정적인 것이든 부정적인 것이든 간에 모두 해당될 수 있다. 당신의 시야를 넓혀 당신의 가까운 곳에서부터 먼 곳까지 주변을 돌아보고, 들어보고, 맛을 보고, 냄새를 맡아보고 느껴보라. 처음부터 모든 것을 다 포함 시키려고 하지 말고, 느긋한 마음으로 당신이 인식하기 시작한 것들부터 오늘의 교훈을 적용시켜 보라. 또한 그 어떤 것도 일부러 제외시키려 하거나 포함시키려고도 하지 말라. 당신이 애착을 갖는 것이건 아니건 간에 동일하게 공평한 기준을 적용시키도록 하라.

나는 이 의자가 내게 주는 중요한 의미에 집중해 본다.
나는 이 옷들이 내게 주는 중요한 의미에 집중해 본다.
나는 이 사람이 내게 주는 중요한 의미에 집중해 본다.
나는 이 물질이(약, 음식, 술 등이) 내게 주는 중요한 의미에 집중해 본다.

하루 동안 주기적으로 이 교훈을 일상에 적용해 보라. 만약 당신의 내면에서 중독성 성격이 작동하려고 할 때 스스로에게 다음과 같이 말하라.

평온함은 어떤 사람이나, 장소, 물질, 그리고 어떤 대상으로부터
나오는 것이 아니고, 자신의 내면으로부터 나오는 것이다.

Lesson 2.

내 마음이 과거에만 집착하고 사로잡혀 있으면, 현재의 행복과 기회를 발견할 수 없다.

만약 당신의 마음이 죄책감과 수치심 때문에 힘이 든다면, 그것은 당신의 과거가 당신이 느끼고 반응하는 것을 결정할 수밖에 없다는 중독성 성격의 신념이 작동하고 있는 것이다. 그러나 진실에 기반을 둔 성격은 다음과 같이 생각한다.

죄책감에 사로잡혀 있으면서 동시에 행복을 느낀다는 것은 불가능하다.

수치심에 사로잡혀 있으면서 동시에 새로운 기회를
발견한다는 것 또한 불가능하다.

죄책감이나, 수치심, 낮은 자존감, 부정적인 자아상이 나의 마음을
채우게 되면 나는 마음의 평온함을 잃어버리게 된다.

이것들은 내가 과거의 왜곡된 시각을 통해서
모든 사물과 사람을 바라보기 때문이다.

평온함, 행복, 그리고 새로운 기회들은 지금
이 순간에 자유로움을 느낄 때 깃들게 된다.

과거의 자신과 현재의 자신을 동일시하게 되면 진실에 기반을 둔 성격의 긍정적인 효과를 경험하기는 상당히 어렵다. 당신이 과거의 경험을 판단의 근거로 삼게 되면 비난 받는 것을 피해갈 수 없고 그래서 죄책감이 유발되어, 결국 당신은 사랑으로부터 점차 더 멀어지게 된다.

바로 오늘부터 중독성 성격의 굴레로부터 벗어나겠다는 결심을 하라. 우선 눈을 감고 편안하게 앉는다. 그리고 자신의 마음을 가만히 들어다 보라. 머릿속에 떠오르는 생각들을 알아차려보라. 한 가지 생각에 너무 많은 시간을 할애하지 마라. 떠오른 생각들을 몇 분 동안 가만히 관찰해 보며, 각각의 생각들로부터 최대한 거리를 두어 보라. 각각의 생각에 중심 인물 또는 중심 주제에 따라 적절한 이름을 붙여 보라. 예를 들어 각각의 생각이 떠올랐다가 지나갈 때 마다 다음과 같이 스스로에게 반복해서 말해보라.

나는 지금 ________________ 에 대해 생각하고 있다.
나는 지금 ________________ 에 대해 생각하고 있다.

당신이 당신의 생각들을 지켜보면서, 얼마나 많은 생각들이 죄책감을 불러오는 과거의 기억들에 기반을 두고 있는지 알아차려보라. 이러한 작업을 몇 분간 하고 난 뒤에, 자신에게 이렇게 말해보라.

내 마음은 과거의 생각들에 몰두해 있다.
하지만 과거는 이미 지나 갔고, 나는 지금 기꺼이 그 과거를 떠나보낼 것이다.

나는 이제 나의 본질적인 가치들을 발견하게 되었고,
용서의 눈길로 내 자신을 바라보게 되었다.

만약 내가 다시 갈등을 겪게 된다면,
그것은 내 마음이 과거에 몰두해 있기 때문일 것이다.
그러나 과거는 이미 지나갔다.

그러므로, 오직 지금 이 순간의 평온한 마음으로
나는 이 (상황/사람/사물)을 지켜보겠다.

쉽게 들릴지 모르겠지만, 마음을 흩트리지 않고 자신의 생각을 집중해서 관찰한다는 것은 쉬운 일이 아니다. 하지만 이것은 노력해 볼 만한 가치 있는 일이며, 시간이 지남에 따라 이러한 연습은 당신에게 평온함을 안겨다 줄 것이다. 또한 이것은 앞으로 계속 소개하게 될 많은 교훈들의 기초가 되기도 하다.

Lesson 3.

나는 피해자가 아니다. 나는 나의 사고방식에 변화를 줌으로써 나의 경험은 내가 선택할 수 있다.

당신의 중독성 성격은 당신이 피해자이며, 나약한 사람이라고 믿도록 몰아가며, 한편으로는 당신은 외부 환경을 조절할 수 있는 강한 힘을 가진 사람이라는 착각을 하게 함으로써 당신을 혼란스럽게 만들 수 있다. 당신이 어쩔 수 없이 실패하게 되면, 첫 번째 반응은 남을 탓하는 것이다. 강한 힘을 드러내는 것은 나약함을 부정하는 것이라는 그 신념은 매우 잘못된 것이며, 이러한 중독성 성격의 허튼소리에 당신은 혼란스러워 하게 된다.

당신이 인정하기 싫어할지는 모르겠지만, 당신은 아마도 습관적으로 남을 탓하는 사람일지도 모른다. 당신은 남을 비난하면서, 스스로를 피해자로 만들게 되고 원하는 삶을 개척해 나갈 능력과 장점들을 내다 버리게 된다.

어떤 사람들은 스스로를 피해자로 만드는 것에 너무나 익숙한 나머지 자신의 삶이 무엇을 원하는지도 알지 못하면서 무엇을 원하지 않고 있는 것 자체에 자신에게 불평을 늘어놓는다. 오늘은 그들처럼 되지 않겠다고 결심하라. 당신의 능력을 인식하고, 스스로 삶을 선택할 수 있음을 이해하기 위해서 다음과 같은 사실에 집중해 보라.

나는 피해자가 아니다.
나 자신의 생각과 신념에 의해서

내가 무엇을 보고 무엇을 경험하는지가 결정된다.
내가 어떤 느낌을 갖는지에 대한 책임을
이 세상으로 돌린다면
나는 스스로를 피해자로 여길 수밖에 없고
한결같은 평온함은 저 멀리 사라져 버린다.
그러나 내가 어떠한 환경에 처해 있더라도,
나는 내 생각의 방향을 내가 결정 할 수 있다.
내가 틀에 박힌 생활에 빠져 있는 것은,
아마도 내가 나 자신을 피해자로 규정하고 있기 때문일 것이다.
오늘부터 만약 내가 피해자인 것처럼 느껴질지라도,
나는 남을 공격하거나 나 자신을 방어하지 않을 것이다.
대신에 나는 나 자신에게 이렇게 말해 주겠다.
나는 내가 바라보는 이 세상의 피해자가 아니다.
나는 내가 경험하는 느낌을 선택하며, 나 자신의 목표에 따라 행동할 것이다.
이처럼 내가 생각을 바꾸어 나는 피해자가 아니라는 사실을 놓치지 않을 때
새로운 긍정적인 경험과 기회를 만들어 낼 자유를 얻게 되는 것이다.

Lesson 4.

나는 모든 상황을 나와 타인의 본질적인 가치를 바라볼 수 있는 기회로 여기겠다.

당신은 중독성 성격을 선택할 수도 있고 진실에 기반을 둔 성격을 선택할 수도 있다. 그러나 당신은 항상 평온함과는 거리가 먼 선택을 하게 된다. 오늘의 교훈은 당신이 자신의 마음을 어디로 향하게 할지

결정할 능력을 가지고 있다는 사실에 초점을 맞추고 있다.

평온한 마음과 새로운 기회는 당신 자신의 마음속에서 시작된다. 만약 당신 마음이 평온하지 못하다면, 당신은 마음의 눈을 감고 있으면서 사랑이라는 본질적 가치를 볼 수 없기 때문이다. 만약 당신이 가혹하고, 의미도 없고, 위협적이고, 상처받기 쉬운 곳으로 여기는 이 세상에서 당신 자신을 다른 사람과는 단절된 외로운 존재로 여긴다면 당신은 결국 자신은 취약한 점이 너무 많아 스스로 자기 방어를 하지 않으면 살아남을 수 없다고 믿게 된다. 반대로 당신은 서로가 함께 연합된 세상을 볼 수 있어야 한다. 이 세상에서는 모든 상황이 당신 자신뿐만 아니라 다른 사람 안에 존재하는 본질적 가치를 인식함으로서 많은 것들을 배울 수 있는 기회를 얻는다. 만약 당신이 우울하거나, 슬픔에 빠져 있거나, 희망도 포기한 상태 이거나, 화가 잔뜩 나 있거나, 죄책감에 빠져있거나, 그리고 두려움에 휩싸여 있을 때에도 스스로에게 이렇게 말을 건네 보라.

나는 이 감정 대신에 평온함을 지금 이 순간에 선택할 수 있어.
나는 이 도전으로부터 새로운 기회를 지금 이 순간에 잡을 수 있어.
나는 나 자신과 타인의 본질적 가치를 발견함으로써
지금 이 순간에 새로운 기회를 얻을 수 있어.

만약 당신이 자신과 타인을 비난하는 중독성 성격의 악순환에 빠져 있다는 사실을 알아차리게 된다면, 스스로에게 이렇게 말해 보라.

나는 내적 평온함과 새로운 기회들을 원한다.
나 자신과 남들을 비난하는 대신,
나는 본질적 가치를 발견하고 용서를 실천하는데 혼신의 노력을 다 하겠다.

용서에 집중하면서 어디서 마음의 평온함과 기회를 찾아야 할지, 모든 관계의 목적과 가능성을 어떻게 만들어 낼 수 있을지를 제대로 알아내기 위해 자신을 훈련시켜야 한다. 당신은 마음의 평온함이나 효과적인 의사소통을 위한 특별한 순간을 더 이상 기다릴 필요가 없다는 것을 깨닫게 될 것이다. 왜냐하면 용서는 매일의 순간마다 당신이 선택하는 것이기 때문이다.

내가 평화를 추구하고 있다는 사실을 명확히 보여주기 위해서
그리고 모든 도전에서 새로운 기회를 발견하기 위해서,
나는 나의 모든 행동을
나 자신과 타인의 본질적 가치를 인식하는 것에서부터 시작하겠다.

Lesson 5.

나는 문제 해결을 위해 문제의 근원이 무엇인지부터 분명하게 알아차리겠다.

당신이 문제를 제대로 해결하거나 행복해 지고 싶다면 자신이외의 다른 사람이나 환경이 바뀌어야 한다고 주장하는 중독성 성격을 따르지 말아야 한다. 뿐만 아니라 중독성 성격이 주장하는 새로운 무언가

를 더 얻게 되면 당신 문제가 줄어들 것이다 라는 말에도 현혹되어서는 안 된다. 중독성 성격은 당신으로 하여금 당신의 사고방식을 들여다보지 못하게 하는데, 그 이유는 그 엉성하고 얄팍한 논리가 드러나지 않게 하기 위해서이다. 중독성 성격은 당신에게 끊임없는 문제들을 제시함으로써, 실제로 가장 중요한 문제는 보지 못하게 한다.

당신은 그 문제가 무엇인지 알기 전에는 해결할 수 없다. 이제, 당신 앞에 놓인 해결해야 할 수많은 문제들을 바라보기 보다는, 모든 문제의 근본이 되는 하나의 핵심적인 문제에만 집중하도록 하라. 다시 말해 그 근본 문제란 당신은 살 가치가 없는 사람이어서 사랑하고 사랑받는 것과는 전혀 딴 삶을 사는 사람이라고 믿거나 스스로를 외롭고 공허한 존재라고 믿는 잘못된 신념이 바로 그것이다.

이러한 잘못된 신념이야 말로 우리가 다루어야 할 유일한 문제이며, 이것 때문에 우리는 행복을 바깥에서만 찾다가 결국은 공허함과 무가치한 느낌을 갖게 되는 것이다.

바로 오늘부터 문제의 본질을 바라보겠다는 결단을 하라. 모든 문제의 뿌리에 늘 존재해 왔던 일관성이 무엇인지 먼저 발견할 때 문제는 오히려 해결책을 찾을 수 있는 첫걸음이 될 수 있다.

편안하게 앉아서 두 눈을 감아보라. 그리고 자신에게 다음과 같은 말을 건네 보라. '나의 오직 유일한 문제는 내가 공허함, 무가치함을 느낀다는 것이며, 그래서 나는 행복을 바깥에서 찾으려 했다.' 마음의 평온함을 찾게 되면 마음속의 수많은 걱정거리 목록들을 대신해 줄 사랑을 알아차려 보도록 노력하라. 하나씩 하나씩 마음속에서 문제들을 내려놓아라. 그렇게 하나씩 떠나보내면서, 더 이상의 걱정은 사라지며 찾

아오는 평온함을 알아차려 보라. 그리고 스스로에게 이렇게 말해 보라:

문제가 무엇이든지, 사랑이 해답이다.
문제가 떠오르면, 속지 말고 진짜 문제가 무엇인지 알아차리겠다.
진짜 문제는 사랑을 인식하지 못해서 발생한다는 것을 놓치지 않겠다.
나는 기꺼이 마음을 열어 그 사랑과 하나가 되겠다.
어제는 내가 끊임없는 문제들을 마주 했지만,
오늘은 무한한 사랑을 맞이하겠다.

Lesson 6.

용서와 자비심은 내가 원하는 모든 것을 제공해 준다.

당신의 중독성 성격은 끊임없는 분석과 비난을 해야만 당신의 안정감을 보장받을 수 있고 아울러 당신이 원하는 것을 얻을 수 있다고 당신에게 이야기 할 것이다. 그러나 이러한 행위들은 두려움과 결핍에서 비롯된 것이며, 더 큰 두려움과 공허함을 계속 유지시킬 뿐이다. 오늘은, 판단하고 비난하는 것 대신, 중독성 성격을 치유할 수 있는 평화로운 방법인 용서와 자비심을 연습해 보라.

참된 평온함과 행복은 당신이 중독성 성격이 원하는 바를 얻어서 일시적인 만족감을 느낀다고 얻어지는 것이 아니다. 한결같은 마음의 평온함, 참된 행복, 그리고 끊임없는 기회들은 용서와 자비로운 삶을 살아가면서 얻을 수 있는 것들이다. 당신이 다른 사람을 비난하고, 그들의 잘못을 용서하지 않겠다고 결심을 하게 되면, 당신은 자신의 죄책감과 무가치함을 더 강화시킬 뿐이다. 그 이유는 당신이 바라보고 있는 그것은 자신의 억압된 죄책감이 외부로 투사된 것이기 때문이다.

용서는 언제나 평화로운 해결책이다. 화합을 기반으로 한 용서는 과거의 사슬로부터 타인을 자유롭게 하고, 또한 당신 자신을 해방시키는 일이다. 간단히 말하면, 용서는 중독성 성격의 격렬한 불길을 잡는 소방수(水)에 해당하며, 자비심을 행동으로 옮길 수 있는 마음을 만들어 준다.

오늘은 평온함, 치유, 그리고 행복을 불러 올 수 있도록 용서와 자비심을 발산하겠다고 다짐하라. 먼저 당신이 싫어하거나, 당신에게 도전적이거나, 그리고 당신에게 용서할 수 없는 행동을 저지른 누군가를 떠올려보라. 눈을 감고 이 사람이 당신 앞에 서 있는 것을 상상해보라. 그리고 그 사람에게 화가 나 있는 자신이 정말로 짜증난다고 자신에게 말해보라. 그리고 그것들로부터 스스로를 자유롭게 하고 싶다고 말하라. 고통스러운 과거를 붙들고 있는 것은 현재에도, 미래에도 도움이 되지 않는 다는 것을 분명히 명심하라. 상대의 잘못에 대해 전혀 모르는 것처럼 그를 바라보라. 끔찍이도 증오스러운 이 사람을 향해 한 줄기의 자비심을 건네 보라. 당신의 정신적 이미지가 밝아지고 과거에 의해 당신 자신이 더 이상 해를 입지 않을 때까지 당신의 자비심이 점점 퍼져나가서, 그 사람을 감싸고 그에게 스며들도록 하라. 이 장면을 몇 분간 마음속에 담아 두고서 가만히 지켜보라. 당신이 과거를 내려놓고, 이 사람에게 자비심을 베풀게 되면 당신의 마음이 얼마나 평온해지는지 알아차려 보라. 몇 분 뒤에 눈을 뜨고 다음과 같이 스스로에게 말해주라.

용서와 자비심은 내가 원하는 모든 것을 제공해 준다.
평온함과 행복은 나의 목표이기 때문에, 이러한 목표에 도달하기 위해서
내가 직접 용서와 자비심을 발휘하며 걸어가야 한다.

Lesson 7.

타인을 향한 모든 생각들은 나에게 되돌아온다.

중독성 성격은 당신의 생각(thought), 건강, 성공과 그리고 당신 자신에 대한 느낌들 간의 상호 관계를 무시하면서 항상 따로 분리해 시 보려고 한다. 이러한 중독성 성격의 태도는 마치 달과 조류와의 관계를 부정하거나 태양과 식물과의 관계를 부정하는 것이나 마찬가지다. 그것은 전혀 말이 안 되는 소리다. 당신의 생각이 당신의 경험을 결정하고, 건강과 행복에 영향을 준다는 사실을 아직 제대로 이해하지 못할 수도 있겠으나, 당신의 생각은 언제나 부메랑처럼 당신 자신에게 되돌아온다.

오늘은, 당신이 내어 주는 것만큼 되받게 된다는 것, 즉 주는 사람이 곧 받는 사람이라는 사실을 받아들이라. 만약 당신이 평온함만을 유일한 목표로 삼고, 부정적인 비난을 하지 않고, 모든 상황에서 친절을 베푼다면 자신의 삶이 어떻게 변할지 상상해 보라. 당신은 마음의 평온함, 건강, 그리고 성공이라는 선물을 당신 자신에게 선사하게 될 것이다.

타인과의 의사소통에서 당신이 수용과 이해, 정직, 그리고 용서를 베푼다면, 당신이 찾고 있는 그 행복을 얻게 될 것이다. 만약 당신이

타인에게 두려움을 느끼고, 비난을 하고, 공격과 증오를 하게 되면 당신은 자신의 삶에 고통을 초대하게 될 것이다. 당신의 과거 의사소통 방식을 들여다보면서 이러한 간단한 이론이 실제로 어떻게 적용 되는지를 살펴보라. 그리고 아래와 같이 자신에게 말해 주면서 새로운 하루를 시작해 보라.

나는 평온함을 원하기에 오늘 나는 이 평온함을 다른 이들에게 나누어 줄 것이다.
오늘은 나는 그들을 위해 친절함을 베풀 것이다.
다른 사람들로부터 상처를 받을지라도
나는 내가 원하는 것을 그들에게 베풀 것이다.
이렇게 하는 것은 내가 우월하거나 열등해서가 아니라,
용서를 통해 내가 치유되기 때문이며
과거의 후회와 분노의 속박에서 벗어나
나와 타인을 위한 미래를 만들어 갈 수 있기 때문이다.

모든 생각들은 부메랑과 같다는 사실을 다시 한 번 명심하고, 위의 내용들을 행동으로 옮겨 보겠다는 약속을 자신에게 해보라. 이제 눈을 감고 몇 분간 당신의 삶에서 소중한 사람들의 행복을 빌어보라.

만약 당신이 어떤 것에 대해서 화가 많이 난 상태라면, 오늘의 이 연습은 쉽지는 않겠지만 도전해 볼만한 가치가 있는 것이다. 목표는 당신이 화났다는 사실을 부인하는 것이 아니라, 당신의 화난 감정을 넘어서 보는 것이다. 그리고 화난 상태로 용서하지 않는 것이 결국엔 당신 자신을 얼마나 상처 주고 스스로를 속박하게 하는지를 분명하게 인식하는 것이 목표이다. 그래서 다음과 같이 자신에게 물어보라.

지금 나는 내가 받기 원하는 대로 남을 대하고 있는가?

이렇게 하고 있지 않다면, 마음을 바꾸어서 당신이 받기 원하는 것을 남에게도 주도록 해보라. 그렇게 함으로써 당신은 인생에서 원하는 것을 창조해 낼 수 있는 비밀을 발견하게 될 것이다.

Lesson 8.

무엇이 가치 있는 것이고, 무엇이 가치 없는 것인지 분별하겠다.

그 어떤 것도 그 자체로 가치를 지니고 있는 것은 없다. 어떤 것의 가치는 당신이 그것에 대해 어떻게 느끼는 가에 따라 부과되는 것이다. 만약 당신이 외적인 행복 추구에 너무 많은 가치를 부여하게 된다면, 그것은 중독성 성격이 작동하고 있는 것이다. 당신에게 없어서는 안 되는 것으로 여기는 것도 사실은 의미부여를 그렇게 했기 때문에 그렇게 느끼는 것임을 명심해야 한다. 이것은 인간관계에서도 마찬가지이다.

당신이 가치 있게 생각하는 것을 당신은 원하게 된다. 예를 들어, 사랑은 영원하고 소중하다. 사랑은 이 책에서 본질적인 가치로서 언급되어왔다. 시간도 그것의 가치를 간과할 수 없다. 그러나 우리에게 고통을 가져다주는 것들은 눈에 보이는 일시적인 것들 자체가 아니라 이런 것들에 대한 우리의 애착(attachment) 때문에 고통과 갈등이 생겨난다는 사실을 분명히 기억할 필요가 있다. 당신의 애착 정도를 확인해 보기 위해서 다음과 같은 질문을 스스로에게 해 보라 : '만약에 당신이 [ ]을 잃게 된다면 그것 때문에 당신의 평온함이 얼마나 심하게 요동을 치게 될 것인가?'

본질적인 가치가 있는 것에 의미를 두는 것은 평온함을 놓치지 않겠지만 가치 없는 것들에 의미를 두는 것은 마음의 갈등을 가져온다는 사실을 일단 깨닫게 되면, 마음의 평온함을 잘 유지할 수 있게 될 것이다. 그렇다면 무엇이 가치가 있고 없고의 기준이 될 수 있겠는가? 오늘의 교훈이 이러한 질문에 대한 해답을 제공해 준다.

내가 원하는 것이 영원한 것인가?
만약 그렇지 않다면, 그것은 가치가 없는 것이다.
내가 원하는 것이 타인에게 손해를 끼치는 것인가?
만약 그렇다면, 그것은 가치가 없는 것이고 나에게 행복을 지속시켜 줄 수 없다.
주는 대로 받는다는 것을 꼭 명심하라.
다른 사람의 손실을 통해 얻게 되는 것은 결국 내 자신에게 해가 되어 돌아온다.
내가 원하는 것이 내게는 어떠한 가치가 있는가?
두 팔로 화가 나서 누군가를 때릴 수도 있지만,
그 두 팔로 사랑의 마음으로 그 누군가를 감싸 안을 수도 있다.
비행기는 폭탄을 떨어뜨릴 수도, 음식을 떨어뜨릴 수도 있다.
만약 내가 행복, 치유, 풍요로움을 원한다면
나는 모든 수단을 이용해 행복과 풍요로움을 만들어 낼 것이다.
모든 것들은 그 자체로 나쁜 것이 아니며,
그것들에 대한 나의 애착과 그것들을 남용하게 될 때
나를 그것들의 노예로 전락하게 된다.

당신이 가치 있게 여기는 것이 그 어떤 것이든 당신에게 행복을 가져다 줄 것이라 생각하겠지만, 그것을 추구하고 갈망하는 것이 결국은 좌절과, 우울, 상실과 절망으로 끝날 수 있다. 과연 당신이 가치 없는 것들에 대해 의미 부여를 하고 있는지 않는지 정직하게 검토해보아야 한다. 아마도 당신은 돈이나 명예와 같은 것들이 자신의 삶을 의미 있게 해줄 것이라고 생각할지도 모른다. 풍요로운 삶을 창조하는 데는 아무런 문제가 없다. 그러나 당신이 가치 없는 것들을 소중히 여기면서 행복을 찾는 것은, 결국 고통의 악순환 속에 스스로 말려들고 말 것이다. 만약 당신이 신정으로 풍요로운 삶을 원한다면, 오늘은 무엇이 가치 있고, 무엇이 가치 없는지를 분별하는 것부터 시작하도록 하라.

Lesson 9.

오늘은 나는 방어적인 태도 대신에 사랑을 베풀 것이다.

중독성 성격이 작동하는 동안에는 당신은 예측되는 손실에 대비해야 하고 또 잠재적인 공격을 감시하기 위한 성벽을 쌓느라 정신이 없어진다. 그 성벽 뒤에서 두려움에 떨면서 예전의 똑같은 패턴을 반복하느라 당신 자신이 원하는 삶에 마음을 열지 못하게 되고 새로운 기회는 모두 놓치게 된다.

당신이 스스로를 방어하는 동안, 방어가 충분히 강해야 자신을 보호할 수 있고 원하는 것을 얻을 수 있다 라는 착각에 빠지게 된다. 그러나 이러한 방어들은 당신을 고립시키고 더욱 두려움에 휩싸이게 할 뿐이다. 사실 당신이 쌓아 올린 방어벽은 진정으로 원하는 새롭고 다양한 삶을 오히려 방해하며, 고통의 악순환만 반복하게 한다.

당신의 방어책들이 자신을 지켜줄 것이라고 생각한다면, 그건 큰 착각에 불과하다. 사실 당신의 방어책들은 단지 계속되는 공격과 방어의 악순환 속에 자신을 가둘 뿐이다. 마음속에 두려움이 없는 사람은 성벽을 쌓지 않는다. 삶의 다양한 기회들로부터 우리를 멀어지게 하는 것은 바로 이 두려움이다.

당신이 방어를 하는 것은 자신이 공격을 받을까봐 하는 두려움 때문이다. 그러나 매번 방어를 할 때마다 공격에 대한 두려움은 점점 커지게 된다. 방어하면 할수록 두려움이 커지는데, 방어가 어떻게 안전함을 보장 해 줄 수 있겠는가? 오늘은, 당신이 방어를 하게 되는 진정한 의도가 무엇인지 알아차려 보라:

방어는 항상 당신이 막아 보고자 했던 것을 오히려 더 부추기게 한다.
방어적인 태도는 평온함을 주지 못한다.
공격은 방어를 낳고, 방어는 공격을 낳는다.
오늘은, 나의 갑옷을 두텁게 끼워 입는 대신에
사랑과 공감의 능력을 내 삶에 적용해 보리라.
나는 방어적인 태도 대신에 방어가 필요 없는 사랑을 베풀리라.
사랑은 나누면 점점 더 커진다.
사랑은 시간이 지나도 변하지 않는다.
나의 방어벽 뒤에서 나를 기다리고 있는 것은
그 누구도 건드릴 수 없는 평온함과 끊임없는 기회들이다.

오늘은 나는 이러한 평온함과 기회들을 추구할 것이다.
내가 나 자신을 방어하고자 하면, 결국 공격을 받게 된다.
내가 원하는 결과를 불러오는 해결책이 있다.
사랑이야말로 내가 바라던 것이고, 사랑은 방어가 필요 없다.
오늘은 나는 방어적인 태도 대신에 사랑을 베풀 것이다.

Lesson 10.

선택할 수 있는 힘은 언제나 내 마음 먹기에 달려있다.

당신이 선택할 수 있는 힘은 자신의 자유를 구성하는 중요한 요소이다. 마음속에 떠오른 생각들을 결정할 수 있는 능력은 당신이 가진 가장 강력한 무기이며, 이것이 자기 삶의 주인공으로 만들어 주는 것이다. 당신은 항상 중독성 성격과 진실에 기반을 둔 성격 사이에서 선택을 해야 한다. 당신이 매번 어떤 선택을 하느냐에 따라 당신의 경험도 결정된다. 오늘은, 이러한 과정을 명심하고 선택의 능력을 경험해 보라.

당신은 무엇을 믿을지 결정하고, 그것을 통해 당신의 경험을 선택하게 된다. 당신을 만들고 결정하는 것은 이 세상이 아니다. 오히려 당신 자신이 결정하는 것이다. 만약 당신이 갈등 가운데에 있다면, 그것은 당신이 잘못된 신념을 사실로 받아들였기 때문이다.

당신은 자신의 삶을 살아가는데 마치 영화감독과도 같다. 당신은 평온한 장면들을 담은 대본과 그리고 두려움, 상실, 공격 등이 곳곳에 숨어있는 대본 중 하나를 고르는 셈이다. 당신이 깨닫건 그러지 못하건,

당신은 언제나 이 선택을 하고 있다. 선택의 힘이라는 것은 어떻게 사용하면 이득이 되는지를 잊어버리고 있었던 유용한 도구와도 같은 것이다. 오늘은 선택의 힘을 알아차리고, 이것을 통해 당신의 마음에 평온함을 불러오도록 해보라.

나는 선택의 힘을 소유하고 있다.
오늘은, 나는 이러한 힘을 사랑에 기반을 둔 생각들을 선택하는 데에만 사용할 것이다.

당신 안에 그 누구로부터도 방해 받지 않고, 사랑으로 가득 찬, 온전히 평화로운 조용한 장소가 있다고 상상하라. 마음을 차분히 하고 생각들을 잘 조절할 수 있을 때 당신은 언제든지 이 고요한 장소에 들어갈 수 있다. 오늘 당신이 진정 원하는 선택을 하려고 한다면 진실에 기반을 둔 성격이 가지고 있는 핵심 신념들에 관한 요약분(Page 191)과 그리고 이 성격이 제시하는 대안적 메시지들(Alternative Messages, Page 239)을 다시 한번 더 공부해 보기 바란다. 오늘 당신이 갈등을 경험하게 될 때 다음의 내용을 자신에게 반복해서 말해 보라.

바로 지금 이 순간, 나의 선택의 힘은 나의 경험을 바꿀 수 있다.
내 마음이 중독성 성격의 유혹에 넘어가지 않고,
진실에 기반을 둔 성격으로 전향할 수 있도록 나는 선택할 수 있다.

Lesson 11.

오늘 나는 주는 것과 받는 것이 하나라는 것을 배우겠다.

중독성 성격에 갇혀 있을 때에는, 당신이 더 많이 갖고, 얻고, 사고, 정복할수록 더 행복하고 더 안전함을 느낄 것이라고 믿게 된다. 당신은 언제나 받는 것만 강조하지, 주는 것에는 소홀했다. 당신이 베풀 때라고는 상대방을 조종하려 하거나 이득을 얻기 위해서였다. 반대로, 진실에 기반을 둔 성격은 베푸는 것이 곧 받는 것이라고 말한다.

당신이 다른 사람을 바라보는 방식은 곧 자신을 바라보는 방식과 동일하다. 만약 다른 사람들이 용서 받지 못할 잘못을 저질렀다고 당신이 주장한다면, 당신도 스스로를 용서 받을 수 없는 사람이라고 보는 것이다. 만약 당신이 한 명이든 천 명이든 그들을 비난하고 증오한다면, 당신 자신을 비난하고 증오하는 것이다. 마찬가지로, 당신이 용서의 눈으로 부드럽고 사랑스럽게 그들을 바라본다면, 당신 또한 자신을 사랑하고 용서하게 되는 것이다.

오늘은 당신은 주는 것과 받는 것 사이에 시간 차이가 없다는 것을 배우라. 당신은 주는 것과 동시에 받게 된다. 그렇기 때문에 평온함은 언제나 선택 가능한 대안이 될 수 있는 것이다. 오늘의 교훈은 불안정함, 고독, 상실에 대한 해결책을 제공해 주고 있다.

당신은 당신이 선택한 어느 상황에서도
용서와 자비심을 주고받을 수 있다.

오늘의 교훈은 매우 실용적이다. 당신은 이 교훈을 하루 종일 편하게 실천해 볼 수 있다. 당신이 그 결과로 얻게 되는 장점들을 통해 주는 것과 받는 것의 진실이 더욱 명확하게 이해 될 것이다.

오늘은, 내가 만나는 사람과 내가 생각하고 있는 모든 사람들에게
이해심과 친절함과 자비심을 베풀겠다.
오늘, 나는 나의 본질적 가치에 대한 자각이
얼마나 빨리 나에게 되돌아오는지를 지켜보겠다.
주는 것이 곧 받는 것이다. 지금 주는 것을 나는 곧 받게 될 것이다.

이때, 마음속에 특정인을 떠올려 보고 말해 보아도 좋다. 예를 들면:

나는 ㅇㅇㅇ에게 마음의 평화를 보낸다.
나는 ㅇㅇㅇ에게 평온함을 보낸다.
나는 ㅇㅇㅇ에게 고요함을 보낸다.

한 번 더 강조하지만, 그 누구도 제외시키지 말고 당신의 선물을 베풀어라. 왜냐하면, 결국에는 그 어떤 제외 대상을 두는 것은 곧 당신 스스로를 제외시키는 것이 되기 때문이다. 오늘 만나게 되는 모든 사람들은 '주는 것과 받는 것은 하나이다', 와 '평온함은 언제든지 내 것으로 만들 수 있다'라는 교훈과 배움의 기회들을 제공해 줄 것이다. 만약 자신이 적개심에 차서 심하게 방어적인 태도를 취하게 된다면 다음

과 같이 자신에게 직접 물어보라.

이것이 정녕 나 자신에게 도움이 되는 것인가?

Lesson 12.

나는 내 마음을 직접 책임지고 관리하겠다.

오늘은, 어떤 생각을 하느냐에 따라 어떤 경험을 하게 되는지가 결정된다는 사실을 인식하고 당신의 나간 정신(unruly mind)을 온전한 정신으로 길들이는 훈련을 할 것이다.

자신의 감정과 생각에 책임을 지겠다는 마음을 먼저 가져야 한다. 오직 당신만이 중독성 성격과 진실에 기반을 둔 성격 사이에서 하나를 선택을 할 수 있는 주체이고, 이로써 자신의 마음을 변화시킬 수 있다는 것을 알아차려라. 오직 당신만이 자신의 생각과 삶의 목표와 행동을 결정하는 사람이다. 오늘은 당신이 직접 책임감을 갖고 자신의 마음을 관리해 보겠다는 결심을 단단히 하기 바란다.

많은 사람들이 일의 선후 관계를 뒤바꾸어 생각 한다. 다시 말해서 사람들은 인생의 목적과 행복, 풍요로움 등의 가치들이 자기 자신보다는 자신을 둘러싼 세상으로부터 오는 것이라고 생각한다. 만약 당신이 행복하고, 목적이 분명하고, 풍요로운 삶을 살기 원한다면, 우선 당신의 생각에 대한 책임을 질 수 있는 용기를 가져야 한다. 오늘은 언제나 진실에 기반을 둔 성격을 향해 자신의 마음을 이끌어 갈 수 있다는 사실을 분명히 인식하고 있어야 한다. 만약 당신이 원치 않는 생각이 떠오르면, 조용히 스스로에게 다음과 같이 말해보라.

"만약 내가 행복하고, 목적이 분명하고, 풍요로운 삶을 살기 원한다면, 우선 나는 내 마음을 내가 관리하겠다는 주인정신을 갖도록 하겠다."

나는 내 마음을 직접 책임지고 관리하겠다.
나는 중독성 성격의 왜곡된 사고방식을 버리고,
진실에 기반을 둔 성격을 향해 내 마음을 이끌어 나가겠다.
이것이 바로 나의 행복과 새로운 기회들을 창조하는 방법이다.

Lesson 13.

오늘 나는 내게 일어나는 모든 상황들에 대해 비난하지 않겠다.

다른 사람과 자신을 비난하는 것은 두려움과 죄책감을 증가시키고, 기회와 치유로부터 멀어지게 한다. 아래와 같은 질문을 자신에게 해 보면서 변화를 시도해 보라.

만약 내가 단 하루라도 비난하기를 멈춘다면, 그 날은 어떨 것 같은가?
만약 내가 남을 비난하는 대신에
자비심을 베푼다면 나는 어떤 경험을 하게 될까?
만약 내가 타인을 비난하기보다는
그들의 본질적 가치를 알아차리는데 온전히 집중하는 하루가 된다면
나와 타인과의 관계는 어떻게 달라질 것인가?

타인에 대해 갖게 되는 생각은 자신에 대한 느낌에도 그대로 영향을 미친다. 예를 들어, 당신은 누군가를 증오하면서 동시에 당신 자신을 사랑할 수 없다. 그것은 숨을 들이쉬기도 하면서 동시에 숨을 내 쉴 수 없는 것과 마찬가지이다. 이전의 상황이나 사람들에 대해 비판하는 것 자체는 자연스럽고 건강한 것이며 이러한 과정을 통해 당신이 최선의 선택을 할 수 있다고 배웠을지 모른다. 오늘은 부정적인 비난과 과거에 대한 원망은 분노와 단절을 가져올 뿐이라는 것을 정확히 배울 필요가 있다. 진실에 기반을 둔 성격은 어떤 비난하는 생각이나 행동들도 결국은 두려움, 죄책감, 그리고 단절을 불러 올 뿐만 아니라, 자신에게 주어지는 기회들을 놓치게 만든다는 사실을 분명하게 알고 있어야 한다.

오늘 나는 나와 타인을 비난하지 않고
사랑을 실천하며 살아갈 것이다.
비난하고 단절시키는 대신에, 내 삶이 전체의 일부로서
모든 생명들과 서로 연결되어 있음을 알아차리겠다.
오늘 나는 부정적인 비난을 하지 않고
모든 사람들과 일어나는 일들을 가만히 지켜보겠다.
만약 다른 사람을 비난하고픈 유혹이 들 때면
이 사람을 비난함으로써
내가 성장할 수 있는 기회를 잃게 된다는 사실을 명심하겠다.
오늘 나는 남을 증오하고 비난하는 오래된 습관을 버리겠다.
내 내면의 목소리에 귀를 기울이겠다.
오늘은 나는 비판의 칼날을 버리고,
자비심과 평화의 생각들이 내 마음속에 자라나게 하겠다.

Lesson 14.

나는 오늘 더 이상 고정관념으로 나를 한계에 가두지 않겠다.

중독성 성격은 다양한 영역에서 자기 자신에게 한계를 느끼도록 만들지만, 정작 자신은 그것을 인식하지 못한다. 중독성 성격은 당신에게 공허함을 느끼게 하고 그 공허함을 물질이나, 소유, 관계 등을 통해 외부로부터 채워져야 한다고 느낀다. 오늘은 당신이 가지고 있는 무한한 가능성을 발견해 보라. 오직 당신의 신념만이 당신의 행복과 기회에 한계를 두는 유일한 것이다. 그 유일한 한계는 바로 당신이 스스로에게 부과하는 것이다.

한계를 두는 모든 생각들은 관계에서도 한계를 정하게 만든다. 만약 당신이 타인과의 관계에서 한계를 정하게 되면 당신 스스로도 그것에 얽매이게 된다. 스스로에게 한계나 제약을 두지 않는 것만큼 대단한 재능은 없다. 한계를 두지 않음으로써 자신과 주변을 묶고 있던 속박에서 풀려 날 수 있게 된다. 당신과 타인에게 두는 모든 한계와 제약들은 성장을 가로막는 쇠사슬과 같다. 오늘은 어디에서든 어느 것에서든 사랑의 능력을 경험함으로써 당신 자신에게 힘을 북돋워 주라.

중독성 성격이 만들어 내는 한계와 제약은 마치 실제인 것 같이 느껴진다. 하지만 그 어떤 종류의 한계나 제약이라 할지라도, 해결책은 동일하다. 즉, 당신은 지금 이 순간에 사랑과 자비심을 경험하고 있기 때문에 그 어떤 부족함도 없다는 사실이다.

오늘은 어려워 보이는 그 어떤 한계라 할지라도 도전해 보라. 예를 들어, 시간과 돈이 부족해서 할 수 없다고 하는 것은 중독성 성격의 흔한 핑계거리에 불과하다. 당신은 아마도 잠시 쉬어갈 만큼의 시간도 없다고 생각하거나, 행복과 안정을 느낄 수 있는 충분한 돈이 없다고 생각할 수 있을 것이다. 그러나 심지어 한계에 부딪혔다고 느끼는 그 순간이라도 언제나 당신은 재도전할 수 있음을 기억하라. 예를 들어, 당신이 시간이나 돈이 없다고 느낄 때 당신은 이러한 부정적인 느낌에 도전하기 위해 다음에 제시되는 긍정 선언문(positive affirmation)을 활용해 보기를 권한다.

나에게는 한계란 없다.
나에게는 친절한 마음을 베풀만한 잠시의 시간도 없는가?
나의 마음에는 진정한 자비심을 베풀만한 여유도 없는가?

당신 자신이 부과해 왔던 모든 한계의 유효성에 의문이 들거나 한계를 성하고 싶은 유혹을 받을 때 긍정 선언문에 특정 단어를 넣어 사용해도 좋다. 다음의 문장에 들어갈 문구가 어떤 것이 좋을지 검토해 보라: "지금 ______ 때문에 마음의 평온함을 가질 수가 없다." 오늘 당신이 할 수 있는 가장 중요한 일은 다음의 말을 계속해서 명심하는 것이다.

내가 행복하고 성장할 수 있는 능력에는 어떤 한계나 제약은 존재하지 않는다.
당신이 행복하고 성장할 수 있는 능력에는 어떤 한계나 제약은 존재하지 않는다.
우리가 행복하고 성장할 수 있는 능력에는 어떤 한계나 제약은 존재하지 않는다.

Lesson 15.

오늘 나의 유일한 목표는 마음의 평온함을 놓치지 않는 것이다.

중독성 성격은 평온함을 찾는 유일한 방법으로 감정적 욕구를 타인을 통해 충족시키야 한다고 주장한다. 당신이 지금까지 원했던 모든 것들을 다 가지면, 완벽한 몸매를 만들고, 모든 상황을 통제할 수 있는 능력을 소유한다면 평온함을 얻을 수 있을 것이라는 생각을 중독성 성격은 계속해서 유지하려 한다. 그런데 문제는 당신의 욕구는 끝이 없고, 타인을 조종하고 싶어 하는 욕망은 조절이 잘 안되며 완벽한 몸매를 만드는 것 또한 쉽지 않는 이런 상황에서 평온함이란 불가능하다.

오늘은 이러한 방법들이 온전한 평온함을 찾아가는 길이 아님을 깨달아야 한다. 평온함이 당신을 떠난 적이 한 번도 없다. 오히려 평온함을 떠나보낸 것은 바로 당신자신이다. 마음의 평온함이 당신의 마음속에 있다는 믿음을 가짐으로써 그 평온함을 되찾을 수 있다. 단지 평온함은 중독성 사고들의 베일에 뒤덮여 있을 뿐이다. 오늘은 이 베일을 걷어내고 고요한 장소에서 쉬면서 당신을 기다리는 평온함을 맞이해 보라. 오늘의 교훈은 당신이 내면의 평온함을 가만히 맞이하겠다는 진정한 용의를 내면 언제든지 그 평온함을 챙길 수 있다는 사실을 가르쳐 주고 있다. 중독성 성격의 속삭임에 속아 넘어가 혼란에 빠지지 말고 마음의 평온함을 잃지 않겠다는 유일한 목표를 붙들어라.

어쩌면 평온한 마음의 상태로 하루 종일, 아니면 한 시간만이라도 보내는 것이 불가능해 보일 수도 있다. 아마도 당신은 주변이 좀 더 이상적으로 바뀐다면 평온함을 찾게 될 것이라는 생각을 할지도 모른다.

그런데 이러한 '만약 …하게 되기만 한다면' 식의 사고방식은 고통만을 안겨준다. 오늘 하루 동안에 다음과 같이 스스로에게 말을 건네면서 이런 식의 사고방식을 뒤집어보라.

마음의 평온함을 찾기 위한 모든 것은 지금 이 순간에 존재한다.
만약 마음의 평온함이 오늘의 유일한 목표라고 한다면
그것을 얻기 위해 나는 지금 무엇을 할 것인가?
나는 상처 입은 관계를 치유하기 위해 노력할 수 있다.
나는 과거의 원한을 모두 떠나보낼 수 있다.
나는 받는 것 대신에 베푸는 것에 집중할 수 있다.
나는 평소 스스로를 방어하거나 누군가를 비난했을
상황에서 자비심을 베풀 수 있다.
나는 나 자신을 성장시키기 위해 무언가를 할 수 있다.

이제 자기 자신의 실행 목록을 구체적으로 만들어보라. 그리고 실천하라.

Lesson 16.

오늘 나는 두려움에 빼앗기는 시간이 없도록 하겠다.

어떤 종류의 투자이든지 간에 그 결과는 항상 그 투자가 안전한 곳에 한 것인지, 아니면 엉뚱한 곳에 한 것인지에 따라 달라지기 마련이다. 중독성 성격은 당신으로 하여금 결국 실패할 것에 투자하도록 부추기며 마지막에는 너무 두려운 나머지 그 투자의 결과를 제대로 책임지지도 못하게 만든다. 죄책감, 두려움, 그리고 비난으로 가득한 마음으로는 본질적 가치를 발견할 수 없다. 죄책감은 과거의 산물이고, 그것은 결과적으로 스스로 무가치함을 느끼게 할 뿐이다. 오늘은 당신의 에너지를 이 두려움의 악순환에 투자하지 말고 자신에 대한 오해를 치유할 수 있는 곳, 바로 사랑에 투자하라.

당신이 갖고 있는 신념의 근거는 단순하다. 당신은 자신을 안전하게 지켜주고 잘되게 할 곳에 투자하겠다는 것은 당연한 이치다. 당신이 중독성 성격의 관점에서 선택을 한다면, 비난, 방어와 공격만이 안정과 번영을 지켜줄 열쇠라고 생각하기에 당신은 시간과 에너지를 두려움에 투자하게 된다. 당신이 진실에 기반을 둔 성격의 관점에서 선택을 한다면, 안정과 번영은 수용과 용서, 그리고 자비심을 통해 가능한 것이기에 당신은 시간과 에너지를 사랑에 투자하게 된다. 두려움이든 사랑이든, 당신이 그 둘 중에 투자하기로 결정한 것은 당신의 자존감, 경험, 그리고 세계관 등에 결정적인 영향을 미친다. 우리는 삶의 매 순간마다 무엇에 투자할 것인지를 선택해야만 한다.

오늘은 현명하게 투자함으로써 당신의 마음에 진실을 초대하라. 당신은 중독성 성격이 가져온 착각과 허튼소리에 점점 지쳐버렸고 어쩌면 이 책을 읽고 있는 이유가 될 수도 있을 것이다. 사랑이 곧 당신의 안정을 보장한다는 확신을 갖고 사랑에 투자하라. 당신이 진심으로 진실된 가치를 위해 투자한다면, 당신은 두려움에 대해 걱정할 필요가 없다. 두려움은 사랑이 있는 곳에는 사라지게 되어 있기 때문이다.

당신이 진실에 기반을 둔 성격을 발달시키는 데에 에너지를 쏟는다면, 당신은 안전함을 느끼게 되고, 당신의 삶이 변화하는 것을 직접 경험하게 될 것이다. 반대로 당신이 두려움에 사로잡혀 중독성 성격을 키워나간다면, 결과적으로 당신은 기회를 놓치게 되고, 항상 누군가 또는 무엇으로부터 계속해서 도망치며 살게 될 것이다. 오늘은 현명하게 투자하라. 매 시간 다음 내용을 자신에게 상기시켜라.

나는 오늘 참된 나 자신에게,
그리고 나는 안전하다는 그 진실에 투자할 것이다.
나는 사랑에 투자할 것이고 그로부터 수많은 가치 있는 것들을 얻어 낼 것이다.
나는 사랑에 투자할 것이고 그로부터 새로운 기회를 발견할 것이다.

오늘은 당신의 삶 가운데 존재하는 두려움에 대한 진실을 대면해 보라. 두려움이 마음속에 일어나면 그것을 대면하고 그 두려움에 당신의 소중한 에너지를 빼앗기지 말라. 그렇게 하면 두려움을 만들어 내는 마음이 없으면 두려움은 존재 할 수 없다는 사실을 당신은 정확하게 알아차리게 될 것이다.

중독성 성격은 두려움에 더 이상 투자하지 않기로 결정하는
그 순간부터 멈추게 된다.
두려움은 내가 만들어 내기를 중단하는 그 순간부터 사라지게 된다.
두려움은 실제로 존재하지 않는다.
다만 그 두려움은 내가 시간과 에너지를 투자해서 만들고 키워낸 것일 뿐이다.
내가 두려움에 떨고 있을 때에는,
나는 내가 투자를 현명하게 하지 못했다는 사실을 기억해야 한다.

오직 내 마음만이 두려움을 만들어 내고,
오직 내 마음만이 그 두려움을 멈출게 할 수 있다.
두려움은 내가 만들기를 멈추고
대신 사랑에 투자할 때 극복될 수 있다.
나는 제대로 된 투자가 가져오는 그 결과들을 기꺼이 맞이하겠다.

Lesson 17.

나를 상처 입힐 수 있는 것은 오직 나의 생각뿐이다. 그리고 나의 생각만이 나를 치유할 수 있다.

이 단순해 보이는 문장을 깨닫는 것이 자유를 향한 첫 번째 걸음이다. 이것은 중독성 성격을 치유하기 위한 처방전이다. 과거 당신이 상처받았을 때, 고통의 원인을 다른 사람들에게서 찾았다. 아니면 아마도 운이 없어서라고 탓했다. 오늘은 그 어떤 것도 아닌 바로 당신의 생각 때문에 상처받게 되고 또한 그 생각들을 어떻게 다루느냐에 따라 당신이 치유될 수 있다는 사실을 알아차리고 당신의 잘못된 생각들을 뒤집어 보라.

당신이 어떤 이유에서건 고통을 받을 때에는, 당신의 생각들을 검토해 보아야 한다. 이것은 당신에게 고통을 가져다주는 유일한 원인이기도 한 당신의 마음을 치유하는데 도움이 될 것이다. 하루에도 여러 번, 특히 당신이 어떠한 스트레스를 받거나 힘든 일을 마주 했을 때, 잠시라도 시간을 내어 아래의 내용을 읽어 보라.

나의 생각은 날 자유롭게 할 수도 있고
날 감옥에 가둘 수도 있기에
나는 내 생각을 잘 다스려야 한다.
나는 세상과 타인과 나 자신에 대한 생각들을 바꿀 수 있다.
타인이나 내가 속한 많은 상황들을 내가 바꿀 수는 없지만,
나는 그들을 통해 배울 수는 있다.

당신이 상처 받는 것은 하나 또는 그 이상의 중독성 성격의 핵심 신념들을 진실이라고 받아들였기 때문이다. 당신의 고통을 타인이나 상황의 탓으로 돌리는 습관이 바로 당신이 상처받는 유일한 이유이다. 당신은 매 순간마다 마음속에 있는 생각들을 선택하고 미래의 경험과 취할 행동들을 선택한다. 자신의 생각에 주의를 기울여 집중해 보면 자신의 생각에 어떤 내용을 담을지 선택할 수 있고, 그 결과로 삶에서 어떤 경험을 할지도 선택할 수 있게 된다. 자신의 생각을 의식하지 않으면, 삶에서 경험하는 것들에 대해 아무 선택권이 없는 것처럼 느껴질 것이다.

더 이상 중독성 성격이 당신의 마음을 지배하도록 허용하지 말라. 오늘은 의식적으로 마음속에 어떤 생각을 담을지 선택하라. 이러한 방법을 통해 자신의 마음은 더 이상 상처받는 것이 아닌 새로운 기회들을 발견할 수 있게 된다. 아래와 같이 연습을 하면서 마음을 다스려 보라.

1. 당신이 어떤 식으로든 내면의 평화로움이 흔들린다면, 당신의 마음속에 있는 중독성 성격의 핵심 신념이 무엇인지 발견해 내

야 한다.

2. 현재 고통을 가져 오는 이유가 바로 그 신념에서 나오는 생각이라는 것을 자신에게 상기시켜 주어야 한다.
3. 내면을 향해 다음과 같이 말을 해 보라.

이 신념은 거짓이며, 참된 내 모습이 아니다.
이 거짓 신념은 내 삶에 고통을 가져오지 치유를 줄 수는 없다.
나는 이러한 중독적 사고를 변화시킬 수 있다.

Lesson 18.

내가 지금 여기에 존재하는 이유를 기억하겠다.

당신이 이 자리에 왜 있는지, 모든 순간이 무엇을 위함인지 의식하고 지낸다면 당신은 항상 당신의 참된 존재 목적을 알게 될 것이다. 바로 용서와 자비심을 통해 사랑을 경험하는 것이 당신 존재의 참된 목적이다. 자신의 목적을 생각해본다면, 중독성 성격의 부조리에 더 이상 귀 기울일 필요가 없을 것이다. 기회와 치유가 당신의 삶에 다가오게 하려면 당신은 자신의 존재 의미를 기억해야 한다. 오늘은 당신이 지금 여기에 존재하고 있는 이유에 집중해 보라.

당신의 존재 목표가 마음의 평온함이라는 것을 잊는 순간, 당신은 혼란과 갈등을 겪게 되고 삶의 방향을 잃고 결국에는 당신이 누구인지 왜 여기에 있는지에 대한 확신을 상실하게 될 것이다. 당신이 그 목적을 놓치게 되면 당신은 외부 환경에 자동적으로 반응하는 로봇과 다름

없게 된다. 당신이 왜 여기에 있는지를 놓치게 되면 당신은 타인을 비난하게 된다. 진실에 기반을 둔 성격을 의식하지 않으면, 주는 것이 아닌 받는 것에 존재 의미를 두게 되고 수용하기보다는 비난하는 쪽으로 생각이 기울어지게 된다. 당신은 갈등을 불러오는 목표에 강박적으로 집착하게 되고 안타깝게도 이것들은 참된 가치가 아니기 때문에 결코 당신은 행복을 느낄 수도 없으며 실현 가능한 기회들을 얻을 수도 없게 된다.

갈등을 초래하는 목표를 추구한다면
결국에는 갈등 외에 얻는 것은 하나도 없다.

갈등을 일으키는 목표들은 우울과 좌절, 두려움, 그리고 분노를 불러오게 만든다. 어떤 목표가 당신에게 고통을 가져오는지를 탐색해 보아야 그것들로부터 벗어날 수 있다. 당신이 진정으로 원하는 것을 가져다 줄 오직 한가지의 목표만을 추구하고 나머지는 내려놓도록 하라. 당신이 지금 여기에 존재하는 이유를 기억하기 위한 중요한 포인터는 다른 무엇인가에 동일시하려는 마음을 훈련시키는 것이며 동시에 치유와 행복, 그리고 기회를 가져다주지 못하는 것들은 모두 내려놓아야 하는 것이다. 자신의 마음을 되돌아보며 검토하지 않으면 변화는 불가능하다.

자기 존재의 이유를 기억함으로써 당신은 갈등을 일으키는 목표가 주는 고통으로부터 벗어날 수 있다. 특히 어려운 상황에 부딪히게 될 때 다음과 같이 스스로에게 말해보라.

사랑을 실천하는 방법을 배우기 위해 나는 이곳에 존재한다.
지금 벌어지고 있는 이 상황을 통해 나는 무엇인가를 배울 수 있을 것이다.

Lesson 19.

나는 오늘 행복과 치유와 풍요함에 이르게 하는 기회들을 놓치지 않겠다.

당신이 과거의 창문을 통해 자신을 바라보게 되면 그것은 놀이 공원에 있는 마술거울을 통해 보는 것과 같다. 다시 말하면 당신은 자신의 왜곡된 이미지를 바라보게 된다는 것이다. 오늘은 매 순간 심호흡을 하면서 과거의 영향을 받지 않는 새로운 곳으로 나아간다고 생각하라. 오늘의 목표는 새로운 순간을 살고 있다고 의식적으로 떠올리면서 행복을 기꺼이 받아들이는 연습을 하는 것이다. 행복을 체험하기 위해 당신에게 필요한 유일한 한 가지는 과거에 얽매여 있는 당신의 마음이 현재에 집중할 수 있도록 하는 것이다. 지금 이 순간에는 치유라는 선물이 숨겨져 있다. 당신은 곧 그 선물을 발견하게 될 것이다.

당신이 왜곡된 과거를 바라보며 두려운 미래가 다가올 것이라고 예견하면서는 현재의 행복을 결코 누릴 수 없다. 당신이 세상을 단절과 고립감으로 가득한 것으로 여긴다면, 고통과 공포만 느끼며 살게 된다. 죄책감은 피할 수 없는 것이라는 생각에 속아 넘어가지 말라. 왜냐하면 지금 이 순간에는 죄책감이란 존재하지 않기 때문이다. 죄책감은 과거가 만들어 낸 것이고 행복과 기회는 지금 이 순간에 속한 것들이다. 오늘은 과거에 얽매여 있는 것들은 무가치한 것이라는 사실을 분명히 인식하도록 하라.

오늘 하루 동안에 주어진 매 순간 행복을 찾아보려고 시도해보라. 무엇인가 색다른 것을 강박적으로 찾아 헤매지 말고 미래에도 과거가 반복될 것이라는 생각 때문에 두려움에 빠지지 않도록 주의하라. 과거에 연연해하면서 소중한 현재의 순간을 낭비하지 않도록 하라. 당신이 마음의 평온함을 갖지 못하게 하는 유일한 이유는 과거를 받아들이지 않고 있는 당신 자신에게 있다. 마음의 평온함은 바로 이 순간에도 항상 당신이 원한다면 얻을 수 있는 것이다. 무언가를 새로 얻으려고 하지 말고 소중한 모든 것들이 현재 이 순간에 드러날 수 있도록 하라. 오늘의 소중함은 어떤 것을 얻는 것이 아니라 있는 그대로 드러나게 하는 것에 있다. 스스로에게 자주 다음과 같이 말해보라.

과거는 과거일 뿐이다.
미래는 미래에 존재한다.
오늘 나는 행복과 치유와 풍요로움을 위한 기회들을 찾아보겠다.

Lesson 20.

지금 이 순간만이 존재하는 유일한 것이다. 그래서 지금 이 순간의 목표는 친절함이다.

오늘의 교훈은 어제의 교훈에 이어진 내용으로서 지금 이 순간의 존재 목적을 아는 것이다. 당신의 마음이 친절함에 집중할 때 매 순간들은 확장되고 생생하게 의식할 수 있게 된다. 두려움은 당신이 의식적으로 친절한 생각들을 떠올릴 때에 점차 사라지게 된다.

당신이 평온한 마음을 갖기를 원한다면 시간의 목적에 대한 자신의 생각을 바꾸어야 한다. 당신에게 시간은 판사나 교도관처럼 느껴졌을 수 있다. 그 이유는 과거의 죄책감에 시달리고 미래를 걱정하며 지금 이 순간의 고요함을 간과하고 살았기 때문이다. 시간에 대한 이러한 개념은 치유와 내적 평온함이라는 당신의 목표를 좌절시키고 당신의 의식 속에서 친절함이 사라지게 만든다. 당신이 시간을 어떻게 인식하느냐가 당신의 경험을 결정하게 한다.

과거에 집착하는 것은 죄책감을 느끼게 만든다.
미래에 집착하는 것은 걱정과 두려움을 불러 온다.
현재에 집중하는 것은 친절함을 만들어 낸다.

친절함이란 수고를 해서 성취하거나 얻는 것이라고 오해했을 수 있다. 당신은 합당한 배려나 친절한 행동을 얻기 위해서는 무언가를 해줘야 한다고 생각했을 수도 있다. 진정한 친절함을 경험하는 것은 자신과 타인 안에 존재하는 본질적 가치를 인식함으로써 얻어지는 것이며, 이것은 언제나 지금 이 순간에 일어나는 일이다. 친절함은 얻거나 성취되는 것이 아니고 지금 이 순간에 기억되는 것이며 언제나 지금 여기에서 당신을 기다리고 있다. 당신은 친절함을 얻거나 베풀기 위해서는 어떤 업적이 성취되거나 외부의 변화가 있어야 가능하다고 생각할지 모르지만 시간에 대한 당신의 신념에만 변화가 필요할 뿐이다.

내안에 무엇인가 결핍을 느낄 때,
내가 갖지 않은 무언가를 원하게 될 때,
어떤 일이 발생하거나 또는 어떤 변화가 생기지 않아서
마음의 평온함이 불가능하게 느껴질 때,
나는 행복에서 멀어지게 된다.
이럴 때 나에게 필요한 유일한 것은
시간에 대한 나의 생각을 바꾸는 것이다.
지금 이 순간이 소중하다.
그리고 친절한 것이 이 순간의 목표이다.

Lesson 21.

두려움은 나를 속박하고, 용서는 나를 자유케한다.

오늘의 교훈은 다음과 같이 요약할 수 있다: 중독성 성격은 두려움, 비난, 죄책감 등으로 가득 차 있어서 당신을 갈등과 불행, 끝없는 고통에 빠지게 만든다. 그러나 진실에 기반을 둔 성격은 자비심과 배려, 용서와 평온함 등으로 가득 차 있어서 당신의 마음을 치유하고 인식을 변화시키며 참된 행복과 끊임없는 기회들을 가져다준다.

나는 누더기를 걸치고 수염을 기른 채 감옥에 수감되어 있는 한 노인에 대한 농담을 들은 적이 있다. 간수가 말하기를, "좋은 소식과 나쁜 소식이 있네. 우선 좋은 소식은 감옥의 문이 열렸다는 것이고, 나쁜 소식은 지난 25년간 이 감옥은 열려 있었다는 것이네."

중독성 성격이 만들어 낸 감옥의 문은 당신을 행복과 기회로부터 너무 오랜 기간 동안 멀어지게 하였지만 한 번도 잠겨있었던 적은 없었다. 당신은 이 사실을 단순히 알아차리기만 하면 그 순간 감옥으로부터 벗어날 수 있다. 우리 모두가 얼마나 친절함과 이해심, 그리고 자비심을 원하는지에 대해 생각해본다면, 타인과 자기 자신을 쉽게 비난할 수는 없을 것이다. 오늘은 중독성 성격의 부정적인 면들이 용서의 빛으로 치유가 일어나도록 하라. 그러면 부정과 투사로 인한, 다시 말해 회피하고, 숨기고, 아닌 척 해 왔던 단절과 두려움, 그리고 갈등은 더 이상 없을 것이다.

당신이 중독성 성격의 두려움에 가득 찬 신념들을 진실이라고 받아들인다면, 당신은 용서와 행복, 그리고 새로운 기회들을 경험하기는 어렵다. 당신이 조심스럽게 이러한 장애물들을 제거해 나가게 되면 점차 행복과 기회를 인식하고 자신의 삶에서 실현하게 될 것이다.

더 이상 당신 자신과 세상을 두려움 속에서 바라보지 말라. 오늘은 그 어떤 관계나 대상이나 상황들 때문에 과거의 수렁에 빠지지 않도록 하라. 대신에, 모든 상황과 만남에서 평온함과 치유를 위한 기회들을 발견하도록 노력하라.

매 순간마다 용서를 실천함으로써 마음의 평온함을 얻을 수 있다. 당신이 만나게 되고 생각나는 모든 사람들에게 용서의 마음을 나누어 주고 자신에게도 동일하게 대하라.

두려움은 나를 감옥에 가둔다.
용서는 나를 자유롭게 한다.
이것이 내가 치유되는 길이다.

회복 유지를 위한 11주 실천 계획

나는 이 책에서 다룬 개념들을 최대한 간단하고, 직관적이며, 실용적으로 만들려고 노력했지만 나는 몇 가지 새로운 용어들을 만들었고 예전에 사용했던 개념도 이전과는 약간 다른 의미로 사용하기도 하였다. 아래에서 언급할 실천 계획들은 당신이 회복을 유지하고 이 책에서 다룬 새로운 생각들을 일상생활에 적용할 수 있도록 도와줄 것이다. 앞에서 살펴본 21개의 매일의 교훈들은 꽤 구체적이지만 다음의 내용은 보다 일반화 시켜서 간단간단하게 정리해 보았다. 당신이 이 교훈들을 실천에 옮기면서 각각에 해당하는 책의 내용을 다시 한 번 더 복습해 보는 것도 좋은 방법이다.

1. 중독성 성격 알아차리기: 이번 주에는 두려움, 비난, 그리고 단절에서 비롯된 고통과 헛된 행복을 갈구하게 만드는 생각들을 발견하기 위해 노력하겠다.
2. 진실에 기반을 둔 성격 발전시키기: 이번 주에는 서로의 공통점,

그리고 사랑과 용서에 기초한 사고방식들을 발전시키려고 노력하겠다. 그 결과 마음의 평온함, 치유, 그리고 새로운 기회들을 얻게 될 것이다.

3. 본질적인 가치들을 발견하고 이해하기: 이번 주에는 수치심, 죄책감, 부정적 행동과 두려움을 초월하여 보편적이고 본질적인 가치들을 발견하도록 노력하겠다.
4. 타인의 행동에 강박적으로 집착하는 행동 알아차리기: 이번 주에는 나의 정서적 욕구가 충족되지 않을 때가 언제인지 그리고 내가 익숙해 진 부적응적인 행동들을 어떻게 의존하면서 사용하게 되는지 알아차리도록 의식적인 노력을 하겠다. 이러한 부적응적인 행동들은 타인을 통제하거나 아니면 누군가에게 필요한 존재가 되어야만 행복과 안정감을 얻을 수 있다고 믿는 나의 잘못된 신념에서 생긴다.
5. 투사를 인식하기: 이번 주에는 내가 얼마나 무의식적으로 나의 죄책감과 낮은 자존감을 타인과 외부 환경의 탓으로 돌리는지를 인식하려고 노력하겠다. 내가 분노하고 속상할 때 이러한 방법들을 시도해서 이러한 부정적인 감정에서 벗어나도록 노력하겠다.
6. 확장(Extension) 연습하기: 투사와 반대로, 이번 주에는 나는 소중한 가치를 베풀고 내가 준 대로 받게 된다는 참된 신념을 근본으로 삼고 있는 진실에 기반을 둔 성격을 실천할 수 있는 능력을 향상시키도록 노력하겠다.
7. 부정 알아차리기: 이번 주에는 나는 중독성 성격의 무의식적 방

어기제인 부정을 인식하려는 노력을 하겠다. 이러한 부정은 고통스러운 현실과 기억, 그리고 부정적인 감정들이 나를 압도해 버릴 것이라는 신념 때문에 일어나는 현상이다. 이러한 부정은 나로 참된 모습이 사랑이라는 사실을 결국 무시하게 만든다.

8. 엄격한 정직 연습하기: 이번 주에는 나는 내 생각과 행동과 생활 습관들을 끊임없이 정직한 눈으로 돌아보고 점검해 보겠다. 중독성 성격의 형성에 관여하고 그 성격을 유지하게 만드는 잘못된 신념들을 찾아낼 것이며, 면밀히 검토하고, 평가할 수 있는 능력을 향상시키도록 노력하겠다.
9. 자기 의지적 접근법(Power Over Approach) 이해하기: 이번 주에 나는 그동안 어떻게 자만심, 헛된 의지력, 타인 조종하기, 증오하기 및 타인 통제하기를 사용해 왔는지, 그리고 현재는 이것들을 어떻게 오용하고 있는지를 알아차릴 수 있는 능력을 향상시키도록 노력하겠다.
10. 자기 비움 접근법(Powerlessness Approach) 연습하기: 이번 주에는 나는 겸손과 선의, 받아들임, 정직 등을 실천할 수 있는 능력을 향상시키도록 노력하겠다.
11. 지속적인 평온함 유지하기: 이번 주에는 나는 마음의 평온함을 유지하면서 스스로 독립하려는 힘을 기르는 연습을 하겠다. 나는 회피하거나, 비판하거나, 불평하거나, 비난하거나, 따지거나, 두려움에 휩싸이기 보다는 나의 생각과 태도에 더 주의를 기울이도록 내 마음을 관리하는 능력을 향상시키도록 노력하겠다.

에필로그

인생을 살아가면서 어느 순간에, 내 심장이 서서히 죽어가고 중독과 절망 속으로 점점 미끄러지고 있음을 깨닫게 되었다. 그러나 이 책에 기술한 원칙들을 실천하면서, 나는 살아 있음을 느끼게 되었고, 매일 감사하는 마음과 새로운 기회를 맞이하는 기적을 체험하였다. 그리고 나는 사랑과 친절과 자비심을 이 세상의 모든 사람들과 함께 기꺼이 나누고 싶은 마음을 갖게 되었다. 내가 먼저 베푸는 것이 곧 받는 것임을 깨달았고, 용서하지 않고 사는 것은 서서히 자신을 죽이는 것과 같다는 사실을 깨닫게 되었다. 이 책을 끝까지 읽어주신 것에 깊은 감사를 드리며 나 또한 이 책을 쓰면서 사랑을 실천하는 방법에 대해 계속해서 배울 수 있어 감사했다.

당신의 회복의 삶에 평온함이 가득하기를 기원한다.

UNFOLDING

사랑은 언제나 우리의 주변을 둘러싸고 있었지만
우리는 종종 어둠 속에서 방황하느라
사랑을 외면하고 있었네.

이제 그만 헛된 습관을 버리자.
사랑의 평온함에 나를 내려놓자.
그리고 삶의 기쁨을 누리면서
서로에게 미소를 지으며 하루를 보내고
친절과 용서의 손길을 뻗어보자.
진정한 나로부터 우러나오는 말을 하고
다른 사람에게 내 진심을 담아 전달하면서.
우리를 둘러싸고 있는 사랑의 무한한 깊이를 경험해 보자
그리고
이것이 바로 우리의 참된 모습임을 알아차리자.

저자에 대하여

Lee Jampolsky 박사는 북부 캘리포니아에 소재하는 병원 및 대학원에서 의료진 역할과 교수 역할을 함께 맡고 있다. 여러 차례 TV 방송과 라디오 방송에 출연하였으며 'The Wall Street Journal', 'Business Week', 'Los Angeles Times', 'Women's World' 등에 인터뷰 기사가 실리기도 하였다. 그는 10국 이상의 언어로 번역이 된 여러 권의 책을 쓴 작가이기도 한다. Lee Jampolsky 박사는 세계적으로 유명한 강사로서 최적의 성과를 내기 위한 긍정적인 태도를 개발하는 법, 스트레스를 해소하는 법, 실제적인 영성을 훈련하는 법, 다양한 건강 문제를 극복하는 법, 그리고 여러 가지 중독으로부터 회복하는 접근법 등을 소개하고 있으며 이를 통해 전 세계의 수많은 사람들의 삶을 변화시켰다. 다음의 웹사이트를 방문하면 매일의 지혜를 무료로 얻을 수 있을 뿐만 아니라 더 다양한 정보들을 확인할 수 있다 :

www.DrLeeJampolsky.com.

역자 약력

김석산

- (현) 다사랑중앙병원 원장
- (현) 대한중독정신의학회 정회원
  - 다사랑병원(광주) 원장 역임
  - 의학박사

이무형

- (현) 다사랑중앙병원 원장
- (현) 한국중독정신의학회 이사
- (현) 대한전문병원 협의회 홍보이사
- (현) 알코올 전문병원 협의회 회장
  - 다사랑병원(광주) 진료부장 역임

허성태

- (현) 다사랑중앙병원 원장
- (현) 한국중독정신의학회 이사
- (현) 의료기관평가인증원 조사위원
  - 국군벽제병원 정신과장 역임

최수련

- (현) 다사랑중앙병원 원장
  - 대한노인정신의학회 노인정신 인증의

김태영

- (현) 다사랑중앙병원 원장
- (현) 대한중독정신의학회 정회원

우보라

- (현) 다사랑중앙병원 원장
- (현) 대한중독정신의학회 정회원
  - 대한노인정신의학회노인정신 인증의
  - 서울대학교병원정신과 임상강사 및 전임의

박차실

- (현) 다사랑중앙병원 상담부장
- (현) 한국중독전문가협회 1급 상담사
  - 백석대학교 기독교상담학 박사

중독성 성격 치유하기

중독적인 생활 습관 및 대인 관계로부터의 회복을 위한 희망의 메시지

초판인쇄일	2017년 8월 31일
초판발행일	2017년 9월 04일
지은이	Lee Jampolsky
옮긴이	김석산 · 이무형 · 허성태 · 최수련 김태영 · 우보라 · 박차실
펴낸이	오무근
펴낸곳	하나醫學社
주소	서울시 서대문구 거북골로 7-7 하나빌딩 1층
출판등록	제25100-2013-000061호(1988. 4.1)
전화	(02)730-2555, 2556
팩스	(02)730-2557
이메일	hanampc1@naver.com
홈페이지	www.hanampc.co.kr

정가 18,000원

ISBN 979-11-85696-47-8 93510